AF401903

DE L'EMPLOI

DU

MAGNETISME ANIMAL.

DE L'EMPLOI

DU

MAGNÉTISME ANIMAL

ET

DES EAUX MINÉRALES,

DANS LE TRAITEMENT

DES MALADIES NERVEUSES,

SUIVI

D'UNE OBSERVATION TRÈS CURIEUSE DE GUÉRISON
DE NÉVROPATHIE,

PAR

M. le Docteur DESPINE père, ✗

Médecin inspecteur et directeur des eaux thermales d'Aix en Savoie.

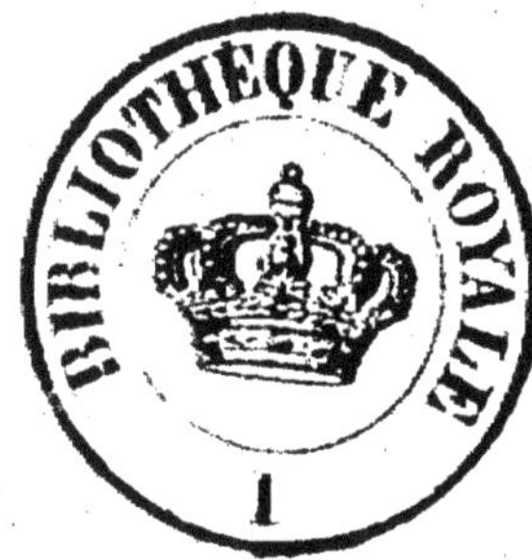

PARIS,

GERMER BAILLIÈRE, LIBRAIRE-ÉDITEUR,

RUE DE L'ÉCOLE DE MÉDECINE, 17.

LONDRES.	LYON.
H. Baillière, 219, Regent street.	Savy jeune, 49, quai des Célestins.
LEIPZIG.	FLORENCE.
Brockhaus et Avenarius, Micheisen.	Ricordi et Cⁱᵉ, libraires.

MONTPELLIER. Castel, Sevalle.

1840.

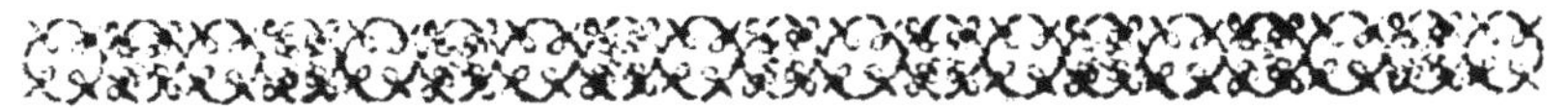

PRÉFACE

ET

BUT DE L'AUTEUR.

On a beaucoup écrit sur les Eaux Minérales ; depuis un siècle surtout : mais , les uns l'ont fait dans l'intention seule de faire connaître leurs Eaux et d'y attirer des chalands et les autres , dans l'intérêt de la science. Parmi ces derniers , quelques-uns se sont livrés à des recherches purement chimiques et d'analyse , inintelligibles pour la plupart des malades , et même pour beaucoup de médecins ; quelques autres se sont bornés à des observations générales sur l'emploi médical des Eaux , et la plupart d'entre eux s'est contentée des *lieux communs* , dont ils laissaient faire ensuite l'application aux médecins ou aux malades.

A

En conséquence de cette manière de faire, nous possédons un assez grand nombre de traités généraux sur les Eaux Minérales et quelques bonnes monographies ; mais il nous manque encore un bon *ouvrage théorique et pratique sur la Médecine des Eaux ;* un ouvrage qui dise tout ce qu'il faut dire, et rien de plus; un ouvrage enfin, qui, après avoir indiqué au jeune praticien les règles générales de l'application des Eaux à l'art de guérir, lui indique encore les vertus spéciales dont la Nature a favorisé certaines d'entre elles, et tout le parti que l'art et l'industrie en ont su tirer.

Je n'entends point remplir cette lacune, en publiant ici les observations que j'ai faites à AIX-EN-SAVOIE, et en communiquant à mes jeunes confrères le fruit de ma longue expérience ainsi que ses résultats. A Dieu ne plaise qu'en moi il s'élève jamais une telle prétention : car un travail de cette nature ne peut être que l'ouvrage du temps.

On y parviendrait, sans doute ; ou du moins on l'avancerait beaucoup, en fouillant dans les annales des divers établissemens thermaux, et en recueillant les faits qui s'y trouvent consignés. Malheureusement, combien sont clair-semés les établissemens de ce genre les plus courus de l'Europe, où l'on trouverait de semblables recueils ! Jadis, le divin vieillard de Cos parcourut les temples de la Grèce, ceux de l'Egypte et de tout l'Orient, pour y recueillir les faits, que la reconnaissance des malades ou l'intérêt des prêtres de ces temples y avaient gravés sur le marbre des autels, ou consignés sur les murs de ces somptueux édifices, par des inscriptions et des emblêmes. L'excellent esprit du Père de la Médecine sut en séparer le bon et le mauvais ; et, en y adaptant son génie observateur et sa propre expérience, il sut tirer de ces matériaux épars et sans liaison, les fondemens de cette doctrine qui a immortalisé son nom ; et qui, traversant la mer orageuse des temps, et la série des événemens politiques qui ont renversé tant d'empires depuis plus de deux mille ans, a franchi les innombrables écueils que lui ont opposés l'esprit de système et les novateurs ; et est arrivée sans altération et sans tache jusqu'à nous, pour servir encore de flambeau aux nombreuses générations qui doivent nous succéder.

Les matériaux ne nous manquent pas, dans le siècle où nous vivons, pour un travail de ce genre ; surtout depuis que les gouvernemens, mieux éclairés sur leurs intérêts, considérant les Eaux iv

Minérales comme une branche importante de la fortune publique, y ont pris tout l'intérêt qu'elles méritaient, et les ont assujetties à des réglemens positifs, qui font de ces établissemens de véritables Institutions. Mais ces matériaux où se trouvent-ils?.... Ils sont hélas bien disséminés! Puis, dans quelle région trouverons-nous un Hippocrate pour les recueillir?... les coordonner?... les choisir?...

L'esprit du moment n'est pas *l'esprit d'observation*...bien qu'il semble qu'on observe beaucoup... La multiplicité des théories qui se sont succédées en médecine depuis deux siècles, en est la preuve; et ces doctrines, qui ont fleuri du temps de leurs auteurs et qui sont tombées bientôt après, en sont la conséquence. On veut avoir la gloire d'être auteur.... mais, comme l'érudition est aujourd'hui fort rare, il en résulte que bien des choses citées comme nouvelles, ne sont souvent que des *choses renouvelées des Grecs*, comme on le dit proverbialement; et que nos jeunes écrivains, peu nourris de la lecture des anciens maîtres de l'art et de leurs modernes dévanciers, se trouvent souvent *plagiaires*, sans le savoir.

On veut à toute force être inventeur, et on

se soucie peu de perfectionner les inventions des autres...., voilà pourquoi on lit peu, cherchant plutôt à faire du neuf. Je serai peut-être moi-même dans le cas de m'adresser ce reproche le premier ; en effet, éloigné du sanctuaire des lettres, habitant la province, livré à la pratique commune, occupé d'affaires domestiques, administratives, économiques, je n'ai pas lu plus qu'un autre .... Mais j'ai lu cependant ; et nourri dans les principes des deux plus célèbres écoles de l'époque, j'en ai apporté un esprit de tolérance et d'impartialité en fait de doctrine, que l'on rencontre peu chez les médecins qui, n'ayant vu qu'une seule école, en ont adopté les principes d'une manière plus exclusive.

Je dirai de plus, qu'il en est des sciences, comme des arts, comme des maladies... A certaines époques il se fait chez l'homme un développement particulier de l'intelligence, qui porte son génie vers des découvertes qui sont à peu près les mêmes partout : on dirait presque qu'on s'est entendu, qu'on s'est donné le mot ; aussi voyons-nous qu'il s'élève souvent à ce sujet des disputes polémiques, pour revendiquer le droit de priorité à l'invention, pendant qu'au fond tous les compétiteurs se trouveraient y avoir un droit égal ;

la grande affaire pour l'homme philantrope, c'est la découverte ; et si elle est utile, peu importe le nom de l'inventeur ... Est-ce le Génois Christophe Colomb qui a donné son nom à l'Amérique ?.... Et cependant, ce nouveau continent n'est-il pas déjà l'émule le plus redoutable de notre vieille Europe, en fait d'inventions et de perfectionnemens ?

Quant aux Eaux Minérales, cet inconvénient (*le plagiat*) n'existera plus en France dans peu d'années, parce que MM. les Médecins-Inspecteurs des Eaux devant envoyer, à la fin de chaque saison, un rapport économique et médical au Gouvernement, sur les établissemens qu'ils dirigent ; et le Gouvernement , faisant passer ces rapports au Comité des Eaux Minérales de l'Académie royale de médecine, il se procurera par là une masse de documens du plus grand intérêt pour le médecin qui a envie de s'instruire et de guérir. Des Inspecteurs généraux pour les Eaux Minérales excitent ou raniment par leurs visites annuelles, le zèle et l'attention de MM. les Inspecteurs particuliers et provoquent l'accumulation continuelle de ces utiles documens. L'Académie les réunit ; une Section spécialement affectée à l'étude et au perfectionnement des Eaux Minérales en fait le choix, et livre à la publicité les choses qui le méritent. Tel est le système d'*administration politico-scientifique* auquel est assujettie, chez nos voisins, cette branche d'économie publique : et l'on ne saurait assez applaudir à ces sages mesures du gouvernement ; car rien ne paraît plus propre à la perfectionner, sous le triple rapport de l'administration, de la science et de l'art de guérir.

Mais cet ensemble n'existe qu'en France. Et c'est fort malheureux pour la science et pour l'humanité ; car, tant qu'une chose est presque arbitraire, qu'elle n'est pas essentiellement obligatoire, qu'elle donne quelque embarras, et qu'elle dépend presque toute entière de *l'homme du moment* ; celui qui le suivra, s'il n'est pas mu par les mêmes sentimens d'ordre, d'amour de la science et d'intérêt public, ne s'en occupera nullement, ou ne le fera que d'une manière précaire et indifférente.

Il serait à désirer que tous les gouvernemens exigeassent des Médecins des Eaux des observations multipliées, pour les consigner dans leurs rapports annuels ; et que, tous les ans, il en fût publié un choix propre à l'instruction des médecins et à celle des malades. En attendant, j'ai pensé être utile aux uns et aux autres, en faisant connaître le fruit de mes travaux et les résultats d'une expérience demi-séculaire. J'aime à croire que mes OBSERVATIONS PRATIQUES offriront quelque intérêt. On y verra plusieurs faits nouveaux ou inédits ... et ces observations donneront à mes jeunes confrères l'occasion d'en faire autant de leur côté, pour continuer mon œuvre.

Dans les recherches de cette nature, il faut s'attacher surtout à inspirer aux malades toute la confiance qu'ils doivent avoir dans les Eaux minérales ; mais rien qui puisse les induire en erreur : et quant aux médecins, il faut leur décrire le mode particulier d'application des Eaux qui a réussi dans tel ou tel cas, que l'on spécialise ; afin qu'ils puissent bien saisir le genre d'action thérapeutique qui a été avantageux, et l'utiliser à l'occasion. Les faits doivent toujours être exposés avec simplicité et vérité. C'est le premier devoir de tout historien. Mais, avec combien plus de raison, ces règles doivent-elles être observées par le médecin, puisque ses narrations peuvent compromettre la santé et la vie de ses semblables. Une cure extraordinaire, décrite et représentée comme miraculeuse, laissera

toujours

toujours des doutes dans un esprit sage, judicieux et vraiment philosophe, s'il ne peut pas en suivre tout le développement. Mais, quand le médecin le plus difficile aura vu qu'une guérison inattendue est arrivée; et qu'en en parcourant successivement toutes les phases et toutes les périodes, il les aura vues se lier les unes aux autres, comme, les anneaux d'une longue chaine, il ne réjettera plus avec ironie ou dédain et sans examen, les faits racontés, quelque singuliers, quelque disparates qu'ils semblent, si l'on n'en compare que le point de départ et les résultats.

En suivant cette marche, les faits utiles se multiplieront, la clinique des Eaux y gagnera, et par cela même la science et l'humanité : car on verra disparaître nombre de préjugés *pour* et *contre* les Eaux minérales : préjugés, qui sont tous, du plus au moins, le fruit de l'ignorance ou celui d'une fausse application des principes : et l'art de guérir y gagnera, parce qu'il y aura moins d'hésitation dans le choix des moyens thérapeutiques, plus de franchise dans la marche adoptée pour la médication et, par dessus tout, des succès bien plus assurés.

M'étant occupé des Eaux D'AIX-EN-SAVOIE depuis un demi siècle, d'abord sous la tutelle et la direction du meilleur des pères (*), qui avait vu fonder cet établissement et qui en fut le premier Médecin-Inspecteur ; puis, en volant de mes propres ailes, après avoir visité les principaux établissemens balnéologiques de l'Europe : après y avoir recueilli moi-même, ou fait recueillir, sur ceux que je n'avais pu visiter, d'excellentes notices prises sur les lieux mêmes , et par des personnes instruites qui méritaient toute confiance ; j'ai reconnu bientôt que , dans une infinité de cas , les médecins qui envoient leurs malades aux Eaux , et qui *les dirigent* sur tel ou tel établissement de préférence, le font pour la plupart sans les connaître , et souvent même, comme dit le vieil adage , *sur la seule étiquette du livre* ; souvent encore, sur des idées préconçues, d'après les noms donnés par l'usage ou l'empirisme aux sources minérales ; d'après le climat où elles sont situées, le sol où elles sourdent, et l'idée qu'ils se forment de l'établissement auquel ils envoient leurs malades, par celui ou ceux qu'ils connaissent. C'est ainsi que la dénomination d'*Eau de soufre*, d'*Eau*

(*) Mr J.^h Despine 1.er Médecin-Directeur de l'Etablissement Royal des Bains d'Aix; Inspecteur des Eaux, Médecin Honoraire du Roi et de la Famille royale, Proto-Médecin de la Province du Genevois, Membre de l'Académie royale des sciences et arts de Turin etc. etc. , mort en 1830 à l'âge de 95 ans.

d'alun que portent, depuis un temps immémorial, les deux principales sources minérales D'AIX-EN-SAVOIE, nous ont valu bien des malades : et que, par contre, la réputation de *force* et d'*activité* qu'elles ont, dans l'opinion de beaucoup de médecins qui ne les ont pas visitées, en écarte journellement un grand nombre de malades. Cependant, l'une et l'autre de ces sources précieuses opèrent tous les jours des miracles de guérison ; soit en remplissant directement le but pour lequel le médecin y envoye son malade , soit aussi quelquefois en remplissant son intention , mais de toute autre manière que celle qu'il avait indiqué... D'où vient cela ? C'est que nos Eaux, comme toutes les Eaux minérales du monde, ont des propriétés communes qui , modifiant la vie, peuvent les faire considérer comme une *panacée* universelle, quand elles sont modifiées à propos dans leur application , par les médecins qui sont sur les lieux.

Je n'entends point ici contredire les prétentions à la spécialité que certaines Eaux minérales possédent, à juste titre souvent ; lorsque cette spécialité dépend de vertus médicinales bien constatées , soit par de judicieuses observations , soit par l'empirisme ; ou mieux encore par la présence de certains principes salins , gazeux ou autres , qu'elles contiennent , et dont l'effet thérapeutique est bien connu... mais je ne voudrais pas de réputation usurpée.... moins encore qu'on en usât au détriment des autres.

Parmi les sources minérales dont les Etats sardes abondent , en France , en Suisse , dans l'Allemagne , dans l'Italie , il en est une foule qui ont une réputation justement méritée pour combattre certaines affections. C'est ainsi que les Eaux de Cachat, comme celles de Contrexeville, sont spécialement recommandées dans les affections de la vessie et des voies urinaires ; celles de St.-Gervais en Faucigny et de Laperrière en Tarentaise, comme celles de Balaruc en France, et les sources magnésiennes si nombreuses en Angleterre, conviennent aux gens pléthoriques et disposés , par leur poli-sarcie, aux congestions cérébrales ou à celles de l'*abdomen* ; et que les Eaux gazeuses de Bonneval en Tarentaise, de Cour-Mayeur et de St.-Didier en Val-d'Aoste, ainsi que celles de Vichi, du Bourbonnais, de l'Auvergne et du Nivernais, sont au plus haut degré fondantes, apéritives et stomachiques , par l'action directe qu'elles exercent sur les premières voies , au moyen du gaz carbonique dont elles sont saturées : aussi sont-elles spécialement indiquées dans les cardialgies, la goutte et les embarras gastriques.

Mais il n'en est pas moins vrai que, quelles que soient leurs vertus particulières et leurs spécialités connues pour certains maux, cela ne déroge point à l'adage *qui peut plus, peut moins*; et, que, quand on a à sa disposition MASSE, CHALEUR et CHUTE, on ne puisse efficacement traiter la plupart des maladies avec quelle eau que ce soit; pourvu, toutefois, qu'elle soit exempte de propriétés délétères; lorsqu'on voudra en modifier l'application, en en adaptant le jeu et l'action, d'une manière convenable, au malade et à l'affection pour laquelle on desire l'employer.

C'est dans cette vue que nous avons essayé d'améliorer l'Etablissement thermal D'AIX-EN-SA-VOIE, confié à nos soins depuis plus de vingt années, en y important tout ce qui nous avait paru bon dans les établissemens de Bains que nous avions visités; en y introduisant peu à peu les perfectionnemens que nous suggéraient nos études et nos méditations; en y établissant les modes nouveaux qui nous étaient inspirés par les médecins célèbres, et les savans qui nous visitaient; souvent même par les malades qui, comprenant leurs maux beaucoup mieux que personne, nous ont indiqué fréquemment les modifications à apporter à nos moyens thérapeutiques, pour les leur rendre et plus efficaces et plus utiles.

xiv

C'est en agissant ainsi avec une constance et une persévérance à toute épreuve, que nous sommes parvenus à faire de nos Bains un ÉTABLISSEMENT MODÈLE, où l'on rencontre réuni, à peu près tout ce qu'on trouve disséminé ailleurs ; et par conséquent, d'une manière moins commode, moins avantageuse. Aussi, depuis quelques années, notre Aix est-il devenu un *Rendez-vous européen* vers lequel se dirigent annuellement un grand nombre de malades qu'on n'a pu guérir ailleurs.

L'introduction que j'ai faite à AIX-EN-SAVOIE depuis une vingtaine d'années, d'une infinité de moyens thérapeutiques accessoires à l'usage des Eaux, qui y étaient inconnus ou inusités m'a souvent procuré d'amers reproches de la part de ceux qui ne comprenaient ni ma pensée, ni la portée de ces innovations ; comme encore, de la part de ceux qui blâment par habitude tout ce qu'ils n'ont pas fait eux-mêmes. Aussi me suis-je souvent laissé dire « *Mais*, M^r le Docteur, *nos Eaux guérissaient fort-bien autrefois, sans vos douches écossaises, sans votre électricité, sans votre magnétisme !... et certainement, avant que vous eussiez gâté nos sources inimitables, que la Nature échauffe, que Dieu prodigue avec tant de largesse, et qui ont opéré tant de cures merveilleuses , avant que vous y eussiez introduit de l'eau froide pour vos douches mitigées, vos bains doux et tempérés, et votre piscine à natation. Nos bains , anciennement pris à domicile, étaient tout aussi bons sans doute que ceux que vous avez fait faire près de l'Etablissement. »*

« La chose peut être , puis-je répliquer. Mais
» combien autrefois aviez-vous de Baigneurs
» pendant toute la saison des Bains? (*) Autre-
» fois venait-on à Aix pour des maladies aussi
» diversifiées qu'on le fait maintenant?...bien cer-
» tainement non. Et, proportion gardée, l'on n'y
» guérissait pas autant de malades qu'à présent. J'en
» appelle à ce sujet , au témoignage de tous mes
» confrères. Aussi oserai-je prédire , sans crainte
» d'être démenti, que le moment où l'on détrui-

(*) Avant l'érection du Grand-Bâtiment Royal par Victor Amé III , il ne venait à Aix que trois ou quatre cents Baigneurs par saison. Dès-lors ce nombre s'est accru chaque année. En 1787, première année où mon père y fut appelé comme Médecin-Directeur , il ne fut que de 500. En 1790 , de 600. En 1792 , de 800 Il diminua sous la République , reprit sous le Consulat et l'Empire ; mais il ne dépassa jamais mille à douze cents pendant la plus brillante époque de ce Gouvernement éphémère. En 1816 . il fut de 1400 , et dès cette époque, qui fut celle de notre Restauration , il s'est augmenté rapidement chaque année jusqu'en 1830. Dès lors il a flotté entre deux mille cinq cent et trois mille par saison.

» raît ou suspendrait seulement la moindre de ces
» innovations , contre lesquelles vous vous récriez
» si fort , serait le signal de la décadence de nos
» Bains ; et , par conséquent aussi , l'époque où
» commencerait celle de toute la ville d'Aix ,
» dont ils font la seule et unique ressource in-
» dustrielle . . . . . »

Autrefois, le traitement des Eaux consistait à
AIX-EN-SAVOIE , dans les bains pris à domicile ;
dans la douche qu'on administrait près la grotte
de l'eau de soufre ; dans les *Cornets* ou ventouses
et dans les purgatifs. C'est ainsi qu'on faisait la
médecine des Eaux au temps de CABIAS (1622).

Plus tard , et jusqu'à la restauration (1816),
on se bornait à baigner à domicile avec l'eau de
l'une et de l'autre source , à doucher à l'eau de
soufre seulement , et parfois à se plonger dans
le Bouillon, quand la douche ne suffisait pas pour
exciter la sueur. Il n'y avait pas d'étuves proprement dites , point de douche *verticale*, point de
douches à forte percussion , point de sonnettes
même pour avertir les baigneurs , point d'aju-
tages pour localiser la douche , point de bains
tempérés dans le grand Bâtiment des Bains. . .

Depuis la renaissance de nos Thermes en 1816 ,
on

on baigne et l'on douche à l'Eau d'alun comme à l'Eau de soufre. On brosse, ou masse, on étuve; on a de grandes pièces d'eau pour apprendre l'art de la natation, faire de la gymnastique hydraulique, et rester plusieurs heures au bain sans s'y ennuyer. On y trouve des masses d'eau à toutes sortes de températures, des chutes à percussion depuis quelques pouces seulement, jusqu'à une pression verticale de trente pieds. Nous électrisons, nous cautérisons, nous cultivons la chirurgie et nous en exécutons même les plus difficiles opérations, quand le cas l'exige. Nous administrons des bains où la transition subite du chaud au froid, et du froid au chaud, fait éprouver à toute l'économie une sorte de *Trempe* qui lui donne du nerf et de la force, et qui, opérant une révolution générale, vient changer toutes les habitudes du malade, et le ramène quelquefois subitement à la santé.

Nous administrons encore des *douches mixtes*, c'est-à-dire des douches qui peuvent être graduellement chaudes, tièdes et froides, et *vice versâ*; ou bien qui le sont cumulativement; c'est-à-dire, chaudes sur une partie du corps, en même temps qu'elles se trouvent tièdes et froides sur d'autres régions. De plus, en couvrant de xviij

glace la tête des malades, dont l'encéphale est menacé de congestion ou de turgescence sanguines, pendant que le reste du corps se trouve impunément soumis à l'action des colonnes les plus fortes et les plus chaudes de nos Eaux, nous rétablissons leur santé dans les cas les plus graves, et dans les circonstances les plus difficiles..... Cas et circonstances où, sans cette précaution, la prudence en eût interdit tout usage.. Mais aussi, nous guérissons bien plus de malades et nous guérissons les indispositions les plus disparates, des indispositions pour lesquelles, autrefois, on n'eût jamais pensé, osé, ni tenté d'envoyer à nos Bains.

Après cette digression, qui ne sera pas sans utilité pour le lecteur, je dirai que ce recueil d'Observations pratiques a pour but principal de faire connaître les guérisons remarquables que nous opérons à Aix-en-Savoie, *avec* et *par* les Eaux ; et de faire profiter les autres établissemens balnéologiques, des méthodes nouvelles de traitement auxquelles nous avons été conduits, quelques fois par des circonstances fortuites, souvent par un heureux hazard, et souvent aussi par nos études, nos essais et nos méditations sur la thérapeutique des Eaux, au sujet de certaines maladies réputées incurables (*), que nous avions eu le bonheur de conduire à une heureuse fin ; tout en le fesant servir (ce recueil) à l'avantage de l'humanité, à la prospérité de ma patrie adoptive, et à la réputation d'un Etablissement que mon père a vu naître, que j'ai vu s'étendre et s'embellir, et qui fut, dès ma plus tendre jeunesse, comme il le sera toujours, l'objet de ma prédilection et de ma sollicitude.

La publication en aura lieu successivement par livraisons cottées par N.°°. Chaque N.°, de 150 pages environ, indiquera en tête le sommaire des articles qui y seront contenus, et le sommaire du N.° suivant ; afin que ceux de mes confrères, qui voudraient y faire insérer quelque chose concernant la même matière, ou m'éclairer de leur expérience, aient le temps de s'y préparer.

Quoique ce recueil soit principalement destiné à publier le fruit de mon expérience personnelle et mes propres recherches, cependant je me ferai un plaisir d'y consigner toutes les observations remarquables et les faits-pratiques qui me

---

(*) Certains cas de syphilis compliquée, des tumeurs blanches, des affections scrophuleuses avec engorgement, carie et ulcère, des tics douloureux, des névroses de toute espèce, des squirres, des dartres, des ichthyoses et autres affections de la peau.

seront communiqués , soit par mes collégues d'Aix , soit par les médecins des autres établissemens thermaux de la Savoie.

Ici , point de rivalité d'amour propre , point de préjugé , point de théorie ni de doctrine à faire prévaloir ; les faits seuls doivent parler , et servir la cause de l'humanité et de la science , en nous éclairant réciproquement les uns et les autres sur l'usage thérapeutique ou hygiénique des Eaux. Il n'y sera consigné donc que des faits intéressans et curieux , traités *avec* ou *non* succès , *par* les Eaux ou *avec* les Eaux. Ils seront tirés surtout des méthodes *nouvelles* ou *peu connues* que nous avons mises le premier en usage à Aix-en-Savoie , sans toutefois avoir la prétention de passer pour en être l'inventeur ; car , en vérité , ne pourrait-on pas dire que, dans le siècle où nous vivons , *il n'est rien de nouveau pour l'homme* , dans l'acception absolue du mot. Ces *méthodes nouvelles* ne sont donc que d'heureuses applications de principes déjà connus , mais peu usités encore , et sur lesquels je crois devoir appeler l'attention de mes confrères dans l'intérêt de la science.

Si , comme je l'espère , je rencontre chez mes estimables confrères de Savoie une heureuse sympathie , et s'ils répondent à mon appel : ce sera le comble de ma félicité , au déclin de ma vie. Ces ANNALES de la médecine des Eaux en acquerront plus d'intérêt ; d'autres les continueront après moi ; et quand la mort aura tranché le fil de mes jours ; qu'un éternel oubli effacera mon nom de la terre d'ici-bas ; j'y vivrai néanmoins par mes œuvres ; et les bienfaits qu'elles répandront sur mes semblables, accroîtront encore le bonheur que j'attends au-delà du tombeau ! ! ! C'est à cela seul, cher lecteur, que je borne toute mon ambition.

Introduction.

J'ai donné dans la préface les motifs qui m'ont fait entreprendre ce recueil, et indiqué le but que je désirais atteindre. Je ne sais si ma carrière avancée me permettra de le pousser jusqu'au bout, mais la forme que j'adopte, pour la distribution des matières, me laissant une certaine latitude, j'espère que, Dieu aidant, j'aurai le temps nécessaire pour publier les faits les plus importans de la médecine des Eaux, qui se sont offerts à ma longue expérience. Si mon entreprise est bonne, et si elle est utile, comme je le crois, elle sera continuée sûrement par d'autres après moi, avec succès et sans peine.

Beaucoup de gens, dans le siècle où nous vivons, semblent se soucier fort peu de l'avenir. Je ne suis pas de ce nombre, et l'on voudra bien me le pardonner; si c'est un travers aux yeux de la jeunesse du jour, il est l'apanage du vieillard qui se rattache d'autant plus à la vie qu'elle semble plus près de lui échapper. Mais un *bon souvenir* a toujours eu pour moi le plus grand des attraits. Ce n'est pas toutefois pour le plaisir de faire parler de moi ou de mes œuvres, comme on a pu le penser peut-être, ou feindre de le croire, quand on ne me connaissait pas (*Voyez Notes N° 8*), mais bien parce que l'idée d'un éternel oubli m'a toujours répugné, et que la pensée de l'éternité agrandit notre être, en nous faisant vivre dans le passé, le présent et l'avenir. Je suis donc *un homme d'autrefois*, et je m'en fais gloire : trouvant que rien ne ravale autant *l'homme d'aujourd'hui* que l'égoïsme qui le prédomine et l'idée du néant auquel il croit aboutir, en quittant la vie : idée qui, le rapétissant sur lui-même, le porte à ne songer qu'à lui seul, et le rend égoïste et anti-philantrope par principe ; croyant que, tout finissant avec lui, il a peu à s'inquiéter du bonheur des autres, moins encore du bien-être des générations futures.

Ne partageant donc point cette manière de voir, et bien persuadé que je suis de la dignité de l'homme ; créature si fort élevée au-dessus de tous les êtres d'ici-bas, par son intelligence et par ses œuvres, mais dont les actes psychologiques sont si peu connus encore dans leur essence et si peu expliqués ;.. je croirais me rendre véritablement coupable envers l'humanité, si je ne portais à la connaissance de mes contemporains les faits qui me sont personnels, et qui peuvent servir à l'histoire physique et métaphysique de l'homme ; particulièrement ceux qui sont de nature à diminuer les maux

auxquels

auxquels se trouve en proie la pauvre humanité. C'est pour éviter un tel reproche que je commence ce recueil d'observations par un fait *incroyable* ; et tellement incroyable, que beaucoup de mes confrères, beaucoup de mes amis, plusieurs des témoins oculaires de l'évènement que je signale, et de toutes les circonstances de cette intéressante et curieuse histoire, *n'ont pas voulu en croire, même à leurs yeux*, et que plusieurs d'entre eux se sont plu à me faire passer pour fou ou pour un visionnaire (*Voyez Notes n.° 8*).

Les maladies chroniques que nous voyons communément aux Bains d'Aix-en-Savoie, peuvent se classer en huit ordres ou catégories, que j'établis par numéros successifs selon leur masse, c'est-à-dire, selon qu'il en vient annuellement plus ou moins à nos Eaux. C'est ainsi que je les ai toujours groupés dans mes Rapports au gouvernement (*) ; ce sont :

1.° Les Rhumatismes ;

2.° Les Maladies de la peau ;

3.° Les Affections lymphatiques et strumeuses ;

4.° Les Maladies des os et des articulations ;

5.° Les Syphilides ;

6.° Les Paralysies ;

7.° Les Névralgies ;

8.° Les Maladies Nerveuses par faiblesse générale, dépendant d'un vice de l'inervation ; soit qu'il y ait

---

(*) Voyez ces Rapports annuels dans les Bureaux de l'Inten-

D

défaut ou manque réel de fluide nerveux ; soit que ce défaut n'ait lieu que par la vicieuse distribution de ce fluide.

Cela posé, pour être utile au plus grand nombre, il paraîtrait que, dans un ouvrage de la nature de celui que j'entreprends, il eût fallu commencer par le premier groupe, *les Rhumatismes* ; puis passer au second, *les Maladies de la peau*, et ainsi de suite ; et non débuter par une observation qui n'appartient qu'à l'une de mes dernières catégories ; mais en général ce sont les circonstances qui déterminent les hommes, et la guérison extraordinaire qui vient de s'opérer chez une jeune personne de Neufchâtel, me détermine aujourd'hui, à commencer ce recueil par un exemple qui offre tout ce que l'art médical peut présenter de plus incroyable, dût-on dire ensuite de la continuation de mon œuvre, ce qu'on dit souvent de certains journaux politiques : *la feuille d'auj... hui ne vaut pas ce qu'elle nous coûte... le journal ne dit rien*, etc.

J'appellerai ma petite héroïne ESTELLE, parce que sa famille désire, jusqu'à certain point, garder l'*incognito*, craignant de compromettre l'avenir de cette enfant par une trop grande publicité. Cependant, cette estimable famille, pénétrée de la gratitude la plus vive et la mieux sentie envers la divine providence et animée

---

dance-Générale du Duché de Savoie, à Chambéri : ou dans les archives ministérielles des Affaires Internes, à Turin.

des sentimens de la plus parfaite philantropie, ne balancera jamais à rendre hommage à la vérité, dans toutes les circonstances où son témoignage deviendrait utile. La plus grande véracité règne dans le narré des faits qui constituent cette curieuse histoire, Dieu m'en est témoin : et la correspondance que j'ai entretenue avec cette excellente famille, en est la preuve. Autorisé par la mère même de la jeune malade à en publier ce que j'en croirais utile dans l'intérêt de la science et de l'humanité, je n'en ai extrait que ce qui m'était nécessaire pour compléter mon observation.

La question du MAGNÉTISME ANIMAL est venue accidentellement se rattacher à mon histoire, et il faut que j'en dise quelques mots dans cette introduction ; car elle s'agite aujourd'hui devant la plupart des Académies. Les unes la traitent avec dédain, les autres s'en occupent sérieusement ; mais partout il en surgit des faits curieux pour l'histoire de l'homme. Cependant, comme il y a divergence d'opinion parmi les membres de ces sociétés savantes, ces faits curieux sont des éclairs qui étonnent et éblouissent un instant, mais auxquels succède souvent une plus grande obscurité. Toutefois *les faits*, en se multipliant, finiront par éclairer l'horizon médical d'un grand jour. L'aurore en a déjà paru ; et, semblable à l'aurore boréale, bientôt elle lancera de toutes parts ses rayons lumineux et flamboyans. Mais pour obtenir un corps resplendissant capable de dissiper les ténèbres qui résultent des préjugés de la science quelquefois, et le plus souvent de la mauvaise volonté; il faut une immense quantité de ces faits, de ces jets partiels de lumière !.... Cependant, comme la Vérité *est une*; et, qu'à circonstances égales, elle est la même toujours, que les amis de la Vérité soient sans crainte; mais que, de leur côté et vis-à-vis de leurs adversaires, ils soient toujours sans aigreur : tôt ou tard la *vérité des faits* apparaîtra dans tout son jour, et ramènera tous les dissidens.

Elle semblait dormir en France, la Vérité, au sujet des phénomènes du magnétisme-animal, lorsque des faits nouveaux et le prix proposé par M. le Docteur Burdin de Paris sont venus exciter la polémique. Le gant, jeté ainsi, a été relevé par plusieurs médecins de la province, pleins de zèle et d'instruction. L'accueil qu'ils ont reçu de l'Aréopage Médical n'a pas dû les encourager beaucoup, malgré que d'autres Corps savans leur aient rendu plus de justice. Mais ils ne doivent point se rebuter, malgré que l'Académie ait fait annoncer que le donataire retirerait son dépôt, si, dans le laps de deux années, aucune personne n'avait rempli les conditions du programme (*).

(*) *Voici les conditions de ce programme : M. le Docteur Burdin promet un prix de 3000 francs, qu'il a déposés chez un Notaire de Paris, à la personne qui prouverait par elle-même, qu'on peut lire et qu'elle lit en effet, sans le secours des yeux, de la lumière et du toucher; et par là, prouverait incontestablement la possibilité de la transposition des sens, par la transposition de celui de la vue.*

S'il ne s'agissait ici que d'une chose de pure curiosité, sans intérêt pour la science, sans intérêt pour l'humanité; j'accorderais volontiers à ces jeunes confrères, dont on n'a pas assez apprécié le dévouement et le mérite, et dont le seul tort est de n'avoir pas suffisamment connu le caractère capricieux et variable des phénomènes nerveux, dans ce que nous appelons somnambulisme, extase, catalepsie, etc., j'accorderais, dis-je, volontiers à ces jeunes et estimables confrères, la permission de se retirer de la lice, pour aller *planter leurs choux* dans leurs pénates, loin du brou-ha-ha de la capitale et des passions scientifiques, politiques et autres qui s'y agitent... Mais ici, c'est de toute autre chose qu'il s'agit.... c'est de la cause même de l'humanité ! Car elle se rattache à l'adoption ou au rejet de ces phénomènes, qui sont rares à la vérité, et fort singuliers ; mais qui, à cause de leur rareté et de leur singularité, et parce qu'ils semblent s'écarter de l'ordre ordinaire des lois connues de la physique, n'en sont pas moins vrais, pas moins positifs. Par conséquent, ces estimables confrères ne sauraient y renoncer sans honte, dès qu'ils y sont entrés. C'est ce motif, cher lecteur, qui m'a déterminé moi-même à faire connaître, sans retard, l'un des faits les plus curieux qui se soient jamais vus dans les annales de la médecine des Eaux, et qui semble être arrivé, tout exprès, à l'époque de la polémique excitée par le MAGNÉTISME, pour changer ou modifier les théories admises, soit dans l'explication de ce qui se passe près et dans le système nerveux pendant l'état normal ou de santé , soit pour rendre raison de ce qui s'y passe dans l'état maladif.

Depuis quelques années , nous possédons d'excellens traités sur l'anatomie et la physiologie. L'encéphale et ses annexes ont fixé l'attention des savans de nos jours ; déjà ceux du siècle passé s'en étaient occupés ; et même depuis Th. Willis , on s'est livré avec zèle et succès à une foule d'expériences qui ont eu les plus heureux résultats. Mais tous les auteurs ont-ils suivi une bonne direction ? La véritable , la seule bonne dans ces sortes d'investigations , et qui consiste à *voir* , à *bien voir* , et à *beaucoup voir* ; puis à ne tirer des *conséquences* , et à n'établir des théories sur ces conséquences , que quand on est bien sûr des *prémisses ?*...

Les travaux de Gall sont admirables et doivent avoir , dans l'étude de la science de l'homme la plus grande importance ; mais la structure d'un organe ne dit pas tout ; et , quand on a voulu s'élever des connaissances anatomiques aux phénomènes de la vie , et les expliquer par le jeu matériel des organes , ça été la *confusion des langues* ; on ne s'est plus entendu , on ne s'est plus compris.

Les uns ont supposé chez l'homme des espèces de batteries électriques , comme moyen suffisant pour produire les mouvemens vitaux et les maintenir en action : et ils ont cru pouvoir tout expliquer par là.

D'autres n'ont vu , dans les mouvemens musculaires ,

organiques et vitaux ; instinctifs ou non , ainsi que dans les actes de l'intelligence , rien , si ce n'est l'impulsion *spirituelle* donnée à toute la machine par l'AME, cet être immatériel , émanation de la divinité , et qui a le sentiment du MOI. Etre qui semble s'occuper plus spécialement des fonctions de l'intelligence , en vivifiant comme en passant, *l'automate animal* auquel il n'est que temporairement attaché.

D'autres enfin ont crû reconnaître dans l'homme vivant , non seulement une *matière organisée* qui lui donne la forme et *l'ame intelligente* , qui préside aux fonctions de l'entendement et qui anime toute la machine ; mais encore une *force virtuelle instinctive* , donnée par la Nature à tous les êtres vivans ; qui naît avec eux, qui périt avec eux ou cesse avec la vie. PUISSANCE INSTINCTIVE , dont le but est de veiller à la *conservation individuelle* ; et qui, par conséquent, est chez *l'individu animal* , le véhicule de la VIE ANIMALE proprement dite , et le moteur de tous les actes qui s'y rattachent.

Ce principe tiendrait le milieu entre la *substance matérielle* qui donne la forme , et la *substance immatérielle* qui donne l'intelligence. Il constituerait ce que certains philosophes ont appelé *l'ame des Bêtes* : et chez l'homme , il serait le moyen d'intermède ou d'union entre les deux substances qui en font l'essence , qui semblent si incompatibles d'après leur nature et leurs fonctions , et qui cependant doivent être intimément unies entre elles pour constituer l'ETAT que nous offre en lui-même l'HOMME VIVANT , et en faire un *animal doué de raison.*

Ce principe , au moyen de sa *force virtuelle* , mise en mouvement par des circonstances que nos connaissances n'ont pu encore apprécier d'une manière absolue , vivifierait nos fluides et nos solides : c'est par lui que régnerait l'harmonie entre toutes nos parties ; c'est lui enfin qui constituerait l'UNITÉ VITALE chez tous les animaux.

Mon recueil d'*Observations de médecine pratique* , n'étant pas un traité de philosophie , et moi-même ne me sentant pas capable de traiter des questions de cette nature , je les abandonne aux personnes qui s'occupent de Métaphysique et d'Etudes Théologiques : je ne veux en aucune manière , aborder ces matières délicates et profondes , qui sont les plus difficiles des sciences humaines ; mais , comme dans le traitement des maladies nerveuses , j'ai vu des choses si extraordinaires de la PUISSANCE INSTINCTIVE , qu'il m'est difficile d'en concevoir la possibilité , sans admettre un principe intermédiaire entre l'*ame spirituelle* , émanation du céleste auteur de tous les êtres , et le *corps* , ou l'*ensemble matériel* qui constitue sa demeure ici bas : je ne puis m'empêcher d'avouer que cette hypothèse me paraît beaucoup plus probable que les deux autres ; vu que , par son moyen , nous pouvons expliquer ou du moins nous rendre raison d'une infinité de phénomènes vitaux , qui me semblent insolubles par les deux premières. Cependant , me bornant ici au rôle d'historien , je laisserai à d'autres commentateurs le soin de les expliquer , je dois seulement prévenir mes lecteurs que , dans cet ouvrage , je

n'avancerai

n'avancerai rien que *je n'aie vu de mes propres yeux*, ayant pris d'ailleurs toutes les précautions possibles contre l'astuce et la fraude. Au demeurant, il y a dans tous les phénomènes dont il s'agit, une telle identité de caractère et de tournure intellectuelle, dans quelque pays qu'on ait eu l'occasion de les observer, sur toute la surface de la terre, que, n'y eût-il que ce type général, lui seul suffirait pour en démontrer la vérité ; car un caractère étudié et mimique ne saurait se soutenir ainsi, en tout temps et en tous lieux.

J'ai cherché surtout à conserver les propres expressions des personnes qui sont dans cet état extraordinaire, parce que ce n'est que par là qu'on peut saisir parfaitement, dans l'ordre des phénomènes qui nous occupent, l'idée précise de ce qu'elles sentent ou éprouvent. Le choix des mots dont se servent ces malades est très-remarquable ; la concision de leur style est telle, qu'on ne saurait y trouver un mot de trop ; et leurs expressions, ainsi que le ton qu'ils y mettent, sont véritablement l'écho de leurs sentimens intimes. C'est un vrai miroir dans lequel ils se montrent tels qu'ils sont, sans déguisement et sans fard.

Ceux qui voudraient *voir ce que j'ai vu*, doivent s'en occuper comme je l'ai fait, et ils obtiendront certainement les mêmes résultats ; ils verront que le fond du caractère de ces malades est le même chez tous : ils verront qu'il est seulement modifié par la différence que doivent naturellement y apporter les tempéramens, l'éducation, la position sociale ; ils verront enfin, qu'en analysant les expressions par lesquelles ces malades rendent leurs pensées, on y trouve des traits de sagacité et de lumière qu'on chercherait vainement dans d'autres états maladifs. Mais cette identité de manières qu'on retrouve partout, chez la jeune villageoise, comme chez la princesse ou la plus délicate Lady, n'est-elle pas en elle-même, la preuve la plus incontestable que l'existence de l'homme dans le somnambulisme, constitue un état spécial, une manière d'être exceptionnelle, qui mérite le plus sérieux examen; parce qu'il peut aider beaucoup à la solution des questions les plus importantes de la psychologie, sur nombre desquelles les philosophes de l'antiquité, ainsi que ceux de nos jours, sont loin d'être encore concordans.

Mais, si l'on n'a pu s'entendre sur une théorie pour expliquer l'impulsion donnée par le cerveau, le cervelet et leurs annexes, aux phénomènes de la vie chez l'*homme en santé*; à plus forte raison ne l'a-t-on pas pu *dans l'état maladif*, où ces phénomènes sont si variables, si disparates. Les faits toutefois ne manquent ni à l'histoire, ni à la science; mais quelque nombreux qu'ils soient, ainsi que les expériences auxquelles ils ont donné lieu, nous n'en sommes guère plus avancés ! ! ! S'il est des affections de l'intelligence qu'on puisse attribuer à tel ou tel état pathologique connu des organes cérébraux, combien y en a-t-il, où les autopsies ont déjoué toutes les prévisions des plus habiles praticiens ? Aussi, ne pourrait-on pas en conclure que les affections cérébrales, causées par l'influence sympathique des organes malades, plus ou moins éloignés de l'encéphale, sont plus nombreuses, peut-être, que celles qui doivent leur origine à des lésions du cerveau proprement dites?

L'histoire d'ESTELLE nous prouvera encore qu'il est des cas pathologiques qui sembleraient signaler l'existence des plus grandes et des plus profondes lésions organiques, sans cependant, qu'il y ait rien de tout cela. En effet, une paralysie générale qui dure depuis plusieurs années, qui a déjoué toutes les ressources, tous les moyens, toutes les prévisions de l'art médical; qui cesse un instant pour revenir l'instant d'après; qui disparaît de nouveau, pour reparaître ensuite; à volonté, sans autre provocateur ou cause, que l'application des doigts de la malade, ou d'une autre personne en sympathie avec elle, sur des régions données de son corps, où se trouvent des troncs, des branches ou des ganglions nerveux, que la petite malade n'a jamais étudiés, mais que le seul instinct lui inspire, etc., etc., une paralysie de cette espèce, bien certainement, ne saurait trouver d'explication plausible dans aucune des théories médicales dont ont retenti jusqu'à ce jour les voûtes de l'école. Le Tò THEYON des Grecs ne l'explique pas mieux; moins encore les doctrines modernes fondées sur la chimie, la mécanique, les phlegmasies, etc. Le *vitalisme* seul nous permet d'aborder la question. Mais, que d'objections, que de difficultés n'en surgissent-elles pas encore?....

Pour donner une explication rationnelle aux phénomènes dont je vais parler, il faut nécessairement sup-

poser que l'organe cérébral sécrète un fluide très-subtil,
qui échappe à nos investigations mécaniques et instru-
mentales; il faut supposer aussi que le fluide s'en échappe, pour aller se distribuer dans toute l'étendue du corps;
qu'il s'en perd une grande quantité par les points
saillants de ce même corps, comme cela a lieu pour le
fluide électrique, dans les pointes et les parties saillantes
du conducteur ; que tout ce qui n'a pu s'échapper de
ce fluide , revient de la périphérie au centre , au *sen-
sorium commune* ; et que le surplus, venant se confondre
dans le point central du système , destiné à cette sé-
crétion , avec le fluide de la même espèce qui y est nou-
vellement sécrété , il continue ainsi une perpétuelle
circulation qui ne cesse qu'avec la vie.

Les belles découvertes des GALVANI, des ROLANDO,
d'AMPÈRE , de MAGENDIE , de FLOURENS , viennent à
l'appui de ces faits. Mais, comment s'exécute cette circulation ? Se fait-elle d'une seule et même manière ?
suit-elle uniquement les cordons nerveux et leurs innombrables fibrilles ?... Ou bien, le fluide nerveux, semblable
au fluide électrique de notre atmosphère , attiré par la
pointe du paratonnerre; et qui d'ordinaire en suit la chaîne
conductrice jusqu'au réservoir commun; mais qui souvent
s'en écarte , pour se jeter à droite , à gauche ou en
zig-zag, sur les corps à sa portée qui se trouvent avoir
avec lui plus ou moins de sympathie d'élection ou d'affini-
té,.. le fluide nerveux, dis-je, tout en suivant les grandes
voies de communication que lui tracent les gros troncs du
système et leurs nombreux rameaux , ne serait-il pas sou-

vent des sauts, des bonds et des écarts imprévus, dont nos connaissances anatomiques actuelles ne sauraient rendre raison ?... (*Voyez notes* N.° 16). Les faits que je rapporterai dans le cours de cet ouvrage, les explications que donnent avec tant de lucidité et de précision sur leurs sensations intérieures les personnes qui sont en somnambulisme ; et celles que l'on pourra acquérir encore, en approfondissant davantage les phénomènes de ce singulier état, sont, bien certainement, de nature à éclaircir cette curieuse question ; et le Magnétisme, quoiqu'on en dise, fera le reste. Car le Magnétisme, bien étudié et bien dirigé, pouvant procurer un somnambulisme *artificiel*, dont le caractère et les phénomènes physiologiques sont les mêmes que ceux du somnambulisme *spontané* ; le Magnétisme, dis-je, pourra procurer de plus fréquentes occasions pour voir, vérifier et étudier beaucoup de faits, qui ne paraissent sans doute merveilleux ou extraordinaires, que pour n'avoir pas été soumis à un plus sévère examen, et aux investigations de gens capables d'en apprécier la juste valeur.

Avant que le hasard m'appelât à m'occuper du Magnétisme, comme phénomène physiologique, ou comme donnant lieu à des phénomènes pathologiques ou morbides remarquables ; j'avais eu très-fréquemment l'occasion de voir des actes du système nerveux, qui me semblaient inexplicables par les théories que j'avais apprises à l'école, ou rapportées de mes études universitaires. Cependant *j'avais vu* les phénomènes ; je les avais vus avec sang-froid ; vus et revus, étudiés, médités ; et par conséquent ; je ne pouvais les révoquer en doute. Mais, plus je les examinais en eux-mêmes ou relativement aux circonstances qui les avaient entourés, et moins je pouvais me les expliquer. . . .

Toutefois, de l'existence des faits, je concluais qu'ils devaient avoir une cause naturelle ; et de là je tirais cette conséquence : *qu'un fait qui se présente avec une certaine régularité, avec une forme toujours identique, quelque insolite qu'il paraisse au premier abord, n'en est pas moins dépendant de lois naturelles, fixes, immuables et positives.*

Les anciens philosophes attribuaient tout ce qu'ils ne pouvaient comprendre ou expliquer, à la puissance divine. Ils étaient de meilleure foi que les philosophes de nos jours, qui trouvent plus simple et plus court de nier les faits qu'ils ne peuvent expliquer. Les anciens philosophes, toutefois, ne faisaient pas expier par le feu, comme on le fit plus tard, le crime d'avoir une opinion différente de la leur. Mais, dans les siècles d'ignorance fanatique où régnait la puissance féodale, c'était la politique plutôt que la religion, qui se rendait coupable de ces assassinats juridiques. Qu'était la vie d'un homme, vis-à-vis la crainte superstitieuse d'un despote ignorant, qui gouvernait un peuple plus ignorant que lui, lorsqu'ils attribuaient tous deux aux mauvais génies tout ce qu'ils ne pouvaient concevoir ? ?. . . Si l'on doit être étonné de quelque chose au sujet de ce qui se passait dans ces siècles de barbarie, c'est qu'il n'y ait pas eu plus de victimes ! ! ! Ces temps heureusement sont loin de nous. Mais , si le trop de crédulité , joint à la politique de ce temps-là , enfanta les bûchers de l'Inquisition , appela du nom de miracle une infinité de faits extraordinaires , racontés ou vus par des solitaires , des voyageurs , des gens peu instruits et superstitieux ; l'incrédulité qui lui succéda , n'avança guère mieux la science de l'homme , en voulant tout expliquer (sans toutefois dire comment , ni par quelle puissance), et même jusqu'à la pensée, par la matière mise en mouvement et le jeu mécanique des organes ! ! ! (*Voyez notes N.° 26*).

Placé sur un théâtre qui rassemble , tous les ans, durant une période assez courte , des malades de toutes les parties du globe, de tout sexe, de tout âge, de toute croyance , atteints des affections les plus disparates , et que l'on a l'habitude de traiter aux Eaux, d'une manière plus empirique que rationnelle ; je fus bientôt appelé à y voir , parmi les maladies chroniques qui y abondent , une assez grande quantité d'*affections nerveuses avec douleur* , presque toutes qualifiées de *rhumatismes* par les médecins qui me les adressaient. Traitées par les Douches et les Bains chauds , ces affections s'aggravaient ; pendant que les douleurs rhumatismales proprement dites , musculaires ou articulaires (à circonstances égales), ne tardaient pas à céder ou à guérir sous la même médication. Je dus alors en faire un point spécial de mes études et de mes recherches ; et c'est en étudiant cette classe de maladies , pour reconnaître la cause de cette différence dans le traitement , que j'ai successivement été conduit aux résultats remarquables que je développerai plus bas.

Les affections nerveuses ont de tout temps fait le désespoir de la médecine. Ces maux lassent le médecin à réputation et qui jouit d'une grande clientelle ; parce que ses nombreuses affaires ne lui laissent pas assez de temps pour en consacrer aux malades , atteints de maux de nerfs , tout ce qu'ils en voudraient.... Ces maux lassent aussi les médecins dont la clientelle est restreinte , parce que cette branche de la pratique médicale, n'est pas assez lucrative pour compenser la perte de temps qu'elle exige.... Enfin, les maux de nerfs lassent même le zèle et la curiosité du jeune débutant , qu'il ait ou n'ait pas de clientelle ; parce que , ne connaissant les affections nerveuses que par les leçons de l'école, ou le peu qu'il en a vu dans les hôpitaux , il est à tout moment désapointé par les phénomènes insolites et nouveaux pour lui , dont il est témoin sans expérience préalable , et sans avoir appris par sa propre expérience que , dans le traitement des maladies nerveuses , il faut , plus que dans toute autre , *patience , persévérance* et *temps convenable.*

Dans cette position , j'ai eu le rare bonheur de rencontrer un assez grand nombre d'affections nerveuses , pour pouvoir les étudier sous leurs différens aspects , et suivre leur allure sous l'influence du traitement par les Eaux. Et de plus, j'ai eu l'avantage d'amener à guérison, plusieurs de celles qu'on avait regardées comme incurables.

curables. Des faits de catalepsie et de somnambulisme s'étant présenté , j'en ai saisi l'occasion pour voir par moi-même , et comparer ce que je voyais , avec ce que d'autres, avant moi, disaient avoir vu , ou ce qu'ils en avaient écrit (*Voyez notes* , N.ᵉ 18).

Ces faits, d'abord, m'intéressèrent vivement, comme ils intéressent tous ceux qui s'en occupent dans l'intérêt de la science. Par l'étude que j'en fis , il me parut reconnaître que la marche des phénomènes nerveux offrait en général une singulière analogie avec celle des phénomènes de l'électricité. Je ne pouvais pas en conclure identité parfaite; mais , *j'étais bien sûr* qu'il y avait un grand rapport entre eux. Je fis donc des essais ; je réussis , et je réussis là où d'autres avaient échoué !! Il n'en fallait pas davantage pour exciter mon zèle et redoubler mon attention , je dirai même mon enthousiasme , pour la chose que je croyais être ma découverte. Aussi , y apportai-je dès le début le plus vif intérêt , saisissant avec avidité toutes les circonstances qui pouvaient contribuer à éclaircir encore mes doutes , et à m'éclairer de nouveaux faits.

Je dus alors apporter une attention plus particulière à l'étude des circonstances qui , dans l'organisation du corps humain, me semblaient de nature à faciliter la *transposition* des sens sur tel ou tel point de la périphérie plutôt que sur tel autre ; comme encore , celles qui pouvaient me mettre sur la voie d'expliquer certains phénomènes rares et insolites , tels que celui de la *localisation* de la sen- sibilité , celui de son exaltation ou de son abolition plus ou moins complète.... et ainsi des autres phénomènes insolites , dont j'avais été témoin chez mes malades : phénomènes nouveaux ou qui semblaient l'être , et qui devenaient pour moi d'un intérêt bien plus grand encore que la catalepsie elle-même (*Voyez notes,* N° 22).

Un heureux concours de circonstances me servit singulièrement : car , ayant rencontré d'abord une , puis deux , puis trois , quatre et cinq personnes atteintes de catalepsie , plus ou moins développée (maladie si diversement décrite et jugée par les auteurs) ; je ne manquai pas de saisir avec empressement la circonstance de leurs malheurs et de leur indigence pour les accueillir généreusement chez moi , dans le seul but de les avoir continuellement sous mes yeux, et de pouvoir à loisir vérifier (et *vérifier souvent*) les faits merveilleux qu'on en racontait : les étudier , connaître leur allure , l'espèce de périodicité qu'ils affectaient dans leurs accès , etc. , etc. : enfin , analyser moi-même les phénomènes offerts , et faire servir ces divers malades , à *s'analyser les uns les autres ,* en les mettant en rapport entre eux , afin de sonder leur astuce , et de séparer ce qui semblait *constant* ou essentiel à la maladie , de ce qui n'y était qu'*accessoire* ou épisodique.

Je voulais donc *voir* , et *bien voir,* pour mieux discerner ensuite ce qui était vrai , de ce qui n'était peut-être que le fruit de l'astuce ou de l'imagination ; ce qu'ils présentaient de commun , de constant , de semblable ou de dissemblable , de varié , de sympathique ou d'antipathique , etc. etc. Je fis donc beaucoup d'essais , beaucoup d'expériences, *souvent même des écoles…* Mais enfin , je me trouvai à même dès 1820, de pouvoir insérer, dans mes Rapports annuels au Gouvernement sur la saison médicale des Eaux d'Aix, une série de faits curieux appartenant à cet ordre singulier de phénomènes *physiologico-pathologiques* (*Voyez les notes*, N°. 19).

Par suite de ma persévérance à suivre ce genre d'étude, je parvins à des données plus ou moins positives sur la nature de ces phénomènes, sur leur marche et sur leur médication.... données, qui m'ont conduit à des résultats bien consolans, savoir: *de pouvoir simplifier le traitement des maladies nerveuses, et notamment celui des diverses névralgies spasmodiques ; .... de dessiller les yeux des personnes qui n'y voyaient que merveilles, prestiges ou sortilèges* (*Voyez notes* N.° 26); .... *enfin, d'ouvrir les yeux de ceux qui, cédant aux préjugés du siècle ou aux vieilles erreurs, regardaient ces affections comme incurables.*

J'ai continué dès lors à recueillir tous les faits qui pouvaient en éclaircir l'histoire, et tous ceux qui offraient quelque analogie avec eux, bien qu'ils fussent moins prononcés dans leur forme. Et je puis assurer, qu'ils sont très-fréquens dans la clientelle d'Aix, car il s'est passé fort peu de saisons, qu'il ne s'en soit présenté plusieurs exemples à MM. mes confrères ou à moi.

Depuis long-temps j'avais formé le dessein de publier mes observations sur ces singuliers phénomènes ; mais l'occasion ne s'en était pas offerte. J'en avais entretenu plusieurs médecins de ma connaissance, à Paris, à Lyon, à Genève et dans quelques autres villes du premier ordre ; plusieurs de ces MM. comme moi, avaient eu l'occasion de voir ou de soigner des maladies de la même espèce ; et, comme moi, ils avaient été surpris de la singularité de ces affections, et frappés de la malheureuse défaveur qui pesait, dans l'opinion publique, sur tous ces faits prétendus miraculeux. Tous m'encourageaient et applaudissaient à mon dessein (*Voyez notes* N.° 20) ; mais aucun ne se croyait assez riche de faits ou d'observations, pour oser prendre l'initiative.

Dans l'intervalle, j'avais communiqué au savant et modeste Alex. BERTRAND, qui m'honorait de sa confiance et de son amitié, la totalité de mes notes. Cet estimable confrère (si tôt et si malheureusement enlevé à la science !!) voulait les consigner dans un grand ouvrage qu'il avait consacré à l'étude comparative de la Catalepsie, de l'Extase, du Magnétisme et des divers degrés ou espèces de somnambulisme, qu'il y traitait *ex professo* : c'eût été une vraie encyclopédie pour cet ordre de phénomènes ; mais la mort prématurée de cet estimable ami a laissé ce travail inachevé, et probablement perdu pour la science (*).

(*) M. Alexandre BERTRAND, Docteur-Médecin, ancien élève de l'Ecole Polytechnique : l'un des rédacteurs de la partie scientifique du Globe et du Temps, est mort en 1831. Il s'était fait connaître par divers ouvrages classiques fort estimés, tels sont : ses *Révolutions du globe*, ses *Lettres sur la physique* ; travail à la hauteur du siècle, et cependant à la portée des gens du monde et des Dames ; et différents ouvrages ou traités qui ont plus ou moins de rapport avec le magnétisme. Il a laissé deux fils remplis de moyens et nés pour

J'ai offert ensuite ces mêmes matériaux à d'autres médecins, que je savais s'occuper du magnétisme ; mais ces MM. n'ont pas répondu à mon appel (*Voyez notes N.° 21*); et, comme je suis persuadé qu'après moi, il serait de mes notes, et des observations que j'ai faites sur les lois qui semblent régir les phénomènes singuliers de la catalepsie et des autres maladies nerveuses, ce qu'il est arrivé du grand ouvrage de BERTRAND ; j'ai saisi avec empressement l'occasion de ma jeune malade de Neufchâtel, pour donner de la publicité à ces faits et à ce que j'appelle mes *découvertes*. Les phénomènes de cette nature ne peuvent être bien décrits ni bien racontés, si non par ceux qui en ont été les expérimentateurs ; tout autre ne saurait en rapporter les minutieuses circonstances ; moins encore en saisir les nuances diverses, ou leurs modifications accidentelles.

Je ne me dissimule point qu'élevé dans la vieille école, vivant loin du sanctuaire des Lettres, et des Sociétés savantes qui s'en occupent hors de la capitale ; n'ayant pas l'habitude d'écrire, limité aux connaissances médicales

---

la science, et leur a légué ses manuscrits.... Mais, en héritant de la fortune et des talens de leur père, auront-ils hérité de ses goûts et du même esprit de recherche ?... L'ouvrage dont je parle ici devait avoir six volumes grand in-8. Le premier volume était achevé à la mort de l'auteur. Il contenait (et c'était le volume tout entier) un discours préliminaire fort curieux dans lequel M. BERTRAND développait la théorie qu'il s'était faite au sujet de ces singuliers phénomènes, d'après ses expériences et ses essais.

puisées dans les écoles de Paris et de Montpelier , il y a bientôt un demi-siècle , ou à celles que donne l'exercice de la médecine en province ; je ne me dissimule point, dis-je, que j'éprouverai mille difficultés , mille critiques , mille déboires peut-être ; en publiant des faits aussi *intraisemblables*. Mais leur importance en médecine m'en faisant un devoir, je m'y suis décidé , bien que ce ne fût pas sans quelque répugnance. Je suis toutefois sans crainte pour tout ce qui regarde le fond , parce qu'il est basé sur la VÉRITÉ. Quant à la forme , il n'en est pas de même ; aussi , j'ai compté un peu sur l'indulgence de mes lecteurs , ne pouvant laisser échapper une aussi favorable occasion.

En effet , en prenant pour type un enfant atteint de paralysie presque générale depuis plusieurs années ; un enfant qui se laisse brûler , cautériser par le feu , le fer et les plus douloureux caustiques ; un enfant qui prolonge son martyre sans murmurer , sans pousser un cri… et qui fait tout cela parce que sa bonne mère lui en témoigne le désir, en lui faisant espérer sa guérison après d'aussi rudes épreuves : nous ne saurions mieux choisir, je pense , pour prouver la franchise avec laquelle nous marchons et combien nous sommes loin de vouloir faire des miracles ou de la jonglerie.

Il s'agit donc, maintenant ici , d'un enfant que sa mère adore et qu'elle n'a jamais quitté d'un seul instant ; d'une jeune demoiselle née et élevée à Paris, souffrante plus ou moins depuis huit à dix ans ; douce et aimante ; que son âge et son innocente candeur mettent à l'abri de tout soupçon de supercherie, et de toute supposi…on de l'influence morale des passions , de l'amour-propre , du désir de paraître ou de faire éclat ; enfin d'un enfant dont la naïveté angélique exclut toute idée d'espièglerie et d'astuce. Sa famille , dans le malheur depuis 1830 , n'avait d'ailleurs que faire de venir dépenser gratuitement de l'argent à AIX-EN-SAVOIE ; car la pensée de se voir à charge à leurs parens était déjà trop pénible à la mère et à la fille , pour qu'il fût besoin d'autre garantie de leur part pour repousser bien loin toute idée de jonglerie ou du plus léger compérage.... D'ailleurs *l'épreuve du feu* n'est pas une de celles à laquelle les enfans et même des grandes personnes , se soumettent sans nécessité. ! ! !

Mais avant de commencer l'histoire dont il s'agit , il ne sera pas hors de propos d'exposer les motifs qui font que ces sortes de maladies sont peu connues , et pourquoi les phénomènes qu'elles présentent , sont généralement vus dans le monde avec prévention , et une sorte de défaveur. Voici ce que j'en pense.

Les exemples de véritable CATALEPSIE telle que les auteurs l'ont décrite , sont assez rares en effet : et c'est fort heureux pour l'humanité ! Cependant ils ne sont pas si rares qu'on n'eût pu les examiner de fort près , si on l'eût voulu.... Je dis , *Si on l'eût voulu* , parce que, pour faire de semblables observations , il faut une volonté ferme ; et *pour les bien faire* , il faut une volonté efficace. Il ne suffit même pas , pour cela , d'avoir les connaissances regardées comme indispensables dans l'exercice de la médecine , et qui font d'ordinaire la matière des examens :

mais il faut encore une *volonté absolue* qui n'est pas donnée à tout le monde : VOLONTÉ, qui seule fait trouver tout facile ; qui sait disposer du temps nécessaire, et saisir les circonstances opportunes pour faire de bonnes observations. Une telle volonté fait surmonter tous les obstacles, pour parvenir au but désiré.... Mais une telle volonté n'est pas commune ; et elle ne l'est pas davantage chez les médecins que chez les autres hommes, lorsque l'intérêt de la science et celui de l'humanité n'entrent que secondairement dans la détermination de leurs actes, de leurs études ou de leurs recherches. D'ailleurs, comme c'est au milieu de la nuit que les maladies nerveuses offrent pour l'ordinaire leurs crises et les phénomènes les plus remarquables : que l'ordre de ces crises est ordinairement peu régulier et leurs phénomènes fugaces, il n'y a rien d'étonnant, qu'on n'appelle l'homme de l'art que dans les cas extrêmes. Aussi, la plupart des confrères qui m'ont adressé de ces malades, n'avaient pas été témoins de leurs crises ; et, ce qu'ils m'en disaient, n'était souvent que sur l'assertion des autres.

Je dirai encore, que dans les histoires qu'ont racontées MM. les Magnétiseurs, et dans lesquelles il s'agit d'*épilepsies guéries par le magnétisme*, je n'ai souvent reconnu que des affections convulsives simples, ou bien, de ces maladies nerveuses dont nous parlons, et fort rarement de véritables épilepsies.

Dans l'intérieur des familles, d'autres motifs viennent encore se joindre à ceux déjà cités, et font que le médecin

cin ignore souvent les causes et l'espèce d'affection nerveuse qui fatigue son malade. Les spasmes , la perte de
connaissance , la raideur tétanique , l'abolition de la sensibilité , les léthargies , etc. , etc. , etc. , se rencontrent
également dans la catalepsie , l'hystérie et l'épilepsie.
On voit souvent même des gens instruits , qui con-
fondant ces maladies dans leurs symptômes , ne les regardent que comme des variétés de l'épilepsie , et se font
une fausse délicatesse d'en porter la connaissance hors
de leur maison. On pense que *cela finira bien une fois ;*
on fait des remèdes familiers ; on se contente des remèdes de commères ou de charlatans ; on fait tout cela dans
le secret ; on prend patience ; on attend tout du temps
et de l'âge ; enfin , l'on n'appelle l'homme de l'art que
quand la maladie a déjà contracté une longue habitude.

Autrefois , on ensevelissait ces malades pour le restant de leurs jours , au fond de quelque monastère ;
étant persuadé que le mal se trouvait sans remède ,
et il n'en était plus parlé.... D'autres fois on les con-
finait à l'écart sous le toit paternel ; qui devenait alors
comme une espèce de prison domestique , de laquelle
ils ne sortaient que pour aller au cimetière, ou bien pour
s'en débarrasser dans quelque maison de santé lointaine.
Une forte pension étant moins onéreuse à une famille
opulente et qui joue un rôle dans le monde , que d'avoir
chez soi , le perpétuel aspect d'une personne ; dont on
plaint sincèrement, peut-être , les maux physiques et moraux ; mais , qui n'en est pas moins une croix perma-

G

nente , une espèce de déshonneur social. Oh ! combien de personnes des deux sexes (mais surtout des femmes), en proie aux tristes maladies nerveuses , devenues in- curables par de tels procédés , en seraient guéries ; et auraient pu fournir dans le monde la carrière honorable à laquelle les appelaient leur naissance , leurs talens et leur éducation ; si l'on y eût apporté plus d'intérêt , plus d'attention et moins d'égoïsme ! ! ! Mais une autre cause morale de l'ignorance où l'on est resté sur ces singu- lières maladies , et qu'il ne faut pas oublier de signaler ici , c'est l'extrême mobilité des nerfs de ceux qui en sont atteints ; ce qui les rend impatiens , irrascibles et fort difficiles à gouverner. Ils donnent d'ailleurs , en gé- néral , si peu de satisfaction à tout ce qui les entoure , que le dégoût doit naturellement en éloigner toutes les personnes , que le devoir ou un grand intérêt n'at- tachent pas à leur personne.

Enfin j'ajouterai à ces divers motifs , l'ignorance ab- sol   où l'on était dans un temps , des lois qui régis- sent le fluide nerveux et président à sa distribution..... et le *doute* même de son existence , dans lequel ont vécu si long-temps la plupart des physiologistes ; comme aussi le peu d'études , accessoires à la médecine proprement dite, qui était exigé des candidats de l'École , pendant , et immédiatement après les temps révolutionnaires. Epoque désastreuse pour les sciences et les arts , et pendant laquelle le gouvernement semblait avoir plus besoin de sabres et de bayonnettes, que de connaissances profondes dans les sciences physiques et philosophiques.

Toutes ces circonstances devaient nuire aux succès des moyens employés pour guérir de semblables maux , où l'on ne voyait rien que d'obscur et d'incertain. Delà une thérapeutique nécessairement empirique , et le peu de goût qu'elle inspirait au médecin qui était dans le cas d'y recourir.

Cependant, il en apparaissait de loin en loin quelques exemples remarquables ; mais , selon le plus ou le moins d'instruction de l'homme de l'art , appelé pour voir le malade ; selon le plus ou le moins d'intérêt qu'il y prenait ; le malade devenait l'objet de soins plus ou moins empressés , plus ou moins bien dirigés ; et souvent, un sujet d'expériences et d'essais.

Parmi ceux qui se sont présentés de loin en loin , quelques-uns ont paru si extraordinaires que le médecin le moins instruit, frappé des phénomènes insolites qui s'offraient à lui , ne pouvait faire autrement, que de les observer et de les étudier ; n'eût-il eu d'autre motif que la simple curiosité. Mais il était rare que cela se rencontrât avec un homme instruit , sans préjugé, sans respect humain , plein de zèle et de désintéressement et qui eût assez de loisir pour y employer le temps nécessaire. Avec ces circonstances, il aurait encore fallu qu'il y joignît celle d'être assez fort de ses lumières et de sa propre conscience , pour oser se moquer du *qu'en dira-t-on*. Aussi, ces cas bizarres frappaient-ils un instant, et étaient bientôt oubliés.

Il s'en est rencontré néanmoins quelquefois, de ces hommes extraoadinaires. ..... Et tel a été PETETIN.

lij

Malheureusement pour la science , les circonstances où
se trouvait cet illustre écrivain , qui pratiquait à Lyon
à l'époque fameuse du siége , ne lui permirent pas
d'achever son œuvre , ni de continuer les curieuses
recherches qu'il avait commencées. Toutefois, ses profondes études en physique, l'ayant mis à même d'apprécier l'influence qu'avait l'électricité sur ces sortes d'indispositions , il a ouvert sous ce rapport , le plus beau et le
plus vaste champ à leur thérapeutique. Il a fondé une
doctrine , pour l'application de ce fluide impondérable
à la guérison des maladies nerveuses , que mes nombreux essais n'ont pas encore démentie : et les faits , qui
sont consignés dans son immortel ouvrage sur l'ÉLEC-
TRICITÉ ANIMALE , serviront long-temps encore de type, au
médecin qui voudra cultiver cette curieuse branche de la
nombreuse famille des misères humaines , et amener ces
sortes de maux à une prompte et facile guérison. Les
faits qu'il raconte, quelque extraordinaires qu'ils paraissent , n'en sont pas moins vrais , dans toutes les circonstances qu'il rapporte ; et encore ils n'en sont pas moins
possibles aujourd'hui , *puisque je les ai tous vus , sans en
excepter un seul*, chez les vingt et plus d'affections de l'espèce , qui se sont offertes à ma pratique médicale personnelle. De plus, le mode de médication indiqué par PÉTÉTIN
est encore celui qui réussit le mieux , *de l'aveu même des
malades* , quelque rigoureux, quelque singulier qu'il semble. Aussi, quand des hommes distingués dans la médecine
moderne , tels que Jh. FRANK , DUMAS , LORDAT et autres
illustres professeurs des premières écoles du monde, ont

annoncé dans leurs écrits et publié à la face de l'univers qu'ils avaient été témoins de phénomènes semblables à ceux qu'a décrits Petetin, n'est-on pas peu surpris de voir des savans, des professeurs célèbres, parler de cet auteur avec un ton d'ironie déplacé, et dont on ne peut concevoir le motif (*Voyez notes* N.° 18).

Nous trouvons de ces sortes d'observations dans l'histoire de tous les temps, dans celle de tous les pays, et écrits dans toutes les langues. L'Allemagne en fourmille ; l'Angleterre, malgré son septicisme, commence à avouer des faits de la même nature (*Voyez notes*, N.° 15) et le Docteur Elliotson pousse maintenant avec activité, à Londres même, ses recherches sur le Magnétisme Animal et les phénomènes du somnambulisme. L'Italie en cite un grand nombre : récemment encore Voghera, Caldara, Bologne, etc., etc., nous ont offert des extatiques, dont le *mal physique*, considéré d'une *manière* absolue et indépendamment de toute influence religieuse ou mystique, se rattache, sous plus d'un rapport, aux affections cataleptiques que j'ai soignées à Aix.

Cependant, Petetin fut traité de visionnaire et de fou : on alla plus loin, car sa bonne foi et ses mœurs furent même suspectées ; mais le temps a fait justice d'aussi folles allégations. Il en a été à peu près autant de moi pendant long-temps (*Voyez notes*, N. 8); mais enfin, le fait authentique et récent de la guérison inespérée et la plus complète de M.lle Estelle et de plusieurs autres malades de la même espèce, opérées à Aix, tant sous ma direction, que sous celle de mes estimables confrères, sont là pour ma réhabilitation, et pour consoler les personnes qui seraient encore affectées de maux semblables, contre lesquels la *médecine ordinaire* aurait échoué.

Il en sera de même un jour du MAGNÉTISME; lorsque ses phénomènes auront été bien classés par les physiologistes, et que la médecine s'en sera emparée comme l'un des moyens thérapeutiques les meilleurs à employer dans les maladies nerveuses. Les singuliers phénomènes qu'il provoque et le somnambulisme qu'il procure, ne nous présentent rien de plus merveilleux, que ceux qui sont spontanés dans la catalepsie et dans certains états nerveux. Ils *doivent* donc être tous de même nature, considérés comme *phénomènes physiologiques*: et s'il y en a diverses nuances, elles ne tiennent point à des choses essentielles, mais à des circonstances ou à des accidens d'âge, de tempéramment et d'habitude; et par conséquent de peu d'importance pour la cure. De là vient l'extrême impressionnabilité qu'ont au Magnétisme les personnes atteintes de maux de nerfs, celles qui sont somnambules naturellement, les cataleptiques, les épileptiques, les hystériques, les hypocondriaques, etc.

Le Magnétisme d'aujourd'hui diffère un peu de celui de MESMER, soit dans la théorie, soit dans la pratique. Mais, si la *doctrine* diffère, les *phénomènes* restent les mêmes et par conséquent aussi le Magnétisme, si nous l'envisageons dans son essence. MESMER entourait sa découverte d'appareils que l'expérience a bientôt démontré n'être pas indispensables. Peut-être ce médecin allemand les jugeait-il nécessaires ; peut-être aussi, n'y avait-il recours que *pour en imposer* davantage à la multitude ; et ce n'est que dans cette dernière supposition , qu'on peut légitimement l'entacher de charlatanisme. Mais, avili dans le temps par l'examen qu'en fit une commission tirée de l'Académie Royale des Sciences et de la Faculté de Médecine de Paris ; (examen où la partialité et l'esprit de cotterie se montrèrent bien plus que l'amour de la science....) éclairé ensuite et perfectionné dans son étude; puis simplifié dans sa pratique , par les travaux et les courageuses recherches de MM. DE PUYSEGUR , DELEUSE, BERTRAND, DUPOTET , FOISSAC , le magnétisme commence à reparaître avec honneur sur la scène du monde ; et maintenant , aidé et soutenu, comme il est, par les importantes découvertes faites dans ces derniers temps sur le Galvanisme , l'Electricité et le Cerveau ; aidé de même de la connaissance que l'on a de l'influence des courans électro-magnétiques sur la production des mouvemens musculaires et la sensibilité; cette fraction curieuse de la science humaine ne manquera pas de faire de grands et de rapides progrès.... qui seraient bien plus grands et bien plus rapides encore, si nous pouvions soumettre le fluide nerveux (*fluide vital* proprement dit) à l'action positive des machines et des instrumens de physique. Espérons qu'un jour on y parviendra ; et peut-être ce jour n'est pas loin, si nous jugeons de l'avenir par tout ce qui s'est fait depuis moins d'un siècle, en électro-métrie, en physiologie et en mécanique.

La renaissance des bonnes études, depuis la pacification générale de l'Europe ; les découvertes d'Aldini, de Galvani, d'Amoretti, de Petetin, sur l'électricité animale ; celles d'Ampère, de Prévost et de Dumas, sur l'irritabilité de la fibre musculaire soumise à l'influence des courans électriques ; celles de Gall, de Rolando, de Spurzheim, de Flourens, de Magendie, etc., etc., sur le cerveau, ses dépendances et ses fonctions ; celles d'Avogadro et de Michelotti, sur l'action et la *capacité* galvaniques des métaux ; celles de Manni et des physiologistes modernes, sur les asphixies et les morts apparentes, etc., etc., en apportant de nouvelles lumières à la science, lui ont fourni des faits entièrement neufs et très-propres à l'éclairer en provoquant de nouvelles recherches.

Peut-être encore, viendra bientôt le jour où les dissidens diront : « Et nous aussi, il faut que nous examinions » ce que d'autres ont examiné avant nous ; nous avons » eu tort peut-être de rejeter jusqu'à présent sans exa- » men, ce que tant d'autres nous racontent de certains » faits extraordinaires, qui se sont passés sous leurs yeux. » Essayons et voyons... S'il n'y a rien : nous n'y verrons » rien, sans doute ; mais, si par hasard il y avait quel- » que chose, il ne nous faudrait pas rester plus arriérés » que ne le sont nos contemporains. Voyons donc, et exa- » minons, sans prévention aucune... Il est impossible que

tant

» tant d'hommes de génie, si distans les uns des autres
» et qui ne se sont jamais connus, ayent pu voir des
» choses si merveilleuses, et parfaitement identiques dans
» toutes leurs circonstances et dans leurs phénomènes,
» sans qu'il y ait eu au moins quelque chose de vrai ;
» peut-être est-ce peu de chose ?... mais enfin, comme
» il est impossible que des malades, qui ne se connais-
» sent pas, ayent pu s'entendre en même temps, pour
» tromper les médecins dans les quatre coins du monde,
» combiner leur astuce et leurs jongleries, et cela pour
» le seul plaisir de les mystifier ; et qu'ils se soient lais-
» sé brûler, piquer et martyriser bénévolement, de toutes
» les manières, pour se moquer des gens de l'art, etc.
» *Voyons donc nous-mêmes ce qu'il est de toutes ces mer-*
» *veilles.... et jugeons.* »

C'est dans des conjonctures aussi heureuses que l'Académie Royale de Médecine de Paris a cru devoir revenir des anciennes décisions, qui proscrivaient la découverte de Mesmer ; et qu'elle a jugé le MAGNÉTISME ANIMAL digne de son attention et de nouvelles recherches.

L'histoire des temps, toutefois, commençait *presque* à donner raison à cette curieuse découverte ; mais les rapports de l'Académie Royale de Médecine de Paris des 21 et 28 juin 1851 ; en décidant que *le Magnétisme était réellement quelque chose*, et non pas seulement, comme quelques personnes l'avaient cru, ou feint de le croire, un rêve ou de la jonglerie ; ont enfin posé des principes positifs de doctrine qui, désormais, pourront servir de bases on de points de départ pour de nouvelles recherches (*Voyez notes*, N.° 22, *et* FOISSAC, *Rapports et discussions, etc.*, F.° 199).

Maintenant cette croyance au Magnétisme a tellement été débattue, qu'il n'est plus permis à une personne raisonnable de revenir en arrière sans se faire montrer au doigt, comme quelqu'un qui se refuserait à toute évidence. C'est là, sans doute, avoir fait un grand pas en faveur de la science du Magnétisme ; et ce premier pas fait, il ne sera pas difficile de monter jusqu'au haut de l'échelle....

Quant à nous, cher lecteur, après avoir lu beaucoup d'ouvrages sur le système nerveux, sur le magnétisme, sur les maladies mentales et sur les diverses aberrations de l'entendement humain ; après avoir fait l'application des principes reçus, aux faits que nous avons observés ; etc., nous reconnaissons avoir rencontré dans ces ouvrages une immense masse de matériaux, de faits et de curieuses recherches ; cependant, nous devons l'avouer, tous les raisonnemens qu'on y trouve, ne sont pas sans objections ! Toutefois, le meilleur des livres est encore la NATURE. Elle l'ouvre, son grand livre, et en déroule les feuillets à quiconque veut y lire. Elle ne raisonne pas au moyen de fallacieuses théories, mais elle présente des faits ; et cette manière de raisonner est toujours sans réplique ; il ne s'agit donc que de les bien voir ; de les voir sous leur véritable jour et de les étudier avec soin et discernement.

Le grand tort des auteurs qui enseignent quelque nouvelle doctrine est de vouloir trop dogmatiser. Pour le faire plus facilement, ils pensent qu'il faut *comme centraliser* la science, en la réduisant à un petit nombre de principes (*au plus petit nombre possible*). Malheureusement pour l'ordinaire on en veut venir aux conclusions, avant d'avoir à l'appui un assez grand nombre de faits propres à les soutenir. Souvent même, la crainte de détruire des principes, admis dès long-temps dans l'École sur certaines connaissances physiologiques, est venue arrêter les investigateurs dans leurs expériences, lesquelles eussent peut-être ébranlé de vieilles croyances.... Mais, la NATURE souscrira-t-elle à une semblable manière de faire, elle qui est si simple dans ses lois, et cependant si variable dans les individus, dans les espèces, et dans les races ?... Et, doit-on trouver extraordinaire qu'on ne puisse jamais rencontrer deux maladies parfaitement identiques, quand, dans l'immensité des forêts, il est difficile (impossible peut-être) de trouver deux feuilles parfaitement semblables dans leur forme, leurs parties et tous leurs accidens. Si cela est reconnu vrai pour les corps les plus simples de la Nature, à plus forte raison doit-on le reconnaître dans les maladies, et parmi celles-ci, dans les maladies nerveuses, dont la forme, la manière d'être et les phénomènes sont si mobiles ; et sont aussi variés qu'est grande l'impondérabilité du fluide qui en est la cause matérielle.

Ce n'est donc qu'en multipliant les observations ; en les comparant entre elles et en les examinant avec une sage critique ; qu'on parviendra à en saisir les caractères distinctifs , à discerner les phénomènes ou symptômes pathognomoniques de ceux qui ne le sont pas , et à faire la quote-part d'un chacun dans l'histoire de ces maladies.

Le grand nombre d'affections de ce genre que j'ai rencontrées dans ma pratique , m'a donné l'occasion de reconnaître des *faits constans* dans toutes les variétés qui s'en sont offertes à moi. De ces *faits constans* et toujours *les mêmes* , j'ai tiré des conséquences qui m'ont conduit à certains principes ou lois , qui semblent régir les phénomènes nerveux du somnambulisme naturel , ainsi que ceux de ses espèces ou de ses variétés , que nous retrouvons dans l'extase , la catalepsie , l'hystérie et d'autres maladies nerveuses.

Quelques affections *convulsives essentielles* , mais qui arrivent par accident , et qui se trouvent dans des circonstances à peu près semblables à celles dont je viens de parler , m'ont paru soumises aux mêmes lois. Tels sont les divers phénomènes nerveux produits par le Magnétisme. En conséquence , je dois les faire connaître ici , de même que tout ce qui s'est montré à moi de positif et de constant sous ce rapport : laissant , à ceux qui me suivront , la tâche de compléter ce que je n'aurai fait qu'ébaucher. (*Voyez notes N.° 23*)

Maintenant , plein de confiance dans les vérités que j'annonce , j'ose entrer en lice avec les autres ; et , malgré le *qu'en dira-t-on* , je commence.

ÉTABLISSEMENT ROYAL

DES BAINS

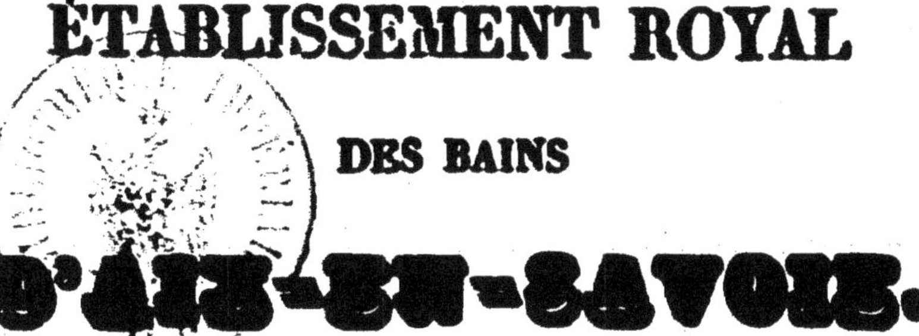

D'AIX-EN-SAVOIE.

OBSERVATION CURIEUSE DE NÉVROPATHIE

Accompagnée de paralysie presque générale guérie aux
Bains d'Aix-en-Savoie

PAR

LES EAUX, L'ÉLECTRICITÉ ET LE MAGNÉTISME.

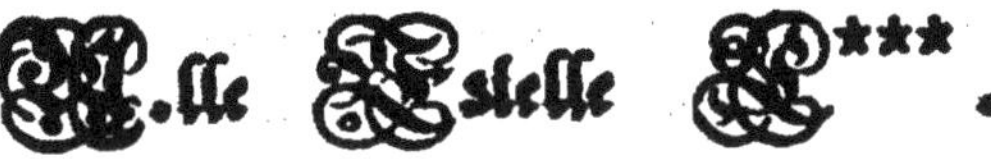

Mlle Estelle L***.

IL est en médecine, comme dans l'histoire, des temps des
faits qui étonnent et qui semblent sortir de l'ordre ordinaire des choses d'ici-bas : telle est la cure que nous allons
décrire. Le lecteur voudra bien nous pardonner la longueur des détails : l'intérêt de la chose en elle-même le de-

A

mande, celui de la science l'exige, et ils sont nécessaires pour rendre le fait croyable à celui qui n'en a pas été témoin. En effet, le physiologiste comme le médecin praticien, ne sauraient croire à une guérison de cette nature, si elle n'était racontée que dans ses seuls points *merveilleux* : ce n'est qu'en en suivant chronologiquement les détails et en voyant le développement successif des phénomènes qui se sont montrés dans son cours, qu'on peut trouver la preuve la plus irrécusable que ce n'est ni un conte de fée ni un roman.

Mlle Estelle L*** était âgée de onze ans et quelques mois, lorsqu'elle est arrivée à Aix-en-Savoie, le 15 juillet 1836. Elle me fut adressée et recommandée par M. le D^r De Castella, de Neufchâtel, l'un des hommes les plus distingués du sol helvétique par son savoir, et médecin-chef de l'Hopital-Pourtalès. Cet estimable confrère, dans sa lettre du 6 même mois, s'exprime en ces termes au sujet de sa malade.

« Je vous envoie une jeune et intéressante D^{lle} affectée
» de paralysie, suite du ramollissement de la moëlle épi-
» nière, que j'ai eu infiniment de peine à combattre : elle
» va réclamer vos bons soins et l'usage de vos salutaires
» Eaux : sa cure sera probablement fort longue et exigera
» beaucoup de ménagemens. Vous serez peut-être dans le
» cas d'appliquer de nouveaux moxas ou boutons de feu
» le long de la colonne vertébrale. La dernière application
» a produit quelque effet, et je l'aurai réitérée si je n'avais
» pas craint de trop retarder son voyage à Aix, qui sera
» très-efficace, je l'espère. Si cela a lieu, vos Eaux ne
» pourront jamais opérer une plus belle cure : ce sera un

» vrai miracle de l'art, et je me plairai à le publier en y
» ajoutant l'historique de la maladie dès son début. Vous
» aurez, je n'en doute pas, un véritable plaisir à suivre
» ce cas très-remarquable. Vous serez frappé de la sensibi-
» lité excessive de toute la surface cutanée et de la dou-
» leur que produit la plus légère pression sur les apophises
» épineuses des vertèbres...... »

Cette jeune personne douée d'une rare intelligence et
d'un excellent cœur, appartenait à une famille des plus
distinguées dans le Pastorat Evangélique. Elle avait vu
soigner son éducation de très-bonne heure : déjà à sa quatrième année, Mlle Estelle L*** lisait couramment toute
espèce d'ouvrages, et sous tous les rapports elle répondait
aux soins de ses bons parens et de ses maîtres.

A l'âge de cinq ans, elle se trouvait à Paris et au milieu
d'une épidémie de rougeole des plus meurtrières. Elle en fut
atteinte, et eut en même temps une fièvre accompagnée de
symptômes effrayans qui lui firent donner le nom de *fièvre
cérébrale*. Elle fut soignée par le Dr Capron et en guérit
parfaitement, sauf qu'elle en resta sujette à de très-fréquens
maux de tête. En 1832, elle se trouvait encore à Paris
au milieu de l'épidémie du *Choléra*, qui lui enleva un
père chéri, et qui frappa violemment sa mère et une jeune
sœur. Cependant Estelle n'en fut point atteinte, mais son
cœur sensible et aimant fut si vivement éprouvé par la
mort de son père, que sa constitution, déjà frêle et délicate, quoique bonne en général, en contracta une excessive
sensibilité et une impressionabilité extraordinaire, tant au
physique qu'au moral. On crut alors que l'habitation dans
les lieux élevés du sol helvétique, l'exercice à la campa-

gne, la distraction, etc. etc. seraient les meilleurs antidotes pour dissiper des douleurs rhumatismales ambulantes, une espèce de *torticoli* soit rhumatisme habituel dont elle se plaignait au cou, et des maux de tête qui devenaient de jour en jour plus intolérables : mais tout cela ne produisit que très-peu d'effet.

Cependant, avec des alternatives de bien et de mal auxquelles on s'arrêtait peu, parce que l'enfant buvait, mangeait et dormait, tout cheminait assez bien jusqu'au mois de novembre 1834. A cette époque (le 27) il lui arriva un accident fort léger en apparence, mais qui eut les suites les plus fâcheuses.

Mlle L*** avait alors neuf ans et quelques mois ; elle jouait avec une petite amie de son âge; elles se tenaient toutes deux par les mains, en se portant l'une et l'autre fortement en arrière et en se tiraillant par secousses : quand, tout-à-coup, l'amie d'Estelle lâche prise inopinément des deux mains à la fois; Estelle tombe assise par terre et de sa hauteur seulement, mais avec une telle secousse, que la commotion générale s'étendit dans tout son petit être, et fatigua singulièrement les régions dorsales et lombaires du rachis.

On s'en alarma peu dans le moment. D'un côté Estelle, qui ne voulait pas faire gronder sa jeune compagne, n'accusa pas toute l'impression pénible que lui avait causé la chute ; de l'autre, les parens qui ne voulaient pas de douillotteries s'en occupaient peu, et en occupaient moins encore leur enfant; mais bientôt, Estelle perdant ses forces, se plaignant du dos, accusant une douleur entre les homoplates et au dessous, prenant peu-à-peu mauvaise mine, ventre gros et tendu, etc., etc., on y fit un peu plus d'attention ; et ce fut vers le milieu de décembre qu'on s'en occupa sérieusement, parce qu'à cette époque il survint des frissons, de la fièvre, etc., etc.

M. le Dr De Castella fut appelé; les urines étaient devenues rares: il y reconnut quelques stries de sang: bientôt une bouffissure universelle survint, et avec elle un dérangement général dans les fonctions digestives. On fit prendre à la malade quelques bains domestiques, doux et tempérés : il survint du mieux, et, comme Estelle conservait sa gaieté et sa vivacité naturelles, on traita d'enfantillage et de minauderies tous les petits malaises qu'elle accusait : soit la répugnance qu'elle montrait à marcher et à se tenir debout, ou à se poser sur les jambes : soit l'opposition qu'elle mettait à se laisser tâter le pouls à son médecin, palper le dos, le ventre et les diverses régions où elle disait éprouver de la douleur : soit enfin d'autres symptômes anormaux qu'Estelle disait éprouver et dont on ne pouvait trop se rendre raison ; aussi l'appelait-on en badinant l'*Enfant gâté de Neufchâtel.*

Son état cependant s'aggravait de jour en jour : le mal de tête augmentait sensiblement; il s'y joignit bientôt une toux nerveuse assez ressemblante à l'aboyement d'un chien, des suffocations, des douleurs aiguës à l'estomac et au ventre, ainsi que dans toute l'étendue du coffre thorachique : puis une impressionnabilité excessive sur toute l'étendue de la peau, et différens autres phénomènes insolites et singuliers, qu'il serait trop long d'énumérer ici. On crut alors qu'en la forçant à marcher dans la chambre, à prendre l'air, etc., on obtiendrait quelque amendement; mais ce fut le contraire, et il résulta du premier essai qu'on en fit, une telle augmentation de céphalalgie et d'oppression, qu'on n'osa pas en tenter un autre. Cette toux convulsive dont j'ai parlé et l'oppression continuèrent à revenir périodiquement tous les jours à la même heure (c'était de quatre à cinq heures après midi), pour ne cesser qu'à dix ou onze heures du soir.

Différens médecins furent appelés à voir la malade, et d'autres furent consultés pour elle à Paris ; mais, dans une maladie aussi obscure, qui se manifestait avec des symptômes aussi graves, tous se contentèrent de faire la *médecine du symptôme*. En conséquence, on recourut successivement et selon l'urgence, aux frictions, aux fomentations, aux sangsues, aux loochs, aux vésicatoires, aux amers, aux sinapismes, etc., etc., etc.

Les vésicatoires, et le chlorure de soude à l'intérieur, sont les seuls qui parurent réussir, parmi les nombreux moyens thérapeutiques mis en usage. Cependant la langue, qui jusqu'alors avait été plus ou moins saburrale, croûteuse et même noirâtre par fois, se nettoya et vers le 5 avril commencèrent une sorte de convalescence et un mieux graduel, qui continuèrent jusqu'à la fin de mai, époque où l'enfant pouvait un peu marcher et semblait devoir atteindre bientôt à une parfaite guérison : mais cet état fut trompeur, car vers les derniers jours du même mois, l'amélioration s'arrêta net, sans savoir pourquoi ni comment. Bientôt après il y survint une marche rétrograde : et ensuite de l'exacerbation dans tous les phénomènes maladifs. Tout ceci se passait en 1835.

Jusqu'à la fin de juin de la même année, on se contenta d'un bon régime, on usa de nouveau des vésicatoires, de l'arnica et du sirop magistral. Il y eut quelque mieux.

En juillet, Madame sa mère étant allée pour son propre compte aux Bains de Baden en Argovie, elle y conduisit Estelle qui n'y prit que quelques bains de propreté :

mais ils ne lui réussirent pas ; chaque fois qu'elle en usait, elle éprouvait de la fièvre et des frissonnemens le long de l'épine du dos, la faiblesse des extrémités inférieures augmentait, et les maux de tête devenaient de plus en plus intolérables. Cependant la douceur du site de Baden et les chaleurs qui y régnaient alors, la distraction et le changement des habitudes de la jeune malade, etc., tout cela parut lui faire généralement du bien. De retour à Neufchâtel, on jugea convenable de revenir aux vésicatoires et aux amers, et l'on fit assez souvent des courses à ânesse. Tous ces moyens la soulagèrent beaucoup : mais à l'époque anniversaire de sa chute, Estelle éprouva des coliques, et bientôt après elle renonça à toute nourriture sauf à un peu de pain et au lait : puis survint de nouveau une toux nerveuse opiniâtre et par quintes : l'enfant aussitôt après cessa de marcher seul, ne pouvant d'abord le faire qu'en se tenant aux meubles à sa portée, puis avec des bequilles, et enfin s'arrêta complétement, malgré de nouveaux vésicatoires, des frictions balsamiques prolongées, des pédiluves fortifians et animés, etc., etc.

L'hiver se passa tant bien que mal ; mais à la fin de janvier 1836 la toux convulsive, se trouvant portée au plus haut degré de force et d'intensité, causait d'horribles souffrances à la malade, et les personnes présentes craignaient à chaque instant de la voir suffoquer. C'est alors qu'Estelle, ayant demandé en grace à M. DE CASTELLA de vouloir bien lui permettre de manger un peu de neige, pour laquelle elle se sentait une appétence indicible, ce médecin le lui permit presque *en désespoir de cause*, moyennant qu'elle en usât avec discrétion et prudence. Mais, quel ne fut pas l'étonnement de toutes les personnes qui entouraient Estelle, quand on vit que deux jours d'un semblable régime avaient suffi pour dissiper radicalement cette toux si opiniâtre et si alarmante !!!

Cependant la pauvre petite malade se trouvait forcée de garder le lit, par suite de la faiblesse de ses membres inférieurs, malgré sa vivacité et sa pétulance naturelles. En mars, cette paralysie continuait à s'aggraver de plus en plus et le *rachis* était devenu si douloureux que, quand Estelle s'assoyait sur son lit, son corps se courbait en arc et semblait s'affaisser sur lui-même. En examinant l'épine vertébrale, M. le D^r DE CASTELLA crut reconnaître un commencement de gibbosité; et la maladie de POTT lui parut imminente, si déjà elle n'était commencée. On recourut alors au seul moyen qui, jusqu'à ce jour, s'est montré véritablement efficace dans ces sortes de maux, et deux cautères *à la pierre* furent ouverts aux parties latérales de la saillie apparente au dos. Dès ce moment le mal de tête cessa; mais les selles, qui depuis long-temps étaient constamment altérées, demeurèrent blanchâtres : et les douleurs du dos, qui revenaient périodiquement tous les jours à huit ou dix heures du soir, semblèrent augmenter de plus en plus. Le soulagement restait donc incomplet, et l'on se décida à recourir au *moxa* dont l'action, plus lente et plus profonde semblait devoir opérer une révulsion plus puissante, par une plus longue suppuration.

Il en fut donc placé deux le 5 avril 1836, du diamètre d'une pièce de cent sous vers la base. L'enfant en supporta la douloureuse application avec une résignation et un courage au-dessus de son âge : l'opération dura douze minutes. L'effet qu'on en espérait n'eut point lieu : et, dès ce moment, notre intéressante malade devint complétement *immobile* dans son lit, d'où il ne fut plus

possible

possible de la remuer, sans lui causer d'horribles souffrances. Cependant quelques jours après on crut devoir encore tenter le *stimulus* du cautère actuel sous une autre forme; et douze *boutons de feu* furent appliqués en un seul jour: c'était au commencement de juin. Mais cela ne produisit pas le plus léger soulagement et déconcerta tout-à-fait les alentours de la malade.

Le peu d'avantages obtenus des moyens thérapeutiques employés jusques-là, des cautères actuels et potentiels, des bains domestiques de toute espèce, des frictions, des divers remèdes à l'intérieur, etc., etc., fit songer à la réitération des *moxas*, puis aux Eaux Thermales d'Aix-en-Savoie, tout paraissant obscur et anormal dans un état maladif aussi extraordinaire. Mais, comme la saison des Eaux avait dès long-temps commencé, on jugea convenable d'en profiter immédiatement, sauf à recourir de nouveau au *moxa*, en revenant d'Aix, si les Bains et les Douches ne produisaient pas l'effet attendu.

On partit donc pour Aix-en-Savoie, et l'on y arriva le 15 de juillet, ayant demeuré cinq jours entiers en marche pour s'y rendre depuis Neufchâtel.

Dans le voyage, la malade était constamment couchée dans une grande corbeille d'osier, à fond plat, faite exprès pour ce triste voyage; car il eût été impossible de la placer assise: couchée même sur un plan horizontal, on ne pouvait l'y maintenir sans la matelasser de toutes parts, de manière à éviter toute espèce de ballottement et toute secousse. Elle était recouverte, dans sa corbeille, de duvets et d'édredons de tous côtés, malgré l'excessive chaleur qu'il fesait alors, car on se trouvait au cœur de l'Été; et de plus, on fut obligé de tenir cons-

B

lamment fermées les glaces de la berline, pendant tout le voyage. A chaque halte la *corbeille* était descendue avec précaution de la voiture et transportée à l'auberge. Personne ne pouvait toucher la malade sans la faire crier, si ce n'est la mère et la tante de l'enfant. Aussi, chaque fois que l'on s'arrêtait, c'était un nouveau spectacle que le transport de cette *mystérieuse corbeille*, qui attirait partout une foule de spectateurs et d'oisifs dont les sentimens, pour la plupart, n'étaient guère en harmonie avec ceux de la jeune malade et de ses alentours, qui se seraient fort bien passés de ces sortes de scènes.

Enfin, on arrive à Aix.... C'était le 15 juillet, et je fus bientôt appellé auprès de cette intéressante malade. Je l'examinai avec attention; et, lorsque j'eus appris tous les antécédens, quoique je visse dans l'état d'Estelle une maladie des plus graves et des plus obscures dans son essence, je n'en désespérai point, me trouvant un peu rassuré par la force morale de l'enfant, et par son intelligence, qui n'avaient jamais faibli, malgré la perte des forces physiques : mais il m'était impossible de me dissimuler le danger le plus imminent, car voici quelle était alors sa position.

ÉTAT PHYSIQUE.

Estelle était obligée de rester toute la journée au lit dans la situation la plus horizontale ; elle était si frileuse qu'on la tenait, même alors (au cœur de l'Été) enveloppée d'ouate et de duvets, et constamment couchée sur un lit de laine et de plumes, souvent encore réchauffé par des cruches pleines d'eau chaude. La tête ne pouvait se soutenir d'elle-même ; il fallait qu'elle fût appuyée, soutenue, matelassée et cela constamment, avec des carreaux de plumes et de crin. On ne la levait que pour refaire son lit. Sa mère seule pouvait la remuer sans lui causer d'horribles souffrances ; aussi se passait-il souvent plusieurs jours sans qu'on osât le faire, afin d'éviter le renouvellement des douleurs et des angoisses.

Estelle exerçait cependant quelques mouvemens latéraux de la tête ; mais son *torticoli* l'en empêchait souvent, et il eût été impossible de la placer dans un fauteuil, sur une chaise ou sur un canapé, au-dessus d'un angle de 35 à 40 degrés ; car le col et le dos, se trouvant sans force, la tête retombait par son propre poids, et la malade poussait des cris aigus, à cause des excessives souffrances qu'elle éprouvait ; c'était, si l'on veut, *comme une cerise qu'on voudrait soutenir sur sa queue.*

Le corps de notre pauvre petite malade, étendu et gisant dans son lit, restait donc dans la position qu'on lui avait donnée en l'y plaçant. Son visage, comme toute la périphérie du derme, était d'un blanc mat qui ne laissait apercevoir ni trajet sous-cutané ni saillie vasculaires : quelquefois cependant les pommettes se coloraient légèrement. La malade toussait par intervalle, mais c'était toujours par quintes, et la toux était sèche et sans expectoration. On ne pouvait lui tâter le pouls sans exciter des mouvemens d'impatience et une sorte d'inquiétude générale. Jamais il n'y avait de bonne sueur, et les extrémités pelviennes étaient toujours froides comme du marbre, malgré toutes les précautions prises pour y maintenir la chaleur.

Estelle ne mangeait rien jusqu'à midi : elle ne supportait ni viande ni bouillon. La constipation était habituelle, chaque jour la malade réclamait elle-même l'usage du clysso-pompe, auquel répugnent si fort tous les enfans. Elle ne buvait ni vin, ni liqueur; par fois seulement quelque peu de bierre; mais les glaces et les sorbets fesaient toujours ses délices et jamais ils ne lui causaient de mal.

ÉTAT MORAL.

L'état moral de Mlle L*** était un peu plus satisfaisant que l'état physique : mais il se fatiguait aussi à son tour, par suite des souffrances habituelles qu'elle éprouvait, depuis si long-temps. Les impressions douloureuses, qui rappelaient à son souvenir pendant le sommeil des réminiscences pénibles de la veille ou des actes de sa vie passée, réalisaient pour Estelle des rêves, des visions fantastiques et des hallucinations. De là ses terreurs paniques, ses frayeurs et l'état de crainte habituelle où elle était, quand elle se trouvait seule. Une souris, une araignée, une mouche, un papillon, etc., etc., devenaient pour Estelle dans ses rêvasseries de la nuit, des voleurs, des monstres, des vampires, etc., etc., qui s'approchaient d'elles pour la dévorer, ou l'effrayaient par d'horribles grimaces. Le moindre bruit inattendu lui causait des battemens de cœur, de l'émotion, un sentiment de terreur indicibles. Quelquefois ces impressions singulières s'accompagnaient d'un état moral tout particulier, observé par la mère d'Estelle, et dont elle n'avait pu se rendre compte encore. Il lui arrivait souvent de faire ou d'entendre une lecture qui semblait l'avoir vivement intéressée, et peu d'instans après, l'enfant ne paraissait pas en conserver le moindre souvenir !!! On la portait à la promenade; elle voyait tout ce qui se passait autour d'elle, y prenait intérêt, en causait, etc., etc., et au retour, souvent elle semblait avoir tout oublié, ou bien, s'il en restait quelques traces, elles n'étaient que fugitives et comme un rêve qui s'enfuit.

On croyait que la maladie portait au cerveau, on craignait même qu'elle ne finît bientôt en amenant l'hébétement ou la démence; mais on n'en parlait pas à l'enfant de crainte de le chagriner, et Estelle se gardait bien d'en parler elle-même, malgré les pénibles réflexions que lui causait ce singulier état : soit parce qu'elle n'eût pas voulu passer pour déraisonner, ni manquer de mémoire, car son petit amour-propre s'en serait offensé : soit aussi, parce que le souvenir des scènes lui manquant à elle-même, elle ne pouvait se les rappeler. Cependant profondément affectée de cette vie perpétuelle de souffrance, Estelle en était venue au point d'envisager avec une indifférence presque égale et la vie et la mort; et le sentiment seul de la crainte qu'elle avait de chagriner en mourant son excellente mère, semblait encore la rattacher à la vie, malgré sa pénible existence ! ! !

TRAITEMENT FAIT A AIX.

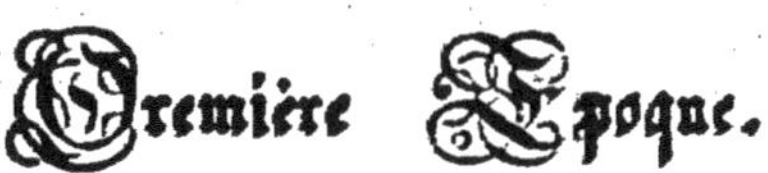

ÉTHIOLOGIE ET PRONOSTIC.

Cela posé, que devions-nous conclure d'un état de maladie aussi compliqué qu'obscur...? C'était chose assez difficile. Cependant, si certaines circonstances semblaient ici indiquer un fâcheux pronostic, d'autres l'atténuaient jusqu'à certain point, et paraissaient assez favorables, pour ne pas tout-à-fait en désespérer. Telles étaient : 1° La bonne constitution originaire d'Estelle ; 2° Cette circonstance assez remarquable, que l'altération de la santé n'était survenue que par suite des affections morales éprouvées successivement, et pour ainsi dire coup sur coup, dès son enfance ; 3° Sa chute même du 27 novembre 1834, après laquelle était survenu l'affaiblissement graduel des extrémités inférieures, mais sans gibbosité bien apparente (*) ; 4° L'inutilité à peu près absolue des cautères, des moxas, et autres exutoires placés au *rachis* et près du siége supposé du mal ; moyens si avantageux toujours dans la maladie de Porr et sans lesquels les autres moyens curatifs *quels qu'ils soient*, ne sont presque d'aucune utilité ; 5° Le contraste frappant qui existait entre l'état d'insensibilité et d'immobilité absolues du *rachis* et des membres pelviens, et l'excessive sensibilité de la peau dans ces mêmes régions ; sans toutefois qu'il y eût mollesse, flaccidité, ni émaciation remarquable dans cette étendue du système loco-moteur ; 6° Un contraste aussi fortement prononcé que chez Estelle, entre les facultés intellectuelles et l'état physique ; 7° Son impressionnabilité générale au froid, disposition absolument insolite dans les paralysies par compression ; 8° L'énergie de volonté fort remarqua-

---

(*) En effet, cette chute pouvait bien être considérée jusqu'à certain point, comme la cause déterminante d'une maladie de Porr, puisque c'est ainsi que débutent la plupart des cas de cette cruelle maladie ; mais d'un autre côté, la maladie vertébrale de Porr, si elle eût existé, aurait dû produire une gibbosité plus manifeste, dans les deux ans écoulés dès la chute.

ble chez un enfant qui n'avait pas encore accompli sa douzième année ; 9° Enfin, tout ce que l'on pouvait attendre de la persévérance, et des soins tendres et assidus de la meilleure des mères, qui n'avait jamais quitté sa fille un seul instant, et qui était bien déterminée, (voyant que toute autre médication n'avait pas réussi), à ne point interrompre la cure d'Aix, si son Estelle en éprouvait du bien, et pendant qu'il lui resterait une lueur d'espérance de la ramener, sinon à une guérison radicale, du moins à un état de santé meilleur, et de nature à lui procurer une existence supportable, et une longévité ordinaire.

Cependant, ne voyant rien d'assez tranché dans cet état pour pouvoir établir une bonne Ethiologie, je jugeai convenable de commencer, comme mes autres confrères, par faire la *médecine du symptôme*, et ensuite d'agir *à juvantibus et lædentibus*. Voici donc l'analyse succinte du traitement que nous suivîmes jusqu'à l'époque, où un heureux hazard, que l'on peut appeler *providentiel*, nous conduisit à faire l'essai du MAGNÉTISME ANIMAL, comme moyen thérapeutique.

DÉBUT DU TRAITEMENT.

Dès le 15 juillet au 15 août, Mademoiselle Estelle avait pris sans en être très-fatiguée une dixaine de douches. Ce jour là (15 août) il lui survint des nausées, un violent mal de tête, des rougeurs particlles en forme de vergetures sur toute la périphérie du corps; et le 20 août parut le premier mouvement spontané bien sensible dans les extrémités inférieures. La malade put alors se soulever un peu dans son lit, et le 21 elle put soulever la tête, toute seule, et se maintenir même quelques instans assise, en s'aidant toutefois des deux mains. Cette amélioration marcha graduellement jusqu'au premier septembre, en augmentant tous les jours d'une manière assez sensible.

A cette époque le temps devint pluvieux et froid. Estelle en fut éprouvée d'une manière fort notable ; car un jour, au sortir de la douche, n'ayant pas pris assez de précaution, l'impression du froid fit disparaitre l'éruption, et alors l'amélioration obtenue s'arrêta net, et fit même quelques pas rétrogrades.

Le 15 septembre, nous commençâmes à employer l'électricité, en addition au traitement des Eaux. Cette combinaison ne tarda pas à produire les plus heureux effets. Les forces perdues revinrent, et continuèrent leur marche progressivement croissante, en même temps que toute la machine éprouvait un *remontement* général (*) très-sensible. Nous continuons donc, et le premier octobre la malade commença à remuer spontanément les jambes au lit, et sans l'aide de ses mains, ainsi qu'elle avait été forcée de le faire jusqu'alors dès sa chute. Le 1er novembre elle put se soulever toute seule sur les genoux et même se tenir sur les jambes, en appuyant contre son lit et se retenant fortement des bras aux meubles voisins. Mais alors arrivèrent les premiers froids de l'hiver prématuré et si rude que nous avons eu l'année dernière. Cette fâcheuse circonstance suspendit de nouveau l'amélioration procurée à Aix, qui semblait marcher à grands pas, sous la double influence de l'électricité et des Eaux.

(*) Expression de Bonnet, en parlant de l'effet que produisent les Eaux minérales sur toute l'économie.

Episode

ÉPISODE QUI DONNE QUELQUES LUMIÈRES SUR L'ÉTAT NÉVROPA-
THIQUE D'ESTELLE.

Cependant une circonstance toute particulière était
venue dans ce long intervalle de temps, jeter quelques
lueurs sur la nature de cette singulière affection. Un jour
qu'il s'était agi de retourner à Neufchâtel avant l'arrivée des
grands froids, pour y passer l'hiver et revenir ensuite au
printemps pour compléter la cure (idée qui souriait
à la tante de la jeune personne, parce qu'elle y avait
laissé sa bonne mère à soigner par d'autres qu'elle,
et que le désir de la revoir la tourmentait jour et nuit),
un jour, dis-je, qu'il s'était agi de retourner à Neufchâtel,
et que je faisais observer à Madame L*** le grand contraste qui existait entre les forces morales et intellectuelles
de son enfant et ses forces physiques : contraste duquel
j'induisais des motifs d'espérance pour Estelle, ainsi que
déjà je l'avais fait l'année précédente au sujet d'un jeune
Baron Suédois, M. de VALLENSTRALE, paraplégique comme
Estelle, qui m'avait été adressé par le Baron ALIBERT,
et qui n'avait dû les succès extraordinaires obtenus à
Aix qu'à sa courageuse persévérance dans nos moyens
thermo-thérapeutiques ; tout-à-coup madame L*** se rap-
pella une circonstance qu'elle avait omis de me raconter
en me faisant l'histoire de sa fille.

« Au mois d'avril dernier, me dit-elle, je fus fort
» étonnée un jour de voir que ma fille, qui, dès son enfance,
» avait toujours été très-poltronne, et qui l'était encore
» devenue davantage depuis sa maladie, me demandât de
» la laisser quelquefois seule !!!... et, comme je la pressais
» de s'expliquer sur les motifs d'un semblable caprice :

C

« Maman, me dit-elle, *tu le veux !... eh bien, je vais*
» *te satisfaire, mais ne t'en fâche pas ? Je suis bien malade ;*
» *cependant il ne faut pas t'en désoler : Dieu touché de mes*
» *souffrances me permet depuis quelque temps, pour me consoler*
» *et pour me soutenir dans cette longue épreuve, d'entendre*
» *chanter les esprits célestes. Tous les soirs, à la même heure,*
» *leurs chants mélodieux viennent frapper mon oreille. Ils*
» *sont si beaux, maman, ces hymnes des Anges, qu'aucune*
» *expression ne pourrait les dépeindre. Je n'ai jamais pu en*
» *comprendre une seule parole ! !... mais ils parlent au cœur,*
» *et je suis bien sûre que papa chante avec eux. Le moindre*
» *bruit interrompt ce concert céleste, et c'est pour cela que je*
» *veux être seule... Du reste, si ce n'était toi, ma bonne mère, je*
» *voudrais me réunir à eux bien vite... bien vite... et pour tou-*
» *jours. Oui, maman, ton Estelle voudrait se réunir à ces esprits*
» *célestes dont les cantiques ont tant de charme pour elle.*
» *Du reste l'état où elle se trouve maintenant est si pénible,*
» *qu'il ne saurait durer long-temps ! ! ! »*

Madame L*** s'était bien gardée de parler de cet épisode à son médecin, de peur qu'il ne la prît pour une
visionnaire : d'un autre côté, redoutant la réalisation du
pressentiment émis par sa fille, elle évitait autant que
possible d'en causer avec personne, même avec Estelle.
Cependant ce phénomène fut pour moi un trait de lumière
que je ne laissai pas échapper, car il appartenait manifestement à l'état morbide appelé EXTASE par les nosolo-
gistes, et je l'avais souvent rencontré dans mes cataleptiques. Dès lors donc, soupçonnant plus que jamais chez
Estelle une affection névropathique de la même nature,
bien que masquée sous une autre forme, je dus franchement dissuader madame L*** de retourner à Neufchâtel,

et j'insistai sur l'importance qu'il y avait pour la guérison de sa fille, de ne pas quitter Aix : de faire la récapitulation des phénomènes antécédens qui avaient quelques traits à l'état extatique, et d'étudier avec soin dans son enfant, tout ce qui se présenterait à l'avenir de plus ou moins analogue à l'extase et au somnambulisme.

Cette manière de voir, exprimée avec autant de précision, frappa madame L***. C'était tout nouveau pour elle, et je dus lui donner sur cela d'amples explications. Mais, pour familiariser davantage les alentours de ma petite malade avec les phénomènes merveilleux (quoique très-naturels) qui caractérisent cet état si singulier du système sensitif, je leur parlai de la catalepsie, du somnambulisme, des magnétiseurs, etc, etc. , et je leur offris même, s'ils le désiraient, de les rendre témoins de tous ces phénomènes, plus ou moins nuancés, en leur procurant la connaissance de deux extatiques (*) que je soignais à Aix à la même époque ; et chez qui j'avais observé des paralysies partielles, l'exaltation de la sensibilité localisée dans certaines régions, la transposition des sens, et mille autres phénomènes peu connus généralement, souvent traités de fable, mais toujours dignes de piquer la curiosité de ces Dames, lors même que l'art de guérir n'y aurait rien gagné pour Estelle.

Je leur parlai donc, mais comme par accident, de la *précision instinctive* des somnambules dans ce qui les concerne personnellement, et du secours immense dont

---

(*) Henriette Bouchat de la commune du Pin, et M.lle P***
de S.t-Marcelin, Département de l'Isère.

pouvait être cette faculté pour le médecin chargé d'une cure obscure et difficile ; parce qu'il y trouvait le meilleur guide qu'il pût avoir pour la direction du traitement ; ayant, dans ce phénomène, l'expression la plus vraie des sensations éprouvées par le malade. Un peu par curiosité, un peu *par incrédulité* peut-être aussi, sur mes merveilleuses assertions, ces Dames acceptèrent mes offres : je soutins la gageure, et je réalisai bientôt devant elles tout ce que j'avais annoncé. Je mis alors entre leurs mains les ouvrages de PÉTÉTIN, de BERTRAND, et de FOISSAC, et bientôt leur confiance devint si complète, qu'un beau jour je vis arriver chez moi Madame L***, venant me prier de tenter sur Estelle quelques essais magnétiques, espérant que, si nous pouvions parvenir à la *somnambuliser*, elle pourrait dans cet état, où l'intelligence instinctive semble ne s'occuper que de la *conservation individuelle* et jouir *ad hoc* d'une lucidité si extraordinaire, elle pourrait, dis-je, indiquer quelque remède plus prompt ou plus efficace que ceux qui déjà avaient été mis en usage.

La jeune personne ne partageait pas les idées de sa mère, et elle *s'était bien prononcée à ce sujet :* ELLE NE VOULAIT POINT ÊTRE MAGNÉTISÉE, disait-elle, parce qu'elle craignait de se prescrire de nouveaux moxas, une électrisation de plus en plus forte et des *douches Écossaises* (Bains-de-pluie froids) dont la seule pensée la faisait frissonner d'avance. Elle craignait encore, disait-elle, de devenir AUTOMATE, c'est-à-dire, une machine agissant sans intelligence et obéissant aveuglément à l'ordre ou à la volonté des autres. Estelle craignait enfin de se mouvoir comme par ressort, de marcher et de courir sans pouvoir s'arrêter, et sans savoir ce qu'elle faisait, comme elle en avait été témoin oculaire chez Henriette BOURCKAT l'une de mes deux extatiques précitées.

J'eus beau chercher à lui faire comprendre que, de son état actuel de *cul-de-jatte*, à courir sans pouvoir s'arrêter, il y avait loin encore; et que, d'ici-là, nous avions de la marge : et assez, sans doute, pour nous arrêter en temps opportun, si besoin advenait. J'eus beau lui expliquer que, dans ma manière de voir sur le magnétisme et le somnambulisme soit artificiel soit spontané, *l'instinct de la conservation de l'individu* étant le grand régulateur, et le premier mobile de tous les actes du somnambule, on pouvait, à coup sûr, s'en rapporter à lui pour les prescriptions; je restai cependant fort long-temps sans en rien obtenir. Mais enfin la malade, cédant aux instances de Madame sa mère, me permit d'essayer quelques *passes magnétiques* sur elle, à l'expresse condition de ne pas sortir de son *catalogue*; c'est-à-dire, de ne pas m'écarter des instructions qu'elle me donnerait d'avance, ni du cercle des questions qui me seraient tracées par elle ou par sa mère (*Voyez la note* n° 1). J'y consentis, et la première séance fut fixée au lendemain.

Cependant je dus prévenir Madame L*** que, malgré la persuasion où j'étais qu'Estelle se trouvât dans une des plus heureuses positions physico-maladives pour le magnétisme, je ne pouvais pas répondre du succès; et que, s'il avait lieu, je ne saurais calculer ni le temps qu'il faudrait pour rendre sa fille *somnambule*, ni celui nécessaire pour l'amener au point de lucidité qu'elle désirait. J'ajoutai de plus que l'art médical, appliqué au magnétisme, était encore dans l'enfance; que je n'étais pas un magnétiseur de profession, ni même un médecin magnétisant, mais seulement un *médecin observateur* qui voyait les choses sans prévention, sans enthousiasme ; qui admirait les beaux phénomènes de la Nature, quand il s'en présentait à lui, et les étudiait peut-être avec un peu plus de soin et de critique que bien d'autres. Je dis encore qu'ayant eu l'occasion d'en voir quelques-uns qui se rapportaient au MAGNÉTISME ANIMAL, j'en avais profité dans l'intérêt de mes malades, comme de tout autre moyen éthiologique ou curatif ; enfin je terminai par lui dire que je n'étais point un exalté *fou du magnétisme*, comme on m'en avait fait la réputation à Aix, ni comme le sont certains adeptes du magnétisme qui voient des miracles partout, *jurant* pour la plupart *sur la parole du maître* ; mais, que j'étais *médecin éclectique*, usant avec choix de tout ce qui pouvait être utile à mes malades, quelle qu'en fût la source.

Je fis en sorte de bien faire comprendre à cette excellente mère, que le SOMNAMBULISME était encore un être mystérieux dans son essence comme dans son histoire pour la plus grande partie des cas ; qu'il était même inconnu dans la majeure partie de ses lois ; et de plus, qu'on ne l'obtenait pas à volonté, ni toujours avec les mêmes nuances. Enfin je fis comprendre à Madame L*** que mon âge avancé (soixante ans) ne permettait plus guère chez moi d'assez *abondantes émanations du fluide nerveux* pour pouvoir en attendre *cette action virtuelle qui agit vitalement sur les autres et* qu'on appelle aujourd'hui *magnétisme animal* : qu'au surplus, au sujet de son Estelle, je pouvais lui certifier que, sans rien lui garantir *quant à la réalisation du somnambulisme et des phénomènes magnétiques qui s'y rattachent*, je pouvais dis-je, lui certifier, qu'en employant cet agent peu connu encore, il est vrai, mais avec ma vieille expérience et les données qu'elle me fournissait, il ne pouvait en résulter pour sa fille aucun inconvénient.... et c'est sur ces erremens et d'après ces principes, que nous avons commencé.

TRAITEMENT FAIT A AIX.

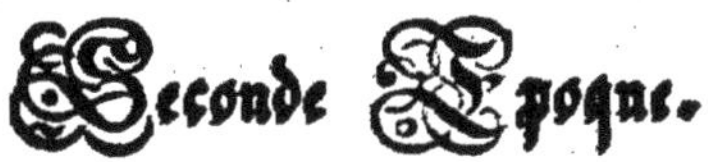

Nous étions alors au vingt décembre 1836. La terre était recouverte d'un pied de neige dans tout le Bassin d'Aix. La température atmosphérique se trouvait depuis quelques jours constamment au-dessous de zéro et s'abaissait graduellement chaque nuit, de manière qu'après Noël, le thermomètre de Réaumur descendit rapidement à 5, 6, 7, 8, et bientôt à 10, 12 et même 15 degrés au-dessous de la congélation.

ÉTAT HABITUEL DE LA MALADE (*).

Mme L*** était souffrante depuis long-temps; il y avait vingt-cinq mois qu'elle avait fait sa chute, et sa cure à Aix avait déjà atteint le sixième mois. Elle avait, il est vrai, légèrement amendé la position de la jeune malade, et cet amendement augmentait tous les jours d'une manière assez sensible; mais, si lentement, si lentement.... qu'Estelle était encore forcée de garder le lit toute la

---

(*) On trouvera, dans le narré historique suivant, plusieurs répétitions de ce qui vient d'être dit touchant l'état antérieur de la malade ; mais ces répétitions étaient nécessaires pour se faire une juste idée de son état à l'époque actuelle, et des changemens rapides qui y sont survenus sous l'influence *magnétique*.

journée, sauf pendant les dix, quinze ou vingt minutes qu'on essayait de l'asseoir sur un fauteuil ou sur une bergère ; encore fallait-il la soutenir au moyen de sangles qui bridaient les genoux, et par des coussins. Il fallait de plus lui poser le dos sur un plan incliné couvert d'ouate qu'on avait de la peine à élever à cinquante ou soixante degrés : si l'angle du plan incliné était porté plus haut, il lui fallait placer sous la tête un coussin à bourrelet pour la soutenir, et à peine cette position pouvait-elle se supporter pendant quatre ou cinq minutes.

La sensibilité de la peau et l'impressionnabilité nerveuse étaient telles encore alors sur le dos, sur la poitrine, sur toute l'étendue du cuir chevelu, et sur le trajet des vaisseaux et des nerfs des extrémités tant supérieures qu'inférieures, que Madame sa mère et sa doucheuse habituelle avaient été, jusques là, les seules personnes qui eûssent pu la toucher ou la mouvoir, sans lui causer d'atroces souffrances. Aucun des porteurs de l'Etablissement n'avait pu la transporter encore du lit à la chaise ou de la chaise au lit : et , pour sa douche, j'avais été contraint , pour qu'elle pût la prendre sans déplacement, de lui faire faire, tout exprès, un petit brancard garni de canevas, composé d'un cadre horizontal et d'un second cadre à charnières, lequel, servant de dossier mobile, s'élevait et s'abaissait à volonté, selon les besoins de la malade. Depuis quelque temps l'enfant avait pu se servir, au Bain, du *fauteuil des paralytiques*, en le renversant un peu en arrière, et en soutenant la tête par un petit carreau de crin, adapté à l'échancrure pratiquée *ad hoc* au bord supérieur du dossier. A la même époque, j'avais fait faire pour les promenades d'Estelle, une petite chaise à porteurs adaptée à sa taille, et établie sur les

mêmes

mêmes principes, de manière à pouvoir offrir simultanément un appui commode à la tête, au dos et aux pieds.

Malgré l'amélioration notable obtenue par le traitement fait à Aix jusqu'à cette époque (20 décembre 1836), telle on plaçait la malade au lit le soir, telle on la retrouvait le lendemain; elle ne se remuait pas plus qu'un bloc de marbre, pendant *les douze ou quinze heures* de repos journalier que demandait son état. De plus encore, dès l'arrivée de l'hiver, on avait été dans le cas, pour l'empêcher de grelotter dans son lit, de se procurer de nouveaux édredons et de doubler ses ouates et ses duvets. Son corps était pâle et étiolé dans toute son étendue, le tissu dermoïde empâté et comme bouffi : et la malade ne pouvait alors encore exécuter, même au lit, des mouvemens de totalité dans les extrémités inférieures, qu'en s'aidant des mains. A peine, à cette époque, pouvait-elle spontanément écarter les orteils les uns des autres et remonter un peu la pointe du pied... encore était-ce avec beaucoup d'efforts et en biaisant en dedans... ce qui supposait les plans musculaires de la région externe de la jambe sans énergie et sans vie. Mais, tous ces mouvemens spontanés cessaient ou se réduisaient à moitié, dès qu'on voulait les faire à découvert et à nud.

EMPLOI DES EAUX.

Les douches d'Estelle duraient ordinairement d'une heure à une heure et demie. Un tiers de l'opération se passait d'abord en bain d'immersion, qu'on élevait graduellement jusqu'à la ceinture : un autre tiers était consacré au massage dans ce même bain ; et le reste du temps, à renouveler ce bain d'immersion qui, ayant été d'abord établi à 28 ou 29 degrés R., était élevé graduellement jusqu'à la température naturelle des Eaux (34° à 36°). On ne cessait l'opération que quand Estelle en témoignait le désir. Il est à remarquer que quelque frileuse qu'elle fût, elle ne pouvait supporter long-temps tout bain qui se trouvait au-dessus de 30 degrés R. et qu'elle frissonnait au-dessous de 28.

USAGE DE L'ÉLECTRICITÉ.

L'électrisation avait lieu, ou le matin avant la douche, ou le soir avant ou après la promenade. Elle durait ordinairement une vingtaine de minutes, dont dix étaient consacrées à l'électrisation par étincelles, et le reste en décharges de la bouteille de Leyde ou chocs électriques. Nous faisions communément une centaine de décharges à 2, 3, 4, 5 et même six tours d'un plateau de glace de Paris, ayant deux lignes d'épaisseur, et trente pouces de diamètre. Estelle se soumettait à cette rude épreuve avec courage et résignation. Les commotions n'avaient jamais lieu que d'un pied à l'autre, et par conséquent dans le seul sens du cercle d'action vitale des extrémités inférieures.

AMÉLIORATIONS OBTENUES.

Par suite d'un semblable traitement, commencé depuis plus de cinq mois, et de trois mois d'électrisation constante, notre jeune malade avait gagné certainement pour le physique, quoique nous fussions bien reculés encore... mais le moral se trouvait dans un état bien plus satisfaisant.

Estelle n'avait plus, ou presque plus de mélancolie ; sa gaîté avait repris à peu près son état normal, et déjà *elle ne voulait plus mourir*. Cependant elle rêvassait encore presque toutes les nuits : à la moindre surprise elle éprouvait de l'émotion, des palpitations de cœur etc., et le plus léger accident la fesait tressaillir. Le soir, elle restait des heures entières avant de s'endormir, par la crainte où elle était de serpens, de bêtes et de voleurs, et toujours fallait-il que sa mère, qui couchait habituellement à ses côtés, continuât ses causeries, jusqu'à ce que le sommeil, ayant pris le dessus, et l'emportant sur ses terreurs paniques, la malade s'endormît d'un somme plus ou moins tranquille, mais interrompu dans la nuit presque toujours par des rêves inquiétans.

OCCUPATIONS.

Pendant l'état de veille, quoiqu'au lit, notre malade s'occupait continuellement à lire, à écrire, à dessiner, ou à faire des découpures et des fleurs... Elle faisait tout cela avec satisfaction, plaisir et dextérité, sans paraître éprouver trop de chagrin de la monotonie de son existence, à laquelle elle commençait à s'habituer, disait-elle.

PHÉNOMÈNES REMARQUABLES SURVENUS JUSQU'ALORS.

Le traitement par la Douche et les Bains, quoique très-chauds, n'avaient point amené d'abondantes transpirations, comme le font d'ordinaire toutes les douches à Aix. Quelques moiteurs générales avaient cependant paru de loin en loin, et toujours avec un avantage marqué, bien qu'elles ne se fussent montrées que d'une manière légère et de peu de durée.

2

LIPOTHYMIE

Et autres accidens nerveux.

L'électricité dans ces derniers temps, lorsqu'on la poussait un peu loin, avait déterminé par fois chez Mlle Estelle un état de suffocation très-particulier suivi de Lipothymie... D'autres fois, la commotion qui, comme nous l'avons déjà dit, n'agissait que sur les extrémités inférieures, causait néanmoins du retentissement jusqu'à l'épigastre, ce qui fatiguait beaucoup la malade ; aussi priait-elle avec instance qu'on cessât bien vite, *parce que*, disait-elle en pleurant, *cela me dérange les nerfs de l'estomac*; expression dont on riait, et qui cependant indiquait, sans qu'on s'en doutât alors, la réaction qui s'opérait dans le système nerveux des deux vies. Ce que nous pensions n'être qu'une Lipothymie ordinaire, était déjà, sans doute, un commencement de l'état extatique et de catalepsie, qui devait bientôt se développer.

RÉGIME ALIMENTAIRE.

Pendant cette première partie de la cure faite à Aix, le régime alimentaire avait été à peu près le même qu'à Neufchâtel. Estelle ne mangeait rien jusqu'à midi. Elle n'avait nul appétit de toute la matinée. Jamais de viande ni de bouillon, qui lui répugnaient horriblement, et lui *faisaient mal.* Une soupe aux herbes, des œufs à la coque et quelque peu de légumes de jardin : tel était son régime ordinaire. Elle avait beaucoup mangé d'asperges à Neufchâtel; à Aix, ce n'était plus la saison; mais le lait, es raisins, les oranges, le café au lait, quelques miettes de pain et des glaces : voilà sur quoi roulait son régime de tous les jours. Tous les jours aussi il fallait recourir au clyso-pompe, sans quoi nulle évacuation alvine. Lui passer du linge, une robe, une camisole était *la mer à boire* et les moindres mouvemens lui causaient des douleurs indicibles.

Maintenant nous arrivons à l'époque la plus curieuse du traitement, celle où le *Magnétisme* a eu son point d'utilité thérapeutique, en addition à l'usage des Eaux et de l'électricité; à l'époque enfin, où s'est développé le somnambulisme, et avec lui toutes les merveilles de ce singulier état.

TRAITEMENT AVEC MAGNÉTISME.

Premier jour. C'est donc le 22 décembre 1836 que, cédant aux instances de Madame L***, je fis le premier essai de *passes magnétiques* sur sa fille.

La malade se trouvait placée sur une bergère, et étendue de toute sa longueur, sauf la tête qui était relevée sur des coussins, par un angle de vingt à vingt-cinq degrés. Elle était enveloppée de son double duvet, et avait les pieds enfoncés dans un sac de plumes ; contre ce sac était placée une cruche de grès remplie d'eau bouillante. Je commençai par de grandes *passes longitudinales* de la tête aux pieds ; en faisant quelquefois des *jetées* et des *pauses*, et le tout sans toucher la malade, mais à la distance de deux pouces. Ces *jetées* et ces *pauses* étaient faites au sinciput, aux tempes, aux yeux, aux pommettes, sur le trajet carotidien et sur celui des nerfs de la huitième paire (*par vagum*) : me reposant parfois sur l'épigastre etc. etc. et m'arrêtant aux mains de temps à autre, en pressant légèrement les pouces.

Estelle avait ri, causé et plaisanté de cette opération avec toutes les personnes présentes (et avec moi-même) soit avant de la commencer, soit à son début ; et je ne fus pas peu étonné, lorsqu'après une vingtaine de minutes de magnétisation, ma jeune malade, cessant tout-à-coup de rire et de plaisanter, se mit à me dire : « M. DESPINE, » votre magnétisme réussira beaucoup mieux que je ne » le croyais d'abord ; je sens que votre fluide a sur moi » une action que je ne connaissais pas..... Je commence » à voir de petits grains bleuâtres devant mes yeux.... et » quand vos doigts passent par-dessus, ils deviennent » tout rouges. Mais si vous faites des *jetées*, je les aper- » çois comme un éclair... Continuez quelques minutes » encore..... je sens que votre fluide m'endort d'une » manière graduelle et fort extraordinaire pour moi.... » Après une heure et demie de magnétisation non inter- rompue Estelle me dit : .... « En voilà assez pour au- » jourd'hui.... Je vais me réveiller.... à demain.... à la » même heure.... je vous prie.... »

Un instant après la malade se réveille en éprouvant une petite secousse presque générale.... Elle baille, étend les bras, et se met à dire à sa maman, toute étonnée qu'elle était d'elle-même...... Eh ! .... « bon jour vous autres ! ! ! ! » Mais, Maman où suis-je donc ? .... Qu'est-ce donc qui » s'est passé ? .... Il me semble sortir d'un grand » sommeil et d'un grand rêve........ mais, je me trouve » bien... très-bien... Je me trouve toute autre que je n'étais » tantôt ; Oh ! si c'est le magnétisme qui me cause cela, » je n'en ai plus peur.... à demain, Monsieur DESPINE, » à demain, je vous prie.... à demain.... à demain.... »

Deuxième jour. Le lendemain, 23 décembre, Estelle fut apportée chez moi pour l'électrisation. Mais je fus obligé de diminuer la force des décharges, et de les restreindre à deux tours de plateau seulement, pour ne pas renouveler les spasmes et les lipothymies des jours précédens, tant son impressionnabilité s'était accrue. Elle fit une promenade au sortir de chez moi, dans sa petite chaise à porteurs, et à huit heures du soir je me rendis à son domicile. Nous magnétisammes comme la veille; mais l'action magnétique fut bien plus prompte.

A la quinzième minute ont reparu les *petits grains de feu.* Estelle alors a demandé, pour hâter et *approfondir* son sommeil, de grandes passes longitudinales de la tête aux pieds; l'insufflation sur les doigts et dans la main; peu d'action magnétique au sinciput, mais beaucoup sur la face. Elle a demandé ensuite de passer rapidement sur la poitrine et l'épigastre, de s'arrêter à l'hypogastre, et de prolonger les passes sur les extrémités inférieures, en s'arrêtant davantage sur les genoux et les coudes-pieds. « Comme votre fluide est chaud, Monsieur le Docteur,
» me disait-elle, comme il monte droit à la tête, l'échauffe
» d'abord, puis le feu descend par la colonne vertébrale,
» des deux côtés, et se répand ensuite dans tout le corps.
» Si nous avançons demain comme aujourd'hui, dans
» moins de trois jours, je crois que je m'endormirai com-
» plètement, car je le suis déjà presque aux trois quarts....
» Ah!! M. Despine, comme votre fluide est chaud! Il
» me pénètre jusqu'à la moelle des os!!! La bouteille
» d'eau chaude ne m'est plus nécessaire, ni les duvets non
» plus.... Eloignez-les, je vous prie, jusqu'à ce que je
» sorte de ma crise.... Qu'on ne fasse pas de bruit....

» Vous chuchotez, Mesdames ! Eh bien , je vous entends
» tout haut.... Tout le monde me fatigue ici , sauf M.
» Despine.... Qu'on s'éloigne donc , et , si vous voulez
» me demander quelque chose , demandez-le par M.
» Despine.... et moi, je vous répondrai de même par lui...
» Cachez la lumière , je vous en prie ; elle me tracasse
» (*) ; demain il faudra l'enlever beaucoup plutôt , et faire
» le plus grand silence.... Maman ! Maman !.... Éloigne-
» toi, je t'en prie, tu me fais mal (**) Ah, mon bon Mon-
» sieur Despine !!! remerciez, s'il vous plait, Henriette
» Bourcrat d'avoir bien voulu se laisser magnétiser devant
» moi... Je lui en serai reconnaissante toute ma vie... »
Entrant ensuite dans quelques détails sur ce qu'elle
éprouvait, elle ajoute : .... « Maintenant , M. Despine , il
» faut continuer le magnétisme tous les jours, il m'est
» préférable, en ce moment, aux Bains et aux Étuves.... Il
» faut continuer l'électricité également, mais pas trop
» forte, je vous en prie ! ! De retour à Neufchâtel, il
» faudra me donner beaucoup d'asperges.... Mais, mon
» cher Monsieur Despine, on me trompait autrefois; on
» les faisait cuire dans du bouillon de viande ! ! ! Ha !
» L'on ne sait pas tout le mal que cela m'a fait ! ! pro-
» mettez-moi bien qu'on ne me trompera plus.... Je ne
» demande jamais que ce qui me convient le mieux....
» Qu'on me donne donc à l'avenir tout ce que je deman-

(*) Cependant Estelle avait eu les yeux fermés dès les premières
passes de la séance et ne les avait point ouverts dès lors.

(**) Madame L*** s'était approchée d'Estelle sans savoir que son
atmosphère magnétique ne convenait pas à sa fille dans l'état nerveux
où elle se trouvait alors.

derai

» derai, sauf des *boulettes frittes*, ... pour cet objet-là ,
» que je demanderai peut-être, parce que je les aime
» beaucoup, je ne veux pas qu'on m'en donne absolu-
» ment.... et il faudra, à cet égard, résister à toutes mes
» sollicitations, quelque pressantes qu'elles soient (*). Oh!
» pour cette fois-ci, je vois que j'avance dans le som-
» nambulisme, et je crois que je serai bientôt tout-à-fait
» cataleptique.... attendez , M. Despine, il me semble que
» je vous vois, quoique mes yeux soient bien fermés....
» Et toi, Maman, oui.... oh! te voilà bien avec tes
» mains croisées et tes bras serrés.... à votre tour, Mlle
» Amélie; vous, c'est plus difficile ! ! !.... Encore des passes,
» M. Despine, cela me plonge de plus en plus dans mon
» sommeil.... Prenez-moi souvent les pouces. (**) Je sens
» que votre fluide a plus d'action par là , il monte des
» bras à la tête, descend *au creux* de l'estomac, qui
» en éprouve un certain frémissement ; il descend ensuite
» au bas de la colonne vertébrale : et là, je le sens se di-
» viser en deux pour se rendre aux pieds.... Mais, ne nous

(*) Tout ce qui est ici indiqué par des guillemets contient les propres expressions de la malade. Elles ont été écrites par sa mère à l'instant même : l'ayant engagée à tenir un Journal dès le début du traitement fait à Aix , et à recueillir , dès le commencement des scènes magnétiques , tout ce qui en était intéressant et curieux.

(**) Ici la malade a indiqué le mode de pression qui lui convenait et qui diffère un peu de la méthode ordinaire des magnétiseurs. *Elle a voulu que j'appuyasse le bout de mes pouces contre les siens , et mon indicateur sur l'articulation qui joint le pouce au métacarpe* (Par le bout du pouce, j'entends la région pulpeuse de l'extrémité de ce doigt).

E

» occupons pas des jambes aujourd'hui, tâchons d'amener
» le véritable sommeil, en continuant les grandes passes
» qui me déchargent tout-à-fait la tête. Quand vous tou-
» chez le menton et le cou ; c'est singulier !... mes yeux
» se ferment comme une boîte.... Cependant je vous
» vois, M. Despine ; et vos doigts, quand ils passent sur
» moi, me semblent tout en feu.... et, comme de vérita-
» bles éclairs. »

A dix heures et un quart Estelle se réveille, tout-à-
coup, après un petit moment de silence. Et c'est avec les
mêmes phénomènes, les mêmes dispositions, la secousse,
et le même étonnement que la veille.

Troisième jour. Le 24 décembre, Mlle Estelle avait passé
une très-bonne nuit. Elle fit, dès le matin, demander trêve
pour l'électricité, mais non pour le magnétisme.

Ce jour là l'opération eut lieu comme la veille, et
avec la précaution de ne pas m'écarter des règles et des
préceptes qu'elle m'avait donnés.... Les *grains de feu*
parurent à la sixième minute : à la huitième, elle éprouva
un *machillement* dans la bouche ; à dix minutes, de légers
soubresauts convulsifs dans les bras et dans les jambes : à
quinze minutes, elle voit et distingue parfaitement mes
mains (les yeux étant fermés). A 35 minutes elle
devine ce que pensait, en ce moment là, une des personnes
présentes à la séance, et le lui dit à haute voix : à 40 minutes, elle a une vision fantastique.... C'était une horri-
ble figure qui la remplit d'effroi. A cinquante minutes
elle voit sa grand-maman à Peseux, près de Neufchâtel,
sa résidence ordinaire. A soixante, elle aperçoit des
aigrettes lumineuses au bout de tous mes doigts. Après
quinze minutes encore, Estelle a une nouvelle vision

qui la remplit de joie et d'espérance.... C'est une figure céleste qui, dès cet instant, devint sa divinité tutélaire, son génie conservateur.... et qui, comme le démon de Socrate, devait lui servir de guide.... l'éclairer sur la nature de son mal, diriger son régime chaque jour et mener sa cure à bien.

Alors s'établit entre Estelle, et cet Ange de consolation, un entretien familier dont voici les principaux passages. « Ah! jolie figure, dit la malade, veux-tu me dire » ce qu'il faut pour me guérir? — Pourquoi ne veux-tu » pas me répondre? — Reviendras-tu tous les jours? — » Je veux que tu sois toute à moi. — Il faut me parler » beaucoup.... beaucoup.... mais je veux que ce soit de » ma santé; sans cela ne t'occupe pas de moi. — Je » voudrais m'endormir davantage pour te parler. — Mais, » dis-moi, jolie figure, les entendrai-je encore ces belles » voix ue j'entendais à Pescux? — N'est-ce pas que je » suis heureuse d'être venue à Aix? — Mais, toujours, il » faudra remercier ce bon M. DE CASTELLA de m'y avoir » envoyée!!!... Sans lui, bien certainement, je n'y serais » pas ... Car, s'il ne m'avait pas prodigué tous ses » soins, tu dois bien savoir où je me trouverais mainte- » nant !!! (*) Mais, dis-moi, jolie figure, le MAGNÉTISME » me convient-il? — Tu ne veux pas me répondre? — Dis- » moi donc comment tu t'appelles? — Tu ne veux donc » pas me répondre? — Ah! ... Moi, je m'appelle LOUISE- » ESTELLE L'HARDY. — Ah!... ANGELINE.—Le joli nom! » Eh bien, Angeline? Tu ne veux pas me dire l'heure de » ta visite journalière? — .... Et c'est, dis-tu, parce que » tu as été créée exprès pour moi que tu ne dois t'occuper

_____

(*) Elle voulait parler du CIMETIÈRE.

» que de moi ? — C'est fort bien. — Suis-je bien endor-
» mie, Angeline ? — Sur dix parties, combien en ai-je
» acquis ? — Sept et trois quarts ! — C'est très-bien. —
» Adieu, chère Angeline ! ! à revoir !... à revoir ! ...
» Embrasse-moi. — (Elle en fait la pantomime) — et la
» malade se réveille à l'instant (*).

Estelle a repris immédiatement son état ordinaire de
veille ; et en voyant que nous riions tous aux éclats,
elle nous en témoigne sa surprise en nous disant : « Quoi
» donc...? De quoi riez-vous ? ... »

Il serait trop long de décrire tout ce qui s'est passé
de remarquable chez notre intéressante malade, dès que
le MAGNÉTISME a joué un rôle dans son traitement. Chaque
jour nous a présenté de nouvelles merveilles qui se liaient
de l'une à l'autre comme les anneaux d'une longue
chaine. Cependant, comme il est indispensable d'en
connaître la filiation, pour se faire une juste idée de la
marche de la Nature dans le développement graduel des
phénomènes de l'Extase, de la Catalepsie et du Somnambulisme, je les grouperai par époques, afin de mieux en
saisir l'ensemble, et je renverrai aux notes les détails qui
alongeraient trop cette curieuse observation (**), sans y

(*) Estelle, après avoir interrogé Angeline, semblait prêter
l'oreille à sa réponse : et, après le temps nécessaire à la réponse,
elle reprenait le fil de la conversation.

(**) Je ne puis toutefois m'empêcher de mettre dans les notes,
quelques extraits textuels du Journal tenu par la mère de la jeune
malade, et écrit par elle, jour par jour, afin que le lecteur
puisse, d'après cette naïve exposition des faits, se faire une
idée de la rapidité avec laquelle se sont présentés chez Estelle,
les progrès en bien, dès le début du traitement magnétique.

être indispensables. On trouvera dans ces notes des choses fort remarquables qui caractérisent le génie de ces maladies : génie, qui a un type spécial pendant l'état de crise : type, que j'ai retrouvé dans les vingt et plus d'histoires de cette espèce, que j'ai recueillies depuis quinze ou vingt ans. Ce génie spécial est marqué par l'élévation des pensées, le choix des expressions, la justesse des idées et la promptitude des jugemens. Il est, sans doute, modifié par les circonstances et l'éducation : mais, chez tous ces malades, il est tellement saillant et caractérisé, qu'un médecin qui en a vu un seul, et qui l'a un peu étudié, ne saurait s'y méprendre.

Chez Estelle, comme chez tous, j'ai rencontré une indépendance absolue de la pensée ; et la volonté la plus inflexible... sentiment, sans doute, inspiré aux somnambules par la promptitude de leur jugement : résultat naturel du développement si extraordinaire de leur intelligence dans un état, qui leur fait embrasser tout à la fois, le passé, le présent et l'avenir, pour tout ce qui les concerne personnellement. De là cette irrascibilité extraordinaire quand on les contrarie......, ne pouvant pas concevoir, sans doute, que ceux qui les entourent ne voyent pas comme eux, dans des choses qu'ils voient si bien et si clairement eux-mêmes. De là donc cette volonté inflexible, dont la seule contradiction peut leur faire le plus grand mal.... De là encore l'esprit d'espièglerie qui se manifeste dans ce singulier état ; et qui fait que le malade cherche à mettre en défaut tous ceux qui veulent le taquiner ou le prendre en défaut lui-même.

Je partagerai donc en trois époques le reste de l'histoire de notre jeune malade.

La première comprendra tout le temps où elle a senti le besoin d'employer le magnétisme ordinaire, je veux dire *l'influence magnétique étrangère*.

La seconde comprendra le temps passé à Aix, où Estelle a pu *se magnétiser elle-même*, et par conséquent se passer de toute influence magnétique étrangère.

La troisième époque, enfin, comprendra tout ce qui a eu lieu depuis son retour à Neufchâtel jusqu'à ce jour.

Premiere Epoque de la cure magnétique.

Dès le 22 Décembre 1836, Estelle a été magnétisée tous les soirs jusqu'au 4 janvier suivant. Alors je fis une absence : et, du 4 au 8 janvier, il y eut une interruption. Mais le huit au soir, le magnétisme fut recommencé, et continué jusqu'au 22 ; époque à laquelle la malade, ayant éprouvé une petite contrariété domestique, offrit une crise spontanée de somnambulisme ; et dès lors, elle n'a plus eu besoin de *magnétisation*, pour entrer en crise : et passer, successivement, par tous les degrés de cet état nerveux si singulier, qui parait si extraordinaire, même à ceux qui en ont l'habitude, et qui ne peut, par conséquent, que sembler incroyable à ceux qui ne l'ont jamais vu.

Depuis le 24 Décembre, jour auquel le somnambulisme a été complet chez Estelle, notre jeune malade nous a indiqué tous les soirs, dans sa crise, ce qu'il y avait à faire pour le lendemain, tant pour le régime alimentaire, que pour les moyens médicamenteux. Elle ne faisait jamais son *ordonnance*, sans consulter auparavant son génie tutélaire, ANGELINE... Nous en prenions note chaque fois, car la malade n'en conservait pas le moindre

souvenir, lorsqu'elle était hors de crise ; et, comme bien l'on pense, nous nous sommes montrés toujours de religieux observateurs de ses prescriptions. Du reste le *régime* consistait à lui laisser manger *à peu près de tout ce qu'elle demanderait* ; et les *remèdes*, dans les moyens thérapeutiques suivans : « Continuer le MAGNÉTISME, se
» couper les cheveux, se savoner la tête et les jambes
» avec de la neige, prendre des douches de surprise,
» et des bains de natation (quand toutefois le moment
» en serait venu), manger de la neige, sucer de la
» glace, boire de la bière au lieu de vin, boire beau-
» coup de lait, ne pas manger de la viande, ni user
» de bouillon gras, prendre du café, du sirop de gro-
» seille, par fois de l'élixir de CARUS, seul ou trempé
» d'eau ; enfin user de l'électricité sous toutes ses formes,
» etc., etc., etc. Elle a prescrit encore de ne jamais
» la contrarier, ni la déranger, quand elle reposerait
» d'un sommeil doux, tranquille et réparateur... Enfin,
» de lui laisser faire *ses quatre volontés*... permission
» dont elle n'abuserait jamais, disait-elle. »

Les phénomènes qui se sont successivement montrés dans ce laps de temps sont :

1.º *Phénomènes généraux.* La sensation réelle d'un *fluide* sortant de mes doigts et agissant sur la malade d'une manière très-marquée. — Des visions fantastiques. — L'exaltation de la sensibilité dans les cinq sens. — L'appétence de la neige. Elle se *baigne* et se délecte dans cette espèce de bain glacial pendant le somnambulisme, elle qui, dans l'état de veille, ne peut vivre qu'au milieu des ouates et des duvets. — Certaines personnes, même celle qui est la plus chère à son cœur (Mad. sa mère) lui répugnent, quand elle est en crise. — Chaque individu qui se trouve à sa proximité exerce de la sympathie ou de l'antipathie sur elle, mais à des degrés différens. — Développement remarquable de l'intelligence , de la mémoire, de l'imagination et de toutes les facultés physiques et morales, pendant l'accès ou CRISE. — Retour à l'état ordinaire, après l'accès. —Estelle indique journellement ce qu'exige sa santé. — Elle ne s'occupe que d'elle ; si c'est des autres, ce n'est que par rapport à elle ; ou bien, elle ne le fait que par complaisance, et toujours avec répugnance et fatigue, parceque le MOI est le grand mobile de toutes ses actions. — A chacune des *passes* faites sur les genoux et les pieds, le magnétisme agit de la manière la moins équivoque sur ces membres paralysés. — Elle indique le genre de *passes* et de *magnétisation* qui lui convient et tout ce qui est de son régime alimentaire et d'hygiène. — Action galvanique fort singulière des métaux sur la sensibilité, pendant l'état de crise , etc. , etc.

2.° *Phénomènes de locomotion.* Le 22 Décembre, il n'y avait encore chez Estelle aucun mouvement spontané de locomotion dans les extrémités inférieures. Le 24 ces extrémités en manifestent quelques-uns sous l'influence des *passes magnétiques.* Les 25 et 26, il y a dans ces mouvemens une augmentation graduelle, mais peu sensible. Le 28 , après avoir frotté les extrémités pelviennes avec de la neige , elle exerce des mouvemens spontanés qui exigent une force musculaire des plus grandes, car Estelle s'asseoit sur son lit, sans éprouver la moindre douleur ni fatigue du dos ; et, pendant qu'elle est assise à plat
sur

sur son canapé , elle relève ses pieds, jambes étendues, à dix-huit ou vingt pouces au dessus du plan horizontal sur lequel elle repose : les secoue en l'air , et ploye sans efforts ses genoux, de toutes les manières et dans toutes les positions.

Le 29, l'influence galvanique des métaux (soit la *puissance électro-métallique*) devient plus apparente, et les mouvemens musculaires des extrémités inférieures augmentent de la manière la plus manifeste. Le 30 , Estelle achève de se couper les cheveux, et notamment ceux du sinciput, qu'elle couvre de neige ensuite. Le 31 , elle se lève debout et marche seule.

Du premier janvier (1837) au 12, la montre en or, qu'elle tient suspendue sur elle à une *chaine de Venise* , s'arrête, et les mouvemens de locomotion s'arrêtent aussi. Elle dit *qu'une montre qui marche mal* la fatigue au dernier degré : que la soie , le verre , la cire d'Espagne la brûlent en la touchant : qu'il en est de même de la clef de ma montre , au point de jonction du carré d'acier avec l'or du corps de la clef. Une épingle de cuivre jaune enraidit le membre qu'elle a touché accidentellement. Une épingle d'or le déraidit instantanément. Le moindre retard apporté à ses *prescriptions somnambuliques* rend ses crises plus fortes et augmente ses contractions et son irascibilité. Un accès de hoquet est dissipé , comme par enchantement , par la seule pression faite sur le trajet de la huitième paire des nerfs cérébraux, à son passage au cou, par *deux doigts* de la même main, ou par *un doigt* de chacune des deux mains. L'insuflation seule faite sur une région où passe un tronc principal des nerfs qui vont se distribuer dans un membre, déraidit et assouplit tou-

F

tes les parties qui reçoivent de ce tronc nerveux la vie et le mouvement, et suffit pour leur rendre le mouvement, suspendu par le spasme. Une pièce d'or placée sur le même tronc, ou faisceau nerveux, augmente la force locomotrice de tout le membre où il va se distribuer (*Voy.* *Note* N.° 3).

3.° *Développement progressif des phénomènes qui caractérisent le somnambulisme, ses merveilles et ses accidens.*

Du 12 au 22 janvier, les phénomènes *généraux et de locomotion* dont je viens de parler, se manifestent chaque jour davantage, et se perfectionnent graduellement.

Estelle *prescrit* de ne pas la sortir de son état de contemplation ou de syncope, quand elle s'y trouve : *parce que*, dit-elle, *elle s'y occupe de sa guérison.* Une clef de montre, toute de fer ou de cuivre, lui fait moins de mal qu'une clef de deux métaux différens réunis ensemble, soit par juxta-position, soit par soudure. Elle éprouve de la différence à toucher du verre, de la terre de pipe ou de la porcelaine. Le verre la brûle, la terre de pipe lui parait froide et la porcelaine tiéde (*). Les rissoles, toutes les fritures, tout ce qui est viande, ou tiré du règne animal, sauf le lait et les œufs, la brûlent à l'estomac; et principalement la graisse et les huiles.

Le 17 janvier, Estelle éprouve pour la première fois une *crise* ou *accès de rage*, pour avoir été fortement contrariée. Deux jours après, se manifestent aux extrémités inférieures, les premiers phénomènes de catalepsie, et *je*

(*) C'est sans doute parce que la porcelaine n'est qu'une demi-vitrification.

puis l'endormir *magnétiquement*, en lui soufflant une minute sur les yeux. La plume la fatigue : une fourrure de pelleterie la raidit en la touchant. De l'or, placé sur le membre enraidi, détruit le spasme et la contraction ; et quelques frictions faites avec une pièce d'or ont bientôt réparé tout le mal qu'avaient produit la plume, la soie, les fourrures et autres corps *insolans* ou *idio-électriques*. La couleur rouge-ponceau, ou tirant au ponceau ou au violet, la met en crise par sa seule présence.

Le 28 janvier, la malade, ayant de nouveau éprouvé une contrariété domestique, entre *spontaniment* en crise, et elle éprouve, *pour la première fois*, trois secousses générales avant de sortir du sommeil magnétique. Interrogée sur ce nouveau phénomène, elle répond : qu'à *chaque secousse il y a chez elle un saut de l'état antécédent à celui vers lequel elle s'achemine :* soit de la crise à l'état de veille ; soit de l'état de veille au somnambulisme ou à l'état de crise. Elle fait d'elle-même, un essai de lecture avec les doigts. Il est incomplet ; mais, ayant les yeux fermés, ou *cloués* comme elle les appelle, elle voit distinctement tout ce qui se fait dans sa chambre.... quelquefois même, elle indique ce qui se passe dans la chambre voisine !.....

Seconde Époque de la cure magnétique.

Cette époque de l'histoire de Mlle L*** s'étend du 22 janvier au 30 juin 1837, jour de son départ pour retourner à Neufchâtel. Dans les cinq mois que comprend cette période, voici la marche qu'a suivi le développement successif des phénomènes nerveux bien singuliers de notre somnambule.

C'est le 22 janvier, comme je l'ai dit plus haut, qu'à la suite d'une petite contrariété domestique, Estelle éprouva, sans être provoquée par le magnétisme, sa première crise bien prononcée de somnambulisme spontané. Dès ce moment, étant en crise, elle a pu ouvrir les yeux, qui jusqu'alors avaient été comme *cloués* pendant toute la durée du somnambulisme. Elle a pu courir tout le jour à pieds, faire de longues promenades en voiture, et rester debout toute la journée, sans en éprouver la moindre fatigue, moyennant qu'elle fût dans l'état de somnambulisme.

Le trois février elle a voyagé en voiture pendant huit heures de suite, comme si jamais elle n'eût été malade. Elle a fait à Chambéri, à Aix et dans les environs, des visites à toutes ses connaissances, et au grand étonnement de celles qui, peu de jours auparavant, l'avaient vu gissante dans son lit, et qui savaient qu'Estelle, depuis plus de six mois à Aix, ne pouvait encore, dans *l'état naturel de veille*, poser un pied par terre sans prendre mal, ni faire un pas (*Voyez Note* N.° 4). Les phénomènes de catalepsie se prononcent chaque jour davantage.

Le 5 du même mois, une nouvelle contrariété domestique lui fait prendre un autre accès de rage, qui ne se calme que par le silence, et en n'opposant que le plus grand sang-froid à tous ses actes de fureur et d'irascibilité.

Le 9, Estelle fait un nouveau voyage à Chambéri. Elle parcourt cette ville à pieds pendant plus de six heures, soit pour en voir les curiosités, soit pour y rendre des visites, soit enfin pour y faire des emplettes avec Mad.

sa mère, chez divers marchands ; observant tout, fesant des répliques fort judicieuses à l'occasion ; et, dans le fond, très-supérieures à ses habitudes de veille, et fort au-dessus de son âge. Des chats qui passent près d'elle lui paraissent tout en feu et lui donnent instantanément une crise de catalepsie. Le même jour la palatine en poils, d'une Dame de Neufchâtel qui passait à Aix, l'enraidit de tous ses membres ; et quelques passes magnétiques la sortent de cet état, qui se dissipe bientôt complètement en frottant les membres crispés avec sa pièce de cent francs, ou la montre d'or.

Le 12 février, elle *entend par le poignet*, même en lui parlant à voix très-basse. Et ce jour-là elle commence les *Douches Ecossaises* (*), allant à pieds aux Bains et revenant de même, prétendant que la chaise à porteurs lui ferait mal.

Dès cette époque, les vingt-quatre heures du jour se sont partagées assez régulièrement en douze heures de somnambulisme et en douze heures de repos au lit.

Le 21 février, ont paru pour la première fois, chez notre malade, les phénomènes de l'IMITATION (*Voyez Note* N.° 5) et dès le 23, les crises se sont assez généralement montrées, et surtout *partagées* en quatre états différens bien caractérisés savoir : La CRISE ACTIVE, le SOMNAMBULISME MORT OU SYNCOPE, la CATALEPSIE ou *l'état cataleptique* et l'IMITATION ; à cette dernière forme de crise, je rapporterai, pour ne pas trop multiplier les subdivisions, les divers phénomènes d'*écho*, d'*attraction* et de *répulsion* que nous a présentés la malade (*Voyez Note* N.° 6).

(*) C'est ainsi qu'on appelle à AIX-EN-SAVOIE, le *Schawer-Bath* des Anglais ou *Bain de pluye* froid.

Les moyens thérapeutiques qui ont été mis en usage pendant cette seconde époque de la cure magnétique, se sont bornés : 1° aux frictions avec de la neige, et aux pédiluves dans un ruisseau voisin de la ville, alimenté par des eaux de neige descendant de la montagne. 2° Aux *Douches Ecossaises.* 3° A une fort légère électrisation qu'Estelle allait elle-même s'administrer à la machine. 4° Enfin, à un régime végétal qu'elle se prescrivait chaque jour, elle-même. Quant à l'exercice, il durait à peu près, sans interruption, pendant les douze ou quatorze heures qu'occupait la crise. Et quand Estelle pouvait se vautrer et courir dans la neige et en revenir ses chaussons et ses jupons couverts de glaçons et de petites boulettes, comme cela arrive aux chiens canards ou à longs poils, lorsqu'ils ont un peu couru dans la neige, elle était au comble de la joie et du bien-être. Souvent nous l'avons vue s'ensevelir complètement dans de la neige réduite en poussière par le vent du nord et la gelée ; souvent aussi elle en mangeait à la cuiller, avec délices, ainsi que de la glace, qu'elle préférait en longs flambeaux formés au bas des toits par la gelée de la nuit ; plus d'une fois encore, lorsqu'elle sentait le sang lui monter à la tête, elle allait à la rue, s'asseyait dans la neige, et s'en élevait au-dessus du sinciput, une haute pyramide, en pain de sucre.

Une chose fort remarquable chez notre malade, est la nature du régime alimentaire qu'elle suit dans l'état de crise et celui qu'elle est *forcée* d'observer durant la veille : (c'est-à-dire, tout le temps qu'elle n'est pas en somnambulisme). En crise, revenue à son état normal d'*ancien-ne santé*, ou plutôt à ses *anciennes habitudes de santé*, (*Voyez Note N.° 7*), Estelle a l'appétence de tout ce qui lui convenait, et de ce qu'elle aimait dans ses premiers ans.... De plus elle en mange, pendant sa crise, *avec abon-dance* et *impunément*, sans jamais en sentir le moindre malaise ; pendant que dans son état naturel de veille, elle ne saurait s'écarter de *son* régime végétal habituel, du lait et des œufs, sans en éprouver des crampes, des ardeurs d'estomac, des nausées, etc. , etc. Enfin tous les malaises qui , depuis trois ans, la fatiguaient si hor-riblement, qu'ils lui fesaient payer cher la moindre gour-mandise ; ou la moindre condescendance aux désirs des personnes qui l'entouraient, en opposition à ses goûts. On dirait, par conséquent, que notre malade semblait avoir deux estomacs , l'un pour l'état de crise , l'autre pour celui de veille.... Mais ce qui paraîtra plus singulier encore, c'est que les alimens pris en *abondance* dans la crise, ne paraissaient pas, le moins du monde , la rassasier pour le *temps de veille*, et *vice versâ*. En effet, lorsqu'Estelle passait de l'un de ces états à l'autre , elle ne manquait pas d'éprouver, sous cette nouvelle forme d'existence, les appétits et les besoins que réveillait en elle cette nouvelle position physiologique.... Comment les voies di-gestives s'arrangeaient-elles pour opérer ce singulier phé-nomène ? où allaient-ils se placer, ces alimens qui avaient assouvi sa faim dévorante de l'état de crise ?.... où pas-saient-elles ces boissons froides de bière, de café à l'eau, de neige et de glace, de lait d'amandes, de sirop de vinaigre et de groseille, etc. , etc. ? pour faire place, peu d'instans après , aux seuls bouillons d'herbes fort maigres, au café au lait, au lait trempé d'eau, à l'eau sucrée, à la tisanne des quatre fleurs ; et tous, pris chauds : et à certains légumes de jardin formant, depuis bien des temps, exclusivement, son régime de tous les jours, tels que, asperges, scorsonères, laitue, chicorée, oseille et quelques œufs à la coque ou œufs fouettés à la crême... Comment, dans un clin d'œil, et instantanément, se réveillaient-elles ces appétences si disparates, lorsque la malade passait du somnambulisme à la veille, ou de la veille au somnambulisme ?... Lorsque les alimens qui venaient d'être pris, n'avaient point encore pu subir dans l'appareil digestif, le degré de coction nécessaire, pour permettre au *besoin d'alimentation* de se réveiller et de se faire de nouveau sentir ?... Je laisse cette question à résoudre à de plus habiles physiologistes que moi ; mais, avant qu'on l'explique d'une manière satisfaisante et plausible, le fait, n'en étant pas moins constant et vrai, on ne saurait le nier. Plus tard, nous verrons comment, chez notre Estelle, à mesure que la guérison s'est avancée, les appétences de ces deux états se sont peu à peu confondues.

Ces curieuses observations m'ont souvent conduit à faire un rapprochement entre cet état pathologique irrégulier, et ce qui se passe dans l'électricité. Celle-ci ne se manifeste, par des effets sensibles et apparens, que dans les cas où l'*électricité positive et l'électricité négative* sont isolées l'une de l'autre ; et lorsque ces deux modifications, ou ces deux *parties d'un même tout* sont mises en mouvement de *départ* ou d'opposition, par le moyen d'une machine électro-motrice. L'état normal ou naturel de santé ne serait-il point le résultat de la fusion de

deux

deux principes analogues (*positif et négatif*) constituant l'électricité animale, dont le cerveau serait le *foyer*, les nerfs les *conducteurs* et le fluide nerveux le *véhicule* ?.... principes dont la *séparation* ou le *départ* constituerait la principale cause de toutes les maladies nerveuses (*).

Quoiqu'il en soit, les modifications de la vie que nous avons observées sur Mlle L*** nous paraissent d'un assez haut intérêt dans l'étude et l'histoire des affections nerveuses pour devoir engager les gens de l'art à multiplier leurs observations dans le sens des inductions qui dérivent des phénomènes constans que nous a offerts cette singulière maladie. Elle ne doit certainement pas être unique de son espèce (**) dans les fastes de la médecine. Ce que j'ai vu, je l'ai bien vu, j'ose l'assurer ; et d'autres peuvent le voir à l'occasion, aussi bien que moi ; de sorte que les inductions que j'en tire, ainsi que les phénomènes qui en font la base, peuvent servir de point de départ ou de *ralliement* pour de nouvelles investigations. Mais je vais continuer l'exposition des faits qui ont rempli, chez Estelle, cette seconde période du traitement par le Magnétisme, l'Electricité et les Eaux ; m'inquié-

---

(*) Le mot *départ* employé en Chimie et en Docimasie pour exprimer la séparation de deux métaux, n'est peut-être pas le terme le plus propre pour exprimer ma pensée, rigoureusement parlant : mais je n'en ai pas trouvé de plus laconique ni de plus expressif dans ce moment.

(**) J'ai actuellement en cure à Aix et chez moi, Sophie La Roche de Virieu, la fameuse Thaumaturge du Dauphiné dont ont parlé plusieurs journaux en 1834. Son affection a la plus grande analogie avec celle de Mlle Estelle.

tant peu du ridicule que l'on s'est plu à jeter sur mes observations et sur mes recherches , en répandant le bruit que j'étais devenu fou , ou bien que j'étais dévoré bien plus de l'ambition de faire parler de moi que du vrai zèle dont le médecin doit être animé , celui d'avancer la science pour la rendre de plus en plus profitable aux hommes. (*Voyez Note N.° 8*).

Le premier mars je m'absente d'Aix pendant quelques jours. Estelle avait prévenu *qu'après mon départ elle serait bien malade , qu'elle déraisonnerait par fois, mais qu'il ne fallait pas la contrarier ni s'en inquiéter....* Effectivement, le quatre mars elle éprouve des hallucinations nombreuses, et elle déraisonne plusieurs jours de suite. Aucune personne de la maison ne peut se *mettre en rapport* (*) avec elle; pas même Madame sa mère, qu'elle adorait pendant la veille; mais qui *la brûlait* , selon l'expression d'Estelle , dès qu'elle était en crise ; et ces jours là, plus fortement que jamais. Personne ne pouvant donc se faire entendre , force fut de la laisser faire et les personnes de la maison de demeurer spectateurs muets de toutes ses extravagances.

Le 8 mars , son corps se couvre de vergettures rouges. Le 9 elle fait, en somnambulisme, toute l'histoire de sa maladie , jusqu'au premier janvier 1835 ; parlant avec lenteur, paraissant absorbée , et réfléchir profondément pendant cette scène, qui dura 40 minutes, durant les-

---

(*) *C'est-à-dire, que personne ne peut se faire entendre de la malade , en se mettant en communication avec elle par les points sympatiques de la surface du corps , où devait avoir lieu la transposition du sens de l'ouïe.*

quelles Estelle parla continuellement, et d'un air prophé-
tique ; avec un choix d'expressions dont elle était inca-
pable dans l'état de veille. Le 13 mars, les urines se
colorent et sont fort odorantes. Les 16 et 17, elle va
se baigner les pieds et les jambes dans un ruisseau provenant de la fonte des neiges. Ces Bains sont de 40 à
45 minutes de durée. Elle y prend plaisir. La peau, de
pâle qu'elle était auparavant, y devient d'un rouge-incar-
nat, et toutes les veines, qui ne paraissaient point pendant l'état de veille sur la surface de la peau, s'y
dessinent parfaitement.

Les 20 et 21, Estelle continue l'histoire de sa maladie :
et je l'écris sous sa dictée. Elle le fait avec un ordre et
une méthode si extraordinaires, que moi-même je ne me
chargerai pas de le faire aussi bien, de première jetée.

Les 22, 23, 24 et 25 mars, notre petite malade éprouve
des terreurs paniques, et une grande irritation morale.
Il lui prend plusieurs fois l'envie de mordre, qu'elle
cherche à assouvir sur le premier venu, et sur moi particulièrement. Dans cette excessive exaltation du physique
et du moral, elle nous offre plusieurs fois les phénomènes de l'IMITATION et de l'ECHO. (*Voyez les Notes N.° 9*).
Tout cela cependant n'avait été provoqué que par l'aspect
d'un *schall rouge-ponceau* qui s'était présenté inopinément
à sa vue, et dont la première impression fut aggravée
bientôt par le peu d'attention que l'on mit à éviter *le
cri que fait, sous le couteau, du pain dur et rassis* quand
on le coupe.

Le 25 mars au soir, Estelle nous parle de sa *Boule*
(*Voyez les Notes N.° 10*) et nous annonce qu'elle grossit
assez rapidement depuis quelques jours : et que, quand elle

éclatera, elle aura tout-à-coup une grande amélioration, qui s'accroîtra graduellement; mais, que ce n'est qu'à cette époque qu'elle pourra commencer à faire quelques pas hors de crise, seule et sans aide.

Le premier avril, Estelle s'amuse beaucoup à donner des *poissons d'avril* à tous les habitués de la maison. Le 3 je fais une nouvelle absence. Notre jeune malade en profite pour *abuser* un peu de l'Elixir de Garus qu'on lui donnait toutefois fortement étendu d'eau, et à petites doses; mais cette liqueur ne lui met pas moins *le ventre tout en feu* (*) ce qui donna lieu à des crises de transports, d'impatience et d'emportement, et à des douleurs excessives dans l'*appareil musculaire* des extrémités inférieures. Un manteau rouge aperçu alors par hasard, lui cause une irritation indicible, et rien ne la calme que la boîte à musique (**), le silence, l'obscurité et le sang-froid de ses alentours.

Le 14 avril j'arrivai d'Anneci. *La boule éclata*, et notre chère petite malade MARCHA, pour la première fois, hors de crise et de somnambulisme. Les dix ou douze pas seulement qu'elle fit alors, eurent lieu avec beaucoup de peine; sa démarche était chancelante; et Estelle prit mal au bout du trajet : il fallut la faire reposer sur un siége et la transporter au lit... Mais ELLE AVAIT MARCHÉ !! *se trouvant en parfait état de veille.* C'en était assez pour ranimer l'espoir de son excellente mère, et lui faire de

---

(*) Ce sont les propres expressions de la malade. Elle avait bu en peu de jours deux litres de cette liqueur.

(**) La Boîte à musique qui me servait à mes expériences, renfermait deux airs. Le *Ranz-des-Vaches* et une *Tyrolienne.*

plus en plus prendre la résolution de pousser cette cure merveilleuse jusqu'au bout....

Du 15 au 30 avril, Estelle n'a plus besoin, en crise, d'avoir autant d'or pour marcher... Elle fait une course à Chambéri, sans avoir sur elle toutes ses pièces d'or, et néanmoins elle se tient droite et assise sans gêne dans la voiture (*). Elle en sort, oublie de demander les pièces à sa mère qui les avait mises dans sa poche. Elle marche même fort long-temps sans les reclamer ; mais sa mère observait que sa démarche était plus lente et qu'Estelle venait de temps en temps lui demander la main : alors, elle allait plus vite, sa démarche était plus franche et plus dégagée ; et si Mad. L*** furtivement quittait les pièces d'or, en me les remettant à moi, ou à quelqu'un de la société, aussitôt Estelle faiblissait, elle s'impatientait de ne pouvoir aller plus vite ; elle se plaignait de fatigue et s'affaissait, pour ainsi dire, sur elle-même.

Pendant ces quinze jours cependant, malgré l'amélioration notable qui était survenue et qui allait tous les jours en croissant, Estelle présenta plusieurs hallucinations. Un jour, pour avoir imité le miaulement du chat, elle me prit pour un animal de cette espèce ; une autre fois pour un mouton et pour un coq d'inde, pour avoir contrefait le cri de ces animaux, etc., etc.

Le 22 avril Estelle fut prise pendant quarante-cinq minutes d'un rire convulsif auquel le sentiment du

---

(*) Estelle mettait toujours une pièce de 40 francs dans chacun de ses bas, en se levant, elle les avait mises ce jour-là comme de coutume : les autres pièces étaient à sa disposition, mais elle ne les prenait que quand elle en sentait la nécessité.

cœur, la volonté et l'intelligence se trouvaient complètement étrangers. Le 27, elle prend son premier bain de piscine. La masse d'eau était à 21 degrés R. Estelle s'y trouve délicieusement jusqu'au dessus du genou, mais elle est trop froide pour s'y plonger davantage, et ce ne fut que quand la lame supérieure (de l'épaisseur d'un pied environ) eût été élevée de 25 à 28 degrés R., que la malade s'y plongea jusqu'à la ceinture ; le fond du bassin restant toujours de 21 à 22 degrés. Mais comme la température de la masse d'eau contenue dans ce bassin se trouvait inégale, Estelle recherchait continuellement le point le plus froid de la couche inférieure, et l'endroit le plus chaud de la lame supérieure ; soit celui qui se rapprochait davantage de la chaleur de 28 degrés.

En se promenant ainsi dans le bassin ; en tâtonnant et étudiant, pour ainsi dire, *ce qui lui convenait le mieux*, elle arrive au milieu de la piscine ayant de l'eau jusqu'au-dessus du nombril. Alors elle est tout-à-coup prise de catalepsie et demeure plantée comme une statue au beau milieu du bassin. Mad. sa mère s'en inquiète ; la baigneuse était absente ; et si l'enfant fût tombé, nous n'avions rien de mieux à faire que de nous jeter à l'eau. Cependant, Estelle ne perdant point son équilibre, je rassurai Mad. L***... J'appelle sa fille ; mais, point de réponse... pas moyen de contact non plus pour se mettre en rapport... Que faire donc ? J'étais bien persuadé que *l'instinct* qui avait conduit la malade dans le point de la masse d'eau qui lui convenait le mieux, lui suggérerait le moyen d'en sortir... mais, qui peut calmer facilement les inquiétudes d'une mère !!! et d'une mère telle que Mad. L***!!... pour un enfant qui déjà lui avait coûté tant de sacrifices et que nous avions amené presque jusqu'au port. Voici ce qui arriva.

Estelle se trouvait au centre d'un bassin rempli de trois pieds d'eau, ayant 48 pieds de longueur, sur 22 de large, et qui n'était abordable que par deux rampes, à ses extrémités. Elle regardait le mur opposé à celui près duquel nous nous étions assis, Mad. sa mère et moi. Je l'appelai plusieurs fois, mais je n'eus pas de réponse. Je fis le tour du bassin : je l'appelai de nouveau : mais ma voix se perdit encore sous la voute de cette grande pièce d'eau, et je n'eus pas un meilleur résultat. Je dirigeai mes mains du côté de cette *statue immobile* : je lui fis de loin quelques passes magnétiques, mais elle resta immobile encore. Estelle ne chancelant point, je rassurai de nouveau Mad. L***, et je vins m'asseoir une seconde fois auprès d'elle sur les premiers degrés de la rampe; celle par laquelle sa fille était descendue... bien déterminés, tous deux, à attendre ce qui adviendrait, sans trop nous en inquiéter; mais nous tenant prêts à tout évènement. Dans cette position, tout-à-coup je pensai combien l'eau était un bon conducteur de la voix sur les bord d'un lac ou d'un étang; et, en faisant l'application de ce principe au magnétisme animal, je m'avisai de plonger l'*indicateur* de l'une de mes mains dans la piscine en prononçant le nom d'ESTELLE : Aussitôt la *statue* de PYGMALION s'anime; elle fait une pirouette sur elle-même, en se retournant de notre côté; et, bien qu'elle fût en crise, elle vint droit à moi.

Dès ce moment Mlle L*** a pris ses Bains à la piscine à peu près tous les jours, et y passait d'une à deux heures de temps, s'essayant à nager avec les boules de *sauvetage* et la baigneuse. Elle se promenait toute la journée en somnambulisme et le soir seulement, elle tentait de faire quelques pas hors de crise (*).

Le 7 mai nous partîmes pour les montagnes des Bauges où m'appelaient des affaires pendant une quinzaine de jours. J'y conduisis Estelle et Madame sa mère. Ce voyage, qui fut de neuf heures de trajet, fut fait partie en voiture, et partie à pieds. La malade le supporta avec la même facilité que les autres. En passant dans un village, elle avait la face rouge et animée. L'aspect d'une fontaine la détermine à faire arrêter la voiture. Elle descend et court à la fontaine : elle s'y fait à elle-même, pendant un bon quart d'heure, des effusions d'eau froide sur toute la tête; s'en lave et s'en rafraîchit le visage ; en boit avec de la bière, remonte en voiture et achève fort allégrement le voyage : elle prend intérêt à tout ce qu'elle voit, fesant la comparaison des beaux sites du Bassin de Chambéri et de la vallée de l'Isère qu'elle parcourt, avec ceux de la Suisse qu'elle connaît : chantant, causant, récitant soit des vers , soit des historiettes amusantes que lui rappellent les souvenirs de l'enfance ou ses études élémentaires, etc. , etc. , etc.

Dans la montagne, Estelle ne songe plus qu'à cueillir des fleurs, et à courir toute *la journée*, en crise ; c'est-à-dire depuis dix à onze heures du matin, jusqu'à neuf

---

(*) Le premier mai la BOULE éclata pour la deuxième fois ; et dès ce moment, ainsi *qu'Estelle l'avait prédit*, elle marcha plus aisément *en crise* ; et tous les soirs elle s'exerçait à le faire *hors de crise*, avec une amélioration graduelle journalière extrêmement remarquable, tant pour les forces loco-motrices que pour les forces générales de toute l'économie.

ou dix heures du soir. Pendant cet interralle, quelques circonstances accidentelles sont venues la contrarier et apporter du retard, peut-être, à sa guérison. Je signalerai ici la perte de sa pièce de cent francs, qui était un véritable talisman pour Estelle, et sans lequel elle ne pouvait plus faire un pas depuis cinq mois. Elle fut bientôt remplacée, comme on le pense; mais la malade fut singulièrement affectée de cette perte: parce que, pénétrée de reconnaissance pour sa mère dont elle sentait et appréciait tous les sacrifices faits à son occasion, elle *ne voulait pas* la chagriner par une aussi mauvaise nouvelle; mais l'endroit perdu, où nous nous trouvions, ne me permettait pas de lui en substituer immédiatement une autre, et toute ma maison était déjà confidente de cet accident, que je l'ignorais encore; parce qu'Estelle avait voulu commander en cachette, et diriger elle-même pour retrouver sa pièce, les premières recherches qui demeurèrent toutes infructueuses... Enfin m'apercevant chez Estelle de quelque chose extraordinaire, je voulus absolument en savoir le motif, car j'en craignais des suites fâcheuses. Dès que j'en connus la cause, cette pièce fut remplacée par une autre semblable, et tout reprit bientôt sa marche ordinaire.

Estelle fut aussi très-souvent *cataleptisée* par les chats de la maison, qui, dans leurs ébats gastronomiques ou autres, venaient accidentellement lui passer entre les jambes à table; ou friser ses pieds, quand elle était assise ou se promenait dans l'appartement. Elle éprouva différentes fois aussi des *crises à courir*; c'est-à-dire, que tout-à-coup, il lui prenait un *besoin irrésistible* de courir, lequel durait cinq, dix ou quinze minutes. Un jour ayant vu une jeune enfant de son âge atteinte de la danse de S.t Guy, et faisant mille gesticulations diverses, Estelle, qui pour lors se trouvait en crise, fut frappée de cet état nerveux qu'elle n'avait jamais vu. Je voulais que Mad. sa mère l'engageât à sortir de l'appartement, mais Estelle voulut absolument demeurer, paraissant prendre à cette jeune malade l'intérêt le plus vif, et prêtant à ma visite et à ma consultation l'attention la plus grande... mais voilà que, tout-à-coup, notre malade se trouve *atteinte de danse de S.t Guy* et répétant tous les mouvemens spasmodiques de sa compagne d'infortune... Estelle en fut bientôt débarrassée par un pédiluve à l'eau froide, la dissipation et la promenade.

Au total, le séjour que nous fîmes dans les Bauges améliora beaucoup la santé générale de Mlle L***, et le 26 mai, nous partîmes pour Anneci, où ces Dames avaient une parente dont elles désiraient faire la connaissance : mais, sans voiture, et ayant à parcourir six lieues, dont les deux tiers étaient des chemins de chèvre, plutôt que des routes, nous nous voyions forcés d'employer le seul moyen de transport qui se trouvât à notre disposition ; je veux dire, le dos de mulet ou le cheval. L'établissement d'Estelle, pour un semblable transport n'était pas sans inconvénient. La crise pouvait cesser, et dans ce moment notre malade tomber à terre, malgré toutes les précautions prises et les ordres donnés au conducteur ; car, hors de crise, Estelle était toujours *déhanchée*, ainsi que d'une extrême faiblesse, et rien ne pouvait nous garantir que la crise ne cesserait pas, et même plusieurs fois, pendant un aussi long voyage. Cependant, les choses allaient si bien en laissant Estelle obéir aux seules inspirations de cette force plus puissante que la médecine et ses ministres... de cette force que la Providence a donnée à l'être animé pour veiller sa conservation... de l'INSTINCT enfin, que je ne doutai point qu'elle ne sût se tirer elle-même d'embarras en chemin, si le besoin advenait ; après avoir pris d'ailleurs les précautions les plus convenables pour arriver heureusement au port. Quant à Estelle, elle nous paraissait sans inquiétude du voyage, et en parfaite sécurité : on en avait parlé, mais elle ne s'en occupait nullement. Il fut donc arrêté entre Mad. L*** et moi, qu'elle prendrait une monture pour elle seule ; que sa fille monterait en croupe derrière moi (*) sur un cheval bon et sûr : et que nous cheminerions au pas ; nous tenant en garde contre tout ce qui pourrait arriver accidentellement ; pouvant, au besoin, attacher Estelle à moi par une large ceinture qui m'avertirait de tous ses mouvemens.

Tout cela combiné, Estelle *en crise* fut placée derrière moi, assise sur mon manteau, et on lui donna deux petits étriers. Je mis mon mouchoir à moucher en ceinture, Estelle n'ayant jamais voulu qu'on la liât, avec quoi que ce fût. Elle se tenait par fois d'une main, par fois des deux, à mon mouchoir : et les choses allèrent si bien, que, partis de la maison au *pas* je fus bientôt obligé, pour satisfaire l'impatience d'Estelle, d'aller au *trop*, puis au *galop*, quand nous trouvions quelques toises de plaine ; et tout cela, sans qu'elle ait perdu un seul instant de son aplomb. Elle descendit plusieurs fois de cheval pour ramasser des fleurs, et y remonta sans éprouver la plus légère crainte. Enfin, Estelle agit dans ce long voyage de six lieues, fait tout d'un trait, comme le plus parfait cavalier, et comme si elle en eût fait le métier toute sa vie : au point

______

(*) C'était pour la première fois qu'elle montait ainsi à cheval.

que nous arrivâmes à Anneci sans fatigue ; et qui plus est, sans savoir, à son réveil, comment elle se trouvait ainsi transportée dans un gîte nouveau, qui lui était parfaitement inconnu ; ayant perdu le souvenir le plus complet des adieux faits en Bauges et de tout ce qu'elle avait vu et fait en route : car tout ce qui s'était passé dès l'instant où elle s'était mise au lit la veille, avait échappé à sa mémoire.

Le peu de jours que nous avons passés à Anneci lui procurèrent beaucoup de jouissances. C'était l'époque des solemnités de la Fête-Dieu ; Mlle Estelle parut y prendre beaucoup d'intérêt : le temps était magnifique, et nous fîmes plusieurs courses en voiture sur les rives de son beau lac... Le seul regret qu'elle manifestât était celui de penser qu'elle oublierait presque tout ce qu'elle voyait, entendait et apprenait pendant son état de somnambulisme... *Car*, disait-elle, *si cela continue quelque temps encore, comment pourrai-je finir mon éducation ? et toutes les compagnes de mon enfance en sauront plus que moi !...* Cette idée mortifiait son petit amour-propre et lui donnait bien du souci, bien du chagrin.. En effet, pendant les vingt-un jours écoulés depuis que nous avions quitté Aix, jusqu'au moment où nous y retournâmes d'Anneci, Estelle nous a prouvé, par tous ses actes de *non-crise*, qu'elle ne conservait pas le moindre souvenir de tout ce qui s'était passé chez elle et autour d'elle pendant qu'elle avait été dans l'état de *crise*.

De retour à Aix le 26 mai, Mlle L*** a repris son traitement ; et, tous les jours, des Bains de piscine d'une à trois heures de durée. D'abord elle eut besoin de nos *boules de sauvetage* pour se tenir sur l'eau, et nager avec sécurité. Bientôt elle s'en débarrassa et devint (en crise toujours) l'un de nos plus habiles nageurs, se plaisant à donner des leçons aux jeunes personnes avec qui elle se trouvait quelquefois au Bain. Estelle plongeait, nageait à plat, faisait la planche et tous les autres jeux de force de ce genre d'exercice. Il faut observer toutefois que, quand elle voulait plonger, elle s'y préparait en se fermant les yeux par une de ces formules magnétiques de son invention. (*Voyez les Notes* N.° 11) Vu que durant son somnambulisme ses yeux étaient ouverts, ne clignotaient que rarement pour humecter l'œil, et jamais elle ne les fermait tout-à-fait ; l'instinct d'Estelle y avait donc suppléé, redoutant donc le contact de l'eau sur le globe de l'œil ; mais, par une nouvelle formule qui agissait en sens inverse, elle les ouvrait de nouveau après le *plongeon*, pour pouvoir continuer son Bain avec les autres.

Dès cette époque au 3o juin, que M.lle L*** a rejoint ses pénates, *la fusion des deux états* de *crise* et de *non-crise*, s'est opérée insensiblement tous les jours davantage. Les phénomènes électro-galvaniques, qu'Estelle nous avait montrés dans un si grand développement, diminuèrent peu à peu de force et d'intensité, et disparurent presque tous, les uns après les autres. C'est ainsi que le 29 mai, Estelle put supporter déjà, sans en souffrir, des rubans de soie noire placés à sa chaussure, et noués sur ses bas de coton. C'est ainsi que du 10 au 21 juin ses crises cessèrent plusieurs fois pendant son Bain de piscine, et qu'elle était forcée de se remettre en crise, pour ne pas *craindre* de se noyer, ou pour nager plus facilement ; que, dès le 19 juin, la soie, qui *la brûlait encore* lorsqu'elle était en contact immédiat avec la peau, ne la raidissait plus comme auparavant ; et que le 21 du même mois, Estelle prit son Bain de natation tout entier sans crise.

Néanmoins durant les six semaines de son dernier séjour à Aix, Mlle L*** a offert de temps à autre des phénomènes d'exacerbation assez violens. Le 17 juin elle éprouva un nouvel accès de *fureur*, causé comme les précédens, par une contrariété domestique qui blessa vivement son amour-propre, et fatigua au dernier point son extrême susceptibilité. A la même époque se trouvait à Aix une autre cataleptique que m'avait adressée M. le professeur Barron, D^r en médecine, Recteur de l'Académie de Grenoble. Cette malade s'entendait très-bien avec Estelle, qui aurait voulu rester toute la journée avec elle, et qui était tourmentée de l'envie de la magnétiser, pour calmer ses angoisses et ses crises; mais nous tenions bride raide à Estelle : car l'influence de l'une sur l'autre, qu'elle *fût positive ou négative* du côté d'Estelle, aurait fini par la fatiguer, à cause de l'action vitale qu'elle y apportait, et du zèle plein d'intérêt qu'elle y mettait (*Voyez Note* N.° 12).

Résumé sommaire des phénomènes observés pendant cette deuxième époque.

1° *Phénomènes physiologiques généraux.* Estelle peut se mettre elle-même en somnambulisme. Elle peut l'approfondir à volonté, et en sortir de même. — Phénomène manifeste d'attraction magnétique et de répulsion. — Transposition de l'ouïe sur diverses régions du corps et notamment au poignet, au coude et à l'épigastre pendant la crise active : et à l'épigastre toujours, pendant la syncope ou l'extase. — Régime alimentaire entièrement différent dans l'état de *crise* et dans celui de *veille* ; mais l'un ne nuit pas à l'autre, quoique le passage de l'un de ces états à l'autre soit instantané et très-raproché du repas qui vient d'être fait. — Altération momentanée (et seulement accidentelle) des fonctions de l'intelligence. — Hallucinations, rage et fureur. — Besoin irrésistible de courir. — D'autres fois développement extraordinaire des fonctions intellectuelles. — Description curieuse de sa maladie, en la prenant *ab ovo*. — Phénomènes d'*imitation* et d'*écho* : quatre états ou phases de la maladie, bien caractérisés et distincts l'un de l'autre, savoir : L'état de *somnambulisme actif* (ou crise active sans souffrir), l'état de *somnambulisme mort* (léthargie ou syncope), l'état de *crise tétano-spasmodique* avec souffrance, l'état de *crise cataleptique* sans souffrance, (ou catalepsie). — Sensation d'une boule qui, *éclatant* dans l'hypogastre, amène chaque fois une notable amélioration. — Fatigue singulière quand elle entend le cri du pain sous le couteau. — Rire convulsif. — Danse de S.t Guy par imitation. — Dextérité à la natation, et sur le cheval, pendant qu'elle est en crise. — La musique, le silence, l'obscurité et l'abandon à elle-même la calment dans ses plus forts emportemens. Ce qui nous rappelle l'effet de la harpe de David sur le roi Saül et l'histoire du tarentisme. — En crise, Estelle n'avait jamais peur : toutes ses terreurs paniques s'évanouissaient lorsqu'elle était dans cet état.

2.° *Phénomènes physiologiques particuliers remarquables.* **Électricité.** La soie, un chat, de la pelleterie, un chien canard ou à longs poils, la brûlent, l'enraidissent, et la mettent en crise. Cette disposition disparaît à mesure que la guérison avance. — Le verre la brûle, la porcelaine lui semble chaude seulement, mais ne la brûle pas : les tasses et les bols de terre de pipe et autres poteries d'une pâte réfractaire, lui paraissent froids. — Tous les corps cristalisés la fatiguent; mais une cristalisation confuse le fait très-peu, tandisqu'une cristalisation *parfaite* le fait au plus haut point. C'est pourquoi, un cristal de roche la brûle et lui paraît d'un *poids énorme*, tandisque de la silice broyée lui paraît *pesante* sans la *brûler*. — La craie ne lui fait aucun mal, mais du carbonate de chaux cristallisé l'inquiète, sans la fatiguer autant que des cristaux siliceux. — Les couleurs rouge et violette la fatiguent par leur seule présence.

GALVANISME. L'or pur est pour Estelle un véritable levier, *avec lequel elle pourrait soulever le monde.* — *Un quintal d'or*, me disait-elle un jour, *me donnerait assez de force, je crois, pour soulever l'Eglise d'*AIX. *Ce petit cristal*, qui pesait à peine deux gros, *me paraît plus pesant*, ajoutait-elle, *que tout l'or dont je suis couverte* (*). — La juxta-position de deux métaux ou leur soudure ensemble, suffisent pour produire chez Estelle des phénomènes électro-galvaniques très-sensibles. — C'est pourquoi elle refuse, en crise, des cuillers à café de vermeil, qu'elle avait trouvées fort jolies dans son état de veille. C'est à cette classe de phénomènes, sans doute aussi, qu'il faut rapporter l'effet produit sur la malade par une montre qui s'arrête, une montre qui marche bien, ou une montre qui marche mal.

MAGNÉTISME ANIMAL. Bien qu'elle n'ait plus besoin de magnétisme étranger pour entrer en crise, Estelle n'y est

---

(*) Elle m'en montrait un de la longueur du doigt index, lorsqu'elle me rendait compte de ces sensations : et elle avait ordinairement pour cinq à six cents francs d'or sur elle.

pas

pas moins restée fort impressionnable ; et, une espèce de fascination l'y porte comme malgré elle, chaque fois que l'occasion s'en présente.

3.° *Marche générale de la maladie.* L'état d'exaltation ou d'apogée du mal subsiste jusque vers le milieu d'avril : à cette époque il survient un déclin manifeste, et l'on lui est moins nécessaire. Dès ce moment, l'état de crise tend continuellement à se fondre dans l'état de veille : de sorte que, les diverses phases de l'état de crise se rapprochant chacune pour leur part de l'état normal, tout tend à ramener la malade à ses anciennes habitudes de santé, à mesure que cette fusion s'opère.

Troisième Époque du traitement magnétique.

Cette époque comprend les phénomènes observés depuis son départ d'AIX-EN-SAVOIE, le 30 juin 1837, jusqu'à la fin d'avril 1838, époque où la malade faisait ses préparatifs de retour à Aix, pour y compléter sa cure.

Cet intervalle de dix mois a été pour notre intéressante malade une époque de *fusion* à peu près complète de *l'état de crise*, dans *l'état de veille*. Je veux dire, que *l'état de veille avec paralysie des extrémités inférieures*, s'est de proche en proche et *graduellement* confondu avec *l'état d'exaltation crisiaque* : de manière que l'un cédant à l'autre ce qu'il avait de sur-excitation, et cette cession se faisant peu à peu, Estelle s'est vu graduellement arriver *à peu près à son état normal primitif*, en conservant

toutefois quelques reliquats de sa longue maladie.....
Je ne serai pas très-prolixe dans ce chapitre, car je n'ai
plus rien vu par moi-même dès le 3o juin 183̱. L'état
sommaire que je vais rapporter de l'histoire de notre
petite malade sera donc, tout entier, extrait de ma correspondance avec sa respectable famille. Je me permet-
trai même de répéter textuellement quelques phrases de
cette correspondance, afin d'exprimer d'une manière
plus précise les sensations éprouvées par la malade ou
ses alentours, par suite des phénomènes nouveaux survenus pendant ce laps de temps : comme encore pour
donner une garantie de plus à mes assertions.

Ces phénomènes *électriques*, *galvaniques* et *magnétiques* ne
seront point ici signalés sans intérêt, au milieu des discussions
qui ont surgi récemment sur le MAGNÉTISME ANIMAL, sur
le SOMNAMBULISME spontané ou artificiel, et sur la TRANS-
POSITION des sens, au centre de l'ARÉOPAGE-MÉDICAL de
Paris (*) et du monde savant ; discussions pour lesquelles
cette histoire semble être venue tout à propos, pour
rapprocher les extrêmes dissidens et faire qu'ils puissent
mieux s'entendre, en mieux se comprenant... Car ce ne
sera que quand on se comprendra bien, qu'on pourra
s'entendre, et qu'il sera permis d'espérer de voir la
science marcher d'un pas certain vers la VÉRITÉ ; principe
immuable, que nous recherchons tous, comme l'ancre de
salut ; et vers lequel aussi j'aspire constamment moi-même.

Estelle quitta donc Aix avec Madame sa mère, le 3o
juin 183̱. Elle fit un fort heureux voyage quoique à

(*) L'ACADÉMIE ROYALE DE MÉDECINE.

petites journées, et arriva à Neufchâtel le 2 juillet ; en comblant de joie toute sa famille, qui s'attendait certainement à un mieux, mais qui était bien loin de penser qu'Estelle offrît une amélioration aussi extraordinaire. Mlle sa Tante dut l'être davantage encore que tout autre, elle qui avait laissé, en décembre, Mlle sa niéce *cul de jatte complet...* et qui regrettait la prolongation de séjour qu'Estelle y faisait, étant bien persuadée que tous nos efforts seraient inutiles ; car, l'idée d'une altération profonde dans le parenchyme de la moelle épinière avait prévalu dans toute sa famille, comme dans sa croyance personnelle ; ce qui lui avait fait croire, qu'un séjour plus prolongé à Aix-en-Savoie était *au moins à pure perte.....* et que s'il avait été accordé à la tendresse de la meilleure des méres, ce n'avait été que pour ne pas la désespérer... croyant toujours que cette bonne mére s'aveuglait sur des espérances fallacieuses données *par moi ;* bien qu'à la vérité, je ne lui eusse laissé entrevoir la guérison d'Estelle que comme une chose possible, avec toutefois quelques chances de probabilité. (*Voyez Notes* N.° 13).

Le 4 juillet, il y a cessation entière du *somnambulisme spontané ;* mais Estelle conserve la faculté de se mettre elle-même en crise *à volonté.* Cependant il lui survient une toux qui semblait d'abord grasse et catharrhale ; et qui disparut dans un bain froid pris au lac de Neufchâtel, le 11 du même mois (*).

Estelle était cependant toujours un peu chancelante dans

(*) La température de ce lac est ordinairement, à cette époque, de 17 à 18 degrés R. comme celle de tous les grands lacs des Alpes et de la Suisse.

2

sa démarche. Elle jouait aux jeux de son âge, et s'amusait une partie de la journée avec ses petites cousines, paraissant prendre encore fort peu de goût à l'étude. Tous les soirs néanmoins, elle se mettait en crise pour égayer sa mère par ses sauts et ses gambades, et elle se faisait un plaisir de lui prouver ainsi, qu'elle ne perdait rien à *laisser dormir* ses forces pendant la veille. Pour rien au monde notre petite espiègle n'aurait voulu, vis-à-vis le reste de sa famille, paraître jouir de forces musculaires plus considérables dans un instant que dans l'autre. Elle sentait qu'elle était épiée et qu'on ne la croyait pas tout-à-fait sur ses assertions. Son esprit était préoccupé de cette idée. Cela la taquinait... Elle voulait rendre la monnaie de la pièce; et l'on verra plus bas, que dans une circonstance inverse, elle se mettait en crise toute la journée, pour ne pas paraître avoir perdu de ses forces, quoique cette perte eût une cause bien légitime alors. Mais Estelle était vexée de la défiance qu'elle croyait voir peser sur tous ses actes de locomotion... et elle a soutenu la gageure jusqu'au bout, sans jamais se démentir un instant. Ce n'était donc que pour son excellente mère qu'elle réservait tous ses ébats somnambuliques.

Le 21 juillet, notre chère malade fit une chute sur le dos, dans le genre de celle du 27 novembre 1834; qui avait été regardée comme la première cause de sa paraplégie, et c'était *avec la même petite amie ! !*... Ces circonstances firent une impression morale pénible sur Estelle; mais deux jours après, le mal ayant presqu'entièrement disparu, il n'en survint aucun résultat fâcheux, et l'impression morale s'évanouit bientôt. Néanmoins, toujours la plus légère pression faite sur le dos déterminait des crises de catalepsie, qui étaient de courte durée il est vrai; mais alors, sa jeune cousine (Mᵉ Marie B***) se trouvait la seule personne qui pût l'approcher, se mettre en rapport et causer avec elle, pendant son somnambulisme.

La vue d'un étoffe rouge produisait chez Estelle les mêmes accidens nerveux qu'une pression quelconque le long du dos. Estelle répugnait toujours à ce qui était viande ou bouillon. Les fruits de la saison, des œufs, du lait, de la salade et du pain étaient encore alors la base de tout son système alimentaire.

Le 26 juillet, on monta à la montagne de la Tourne, située sur un des plateaux élevés du Jura, qui domine le Bassin de Neufchâtel. Cueillir des fleurs, cueillir et manger des fraises, des framboises, des mirtilles, et boire du lait froid et de la crême; se promener presque d'une aube à l'autre, courir à pieds, ou à cheval sur une ânesse etc., furent la nourriture et l'occupation journalière d'Estelle et de ses jeunes compagnes; et dès le 29 du même mois de juillet, elle ne se mit plus en crise, comme elle en avait pris l'habitude tous les soirs *pour égayer sa mère*; mais elle recourait à ce moyen d'*exercer ses forces sans fatigue*, toutes les fois que, trop lasse au milieu de ses courses de montagne pour retourner sans efforts au logis, elle en sentait momentanément le besoin.

Tout le mois d'août se passa ainsi en *Alpage* à la montagne (*). Estelle s'y levait d'ordinaire entre neuf

---

(*) *Alpage.* On appelle ainsi en Suisse le temps que le bétail passe à la montagne pour y vivre en liberté et au grand air, dans ces immenses prairies qui couronnent les plateaux de la granet dix heures du matin. Elle s'y est aguerrie contre son ancienne frayeur des vaches et des taureaux, et cela d'une manière qui a étonné toute sa famille; car elle était, à cet égard, d'une poltronnerie sans égale, et elle a beaucoup gagné, pour le physique, par suite de la gymnastique Alpestre, à laquelle elle se livrait en toute liberté.

Le temps, qui avait été jusques-là généralement beau, se gâta : et les 3, 5, 8, 9, 11, 13, 14 et 15 août, il devint fort orageux, ce qui fatigua singulièrement Estelle. Les jours intercallaires, qui furent assez beaux et sereins, la remettaient aussitôt dans son assiette ordinaire : mais, pendant l'orage, son état de crise, se renouvelant à chaque décharge de l'électricité des nuages, offrit des particularités assez remarquables, pour que je doive les citer ici. Je choisirai les journées orageuses des 13, 14 et 15 août, comme résumant, à peu près, tous les phénomènes électriques qui se sont montrés à la Tovaxx, chez Mlle L***, pendant cette première moitié du mois; et je ferai parler encore ici Madame sa mère, qui m'en fit part sous la date du 18 août, peu de jours après l'événement.

« Dès que le temps se mettait à l'orage (me disait-elle),
» aussitôt ma fille tombait en catalepsie. Ses crises étaient
» de vingt à trente minutes, et cessaient, dès que l'o-
» rage avait éclaté. Parfois nous nous sommes trouvées au

---

de chaîne des Alpes : c'est un temps de fêtes et de plaisirs : et beaucoup de familles vont habiter alors ces hautes régions pour leur santé et leurs affaires.

» milieu des nuages porteurs de la foudre. Des brouillards
» épais et noirâtres s'entrouvraient par intervalle et nous
» voyons sillonner les éclairs au-dessus de nos têtes et
» sous nos pieds... Au moment où l'orage était dans toute
» sa force, et où tout semblait tourbillonner et se fra-
» casser autour de nous,... Estelle, en crise, regarde
» fixement les éclairs; des mouvemens d'effroi lui écha-
» pent; elle a des mouvemens convulsifs dans les mains
» et dans les bras; elle se jette à terre, arrache l'herbe
» en s'y cramponnant, pousse des cris douloureux, se
» fait sur elle-même des passes magnétiques comme pour
» enlever un poids qui l'oppresse. Elle ne peut, ni ne
» veut *se mettre en rapport* avec moi (c'est toujours Mad.
» L*** qui parle). Ses yeux sont fixes et et immobiles
» comme dans l'*extase,* et, cependant, tous ses membres
» sont souples : ils peuvent se mouvoir l'un sur l'autre,
» et dans tous les sens. Trois quarts d'heure après
» l'orage cesse, et notre malade sort de cet état violent,
» sans en garder le moindre souvenir, et sans en con-
» server autre chose qu'une fatigue et une courbature
» générale..... »

Pendant ces crises, provoquées par l'orage du 15, Mlle L*** a offert les particularités suivantes. Les crises n'étaient plus des attaques de catalepsie ordinaire, mais bien un état nerveux qui n'en parait qu'une modification. En effet, tous les membres restent souples; ses yeux sont ouverts et fixes : elle n'entend rien; elle ne parait pas voir ce qui se passe autour d'elle. Cependant, si l'on veut s'en approcher, elle repousse la personne : si l'on insiste, elle semble en souffrir davantage : car sa figure alors prend l'expression de la dou-

leur. Des compresses d'eau froide placées sur la tête
semblent la soulager : elle s'en couvre elle-même le
sinciput; et, dès que la grêle est tombée, elle en demande, en mange avec avidité et en remplit un linge
qu'elle se pose sur la tête : aussitôt elle reprend sa gaîté,
et sort de crise immédiatement; malgré que l'orage soit
dans toute sa force; et elle n'en a plus de la journée.

Le 20 août, point de crise; mais sur le soir, et tout
à fait à nuit close, Mlle Estelle offre à sa mère un
nouveau phénomène fort remarquable dans l'histoire du
somnambulisme...

« Tout à coup Estelle m'appelle, (c'est encore ici
» la copie textuelle de ce que m'écrit Mad. L*** au
» sujet de ce phénomène)... *Maman*, me dit-elle, *c'est*
» *bien singulier !... je ne suis pas en crise, et cependant je*
» *te vois, ayant les yeux fermés... je vois distinctement*
» *tout ce qui m'entoure... je ne pourrais pas lire, par*
» *exemple; mais... je vois... les yeux fermés... sans être*
» *en crise; c'est bien sûr !!!* Pour m'en assurer, (con-
» tinue Mad. L***) et pour bien reconnaître la vérité d'un
» fait auquel je ne croyais pas moi-même, je condui-
» sis ma fille dans le point le plus obscur de l'apparte-
» ment : là j'ouvre un livre au hazard, et Estelle compte
» sans hésiter le nombre de lignes qui se trouvaient dans
» un espace donné. Je réitère l'expérience plusieurs
» fois, sans qu'Estelle ne se trompe jamais...

» Une heure après, elle vint se coucher et ce jour-là, elle
» se mit en crise pour m'égayer un peu, et comme pour
» me dédommager des angoisses dans lesquelles elle m'avait
» tenue plongée, dès le commencement du mois... oh! que
» vous nous manquiez alors, M. Despine !!!... Estelle me

repoussant

» repoussant toujours pendant son état de crise, je n'ai pu
» *me mettre en rapport* avec elle , pendant ce long drame ;
» et je ne puis vous donner aucun renseignement sur
» ce qui se passait dans ce petit être... si frêle... si
» délicat... une vraie sensitive... Nous avons donc été
» forcés de la laisser faire. A Aix, Monsieur, *quoiqu'il*
» *arrivât* j'étais sans inquiétude ; mais ici , il a fallu
» faire *contre mauvaise fortune, bon cœur...* Enfin, patien-
» ce ; voilà la saison des orages passée ; j'espère qu'il n'en
» surviendra plus, et qu'Estelle sera désormais tranquille ;
» du moins de ce côté là...

» Nous espérions, mon cher Monsieur , pouvoir vivre
» à la montagne dans un isolement parfait , et com-
» plètement ignorées... Mais, pas du tout : nous y sommes
» en vue malgré nous, et à la montagne plusieurs per-
» sonnes nous ont arrêtées à la promenade, pour nous
» demander : *Si cette petite Demoiselle n'était pas la som-*
» *nambule de M.* DESPINE *d'Aix*... On a raconté d'elle aussi
» mille et mille choses dont je n'ai nulle connaissance ,
» non plus que vous, Monsieur ; mais qui sont un résu-
» mé de tout ce que les somnambules passés, présens
» et à venir , ont dit, disent, diront et feront de plus
» extraordinaire dans la suite des siècles... Tout cela,
» comme vous le sentez bien, me fatigue au dernier
» degré...

» Le 31 août, nous sommes rentrées à Peseux. A LA
» TOUR, nous n'avions pas de chats : mais ici, ils abon-
» dent pour nous défendre contre le peuple ronge-maille.
» Cependant, ils sont dans la chambre d'Estelle ; ils vont
» et viennent librement : ils passent sous sa chaise sans
» qu'elle en souffre : seulement, elle refuse de les tou-

K

» cher. La sensibilité du dos a beaucoup diminué, et
» je la touche souvent sur cette région, sans qu'elle
» ait l'air de s'en apercevoir : mais la sensibilité du devant
» de la poitrine continue à être la même.

» Estelle boit soir et matin, et avec avidité une grande
» tasse de lait chaud, sortant du pis de l'animal. Elle
» refuse toujours la viande et le bouillon... et, comme
» elle est au mieux sous tous les autres rapports, nous
» la laissons faire. Depuis quelques jours cependant, elle
» a commencé à prendre goût au jambon, et en mange
» avec grand plaisir. C'est la seule viande dont elle ait
» usé dès le début de cette longue et cruelle maladie.

» Estelle a été heureuse, Monsieur, de trouver en
» arrivant ici (Peseux) plusieurs de vos lettres ; elle les
» lit et les relit. Cela l'anime; et tous les soirs, ici
» comme à la montagne, elle n'oublie jamais de vous
» souhaiter une bonne nuit, avant de s'endormir : et de
» vous envoyer un baiser d'adieu, parti du cœur, et
» dicté par la reconnaissance. »

Vers le milieu de septembre 1837, Mad. L*** m'écrivait ce qui suit :

« Nous avons été voir Mesdames De Meyron : nous
» avons été heureuses de pouvoir parler d'Aix et de tout
» ce que nous devons à ce séjour... Nous avons fait
» aussi une petite visite au D^r De Castella qui, *à la
» lettre*, ne pouvait se lasser de regarder Estelle, et
» d'admirer ses forces et sa bonne mine, qui ont aug-
» menté beaucoup cet été. Depuis quelques jours cepen-
» dant elle souffre des dents : M. De Castella lui a
» conseillé de retourner à Aix : mais son petit amour-
» propre de somnambule s'en est blessé, et elle a répon-

» du : *C'est bien sûr que j'y retournerai, à Aix, mais quand*
» *le moment en sera venu, je saurai bien le dire.*

» Depuis les maux de dents, il n'y a plus eu de crise.
» Estelle conserve cependant la faculté de se mettre en
» somnambulisme à volonté, mais il faut que je sois
» seule avec elle; car pour rien au monde, elle ne
» voudrait que nos alentours lui vissent plus de force
» dans certains momens que dans d'autres. »

A la fin du même mois, Mad. L*** m'écrivait encore :
« Nous pensions, Monsieur, aller passer l'arrière-
» automne à Aix, ainsi que nous en avions formé le projet
» à notre départ, en juin dernier... mais la santé d'Estelle,
» qui, dès-lors, n'a pas cessé de se fortifier journelle-
» ment, a fait penser à ceux qui m'entourent, qu'un séjour
» à Aix serait inutile à présent, et qu'il valait mieux
» attendre au Printemps, puisque la malade elle-même
» indiquait cette époque, comme la plus favorable pour
» elle. Si, par hazard, il survenait une altération nota-
» ble dans la santé de ma fille, je suis bien assurée que
» toute ma famille me presserait de la reconduire au plus
» vîte auprès de vous, Monsieur; comme étant le seul
» être au monde capable de la guérir, avec l'aide de
» Dieu. Les forces actuelles de *votre* malade viennent
» de plus en plus me le prouver : c'est vous dire, qu'elle
» a encore gagné depuis ma dernière lettre, quoique je
» ne lui en dise rien; car elle veut toujours que cela
» aille mal. Nous l'avons pesée au retour de la montagne,
» et nous avons trouvé qu'elle avait augmenté en poids
» de quatre livres Suisses de Neufchâtel (*), depuis son

(*) La livre Suisse de Neufchâtel égale dix-sept onces de marc.

2

» arrivée d'Aix. Cependant Estelle assure avoir beaucoup
» maigri. (*Voyez les Notes* N.° 14). Elle dort bien, et
» cela pendant dix heures de suite. Elle mange avec
» appétit, mais conserve toujours de la répugnance pour
» la viande. Elle est au grand air presque toute la jour-
» née, sans jamais se plaindre de fatigue. Elle a grandi,
» et pris dans sa marche quelque chose de fort. Les
» crises, ou plutôt les *crisettes* de catalepsie sont fort
» rares. Elle conserve toujours la faculté de se *mettre en*
» *crise* quand elle le veut ; elle y entre même spontané-
» ment, à peu près tous les jours. Mais la différence des
» forces de cet état, à celles de l'état de veille, est si
» peu sensible qu'à moins de lui voir monter un es-
» calier, je ne me doute pas, malgré ma longue expérien-
» ce, si elle est, ou n'est pas en crise. Chaque jour
» elle monte et descend plusieurs fois, hors de crise,
» de ma chambre au jardin, malgré les soixante et plus
» de marches dont se compose la montée. Ainsi, vous
» voyez, Monsieur, combien j'ai de raisons de penser
» à vous, et de bénir mon heureux séjour à Aix....
» surtout, de vouloir y aller compléter une guérison qui
» étonne et confond tous ceux qui ont connu les détails
» de cette longue et terrible maladie.... Car les faits
» parlent ici si clairement, que le peu d'incrédules qui
» restent encore sont bien vîte confondus. »

Lors de la proposition de M. le Dr Burdin de Paris
à l'Académie Royale de médecine, d'une prime de TROIS
MILLE fr. pour *la personne qui pourrait lire sans le secours*
des yeux, du toucher et de la lumière, en défi du somnambulisme, de la transposition *prétendue* des sens et des
magnétiseurs, je me hâtai d'en faire part à Mad. L***

car personne, mieux qu'Estelle, ne me paraissait mériter le prix offert. Mais voici ce que me répond cette excellente mère, sous date du 17 octobre.

« J'ai reçu, Monsieur, vos lettres des 8, 9 et 10 du
» courant, et j'ai d'abord à vous remercier des détails
» qu'elles renferment et de tout l'intérêt que votre
» petite malade continue à vous inspirer. Je sens avec
» une vive reconnaissance tout ce que je vous dois,
» Monsieur; et que, sans vos soins si dévoués, si en
» dehors de ceux que l'on peut attendre du médecin le
» plus zélé, je n'aurais pas le bonheur de voir mon
» Estelle aussi bien portante, et rendue à la vie, et à
» sa famille, contre tout espoir. Mais, mon cher Mon-
» sieur Despine, plus ce sentiment est vif dans mon
» cœur, plus aussi il m'est pénible de ne pouvoir vous
» accorder ce que vous demandez... Plus j'y réfléchis,
» et plus je répugne à l'idée de voir Estelle se mettre
» en scène... Si c'était un petit garçon, il est probable
» que je penserais différemment... Mais pour une fille qui
» doit chercher à rester ignorée, et à éviter que l'on parle
» d'elle, et surtout les occasions qui peuvent développer
» son amour-propre, je craindrais avec raison, qu'une
» démarche aussi éclatante ne lui fit manquer ce but.
» D'ailleurs, si cette démarche n'influait pas sur son
» moral, elle risquerait, au moins, de compromettre
» son avenir.

» Je vous assure, Monsieur, qu'il me faut des raisons
» aussi puissantes que celles-là, pour me forcer à vous
» refuser ce qui paraît vous tenir d'autant plus à cœur,
» que vous y voyez le bien de l'humanité... Ah ! mon
» cher Monsieur Despine, si vous saviez combien il

» m'en coûte de vous désobliger!!! vous me plaindriez
» sûrement!!!

» Estelle d'ailleurs continue à aller au mieux, etc., etc.
» Elle se vêt extraordinairement, ce qui me fait croire
» que les deux états, de crise et de veille, tendent de
» plus en plus à se confondre, etc., etc... Souvent,
» lorsqu'elle éprouve des malaises, il lui arrive d'aller
» se mettre sous le goulot de la pompe, ce qui lui fait
» toujours le plus grand bien... »

A la fin de novembre 1837, la Maman d'Estelle
m'écrivait :

« Monsieur, je suis bien en retard auprès de vous...
» Mais j'ai perdu coup sur coup plusieurs parens et amis
» de ma famille!! Au milieu de ces scènes de deuil,
» combien j'ai remercié Dieu de m'avoir envoyée à Aix,
» puisque, s'il ne nous eût pas conduites auprès de vous,
» Monsieur, il est bien probable qu'Estelle n'existerait
» plus à ce moment!!!! tandisque je n'ai qu'à me réjouir
» de sa bonne santé actuelle. C'est vous dire que l'hi-
» ver ne l'a point encore éprouvée. Je dirai mieux...
» Ses forces n'ont aucunement faibli : au contraire, elles
» me semblent suivre, quoique plus lentement peut-être,
» leur marche progressive en bien : car, du reste, elle
» souffre du froid, et s'en plaint beaucoup.

» Je crois fâcheux pour ma fille, qu'elle ne veuille pas se
» mettre en crise : mais elle y répugne tellement, que je
» n'insiste pas... et je lui laisse faire ce qu'elle veut ; d'au-
» tant plus que je la vois continuer à se fortifier, et reve-
» nir peu à peu à ses habitudes de bonne santé. Elle
» a repris du goût pour l'ouvrage des mains, et elle
» travaille même plus que je ne voudrais. Quant aux

» leçons destinées à orner l'esprit, nourrir le cœur et
» développer son intelligence, elle ne paraît pas s'en
» trop soucier encore : aussi j'attends que le goût lui en
» revienne.

» La neige, qu'elle a vu arriver avec un extrême
» plaisir, continue à lui plaire ; mais seulement pour en
» manger, et comme un moyen de glacer son lait. Du
» reste, elle n'en fait plus usage pour s'en frotter... et
» elle ne prend plus de douches, ni d'*affusions* d'eau
» froide. Je la laisse encore libre pour cela, quoiqu'à
» regret, parce qu'elle a souvent le sang à la tête. Mais
» j'y remédie, autant que possible, en mouillant avec
» de l'eau froide et du vinaigre, sans la serrer, la
» compresse épaisse qu'elle me demande chaque soir,
» et que nous renouvelons d'ordinaire le matin à son
» réveil.

» Les crises de catalepsie deviennent de plus en plus
» rares, ainsi que le somnambulisme... Vous voyez donc,
» Monsieur, qu'au total la santé d'Estelle est dans l'état
» le plus satisfaisant... et c'est avec le sentiment d'une
» reconnaissance profonde et bien sentie que je vous
» dirai qu'il surpasse, de beaucoup, toutes mes espé-
» rances... Je crois qu'il en est de même de M. le Dr
» DE CASTELLA, que nous venons de voir pour la qua-
» trième fois depuis notre retour, et qui a été frappé avec
» raison de l'air de force de votre *petite ressuscitée*. Peut-
» être croyait-il, comme bien d'autres, qu'une fois hors
» de l'influence magnétique, les forces d'Estelle iraient
» en faiblissant : mais les faits parlent ici hautement
» contre cette opinion ; et en comparant l'état de ma
» fille à son départ pour Aix, avec celui de son retour,
» il est impossible de rester dans le doute.

Peseux, du 3 janvier 1838.

« Monsieur, je ne veux pas laisser l'année s'avancer
» davantage, sans vous faire part des vœux que nous
» formons pour vous en famille... Dieu vous donne une
» année bonne et heureuse... Puisse-t-il aussi la dégager
» des inquiétudes et des peines qui vous ont si cruelle-
» ment et si souvent agité pendant celles qui viennent de
» s'écouler !!

» Estelle doit vous écrire, et vous dira, sans doute, la
» joie qu'elle a éprouvée depuis avant-hier en pensant
» qu'elle peut vous dire : OUI, J'IRAI A AIX CETTE ANNÉE.
» Elle n'a pas vu, sans un petit mouvement de jalousie,
» l'arrivée de la jeune Sophie LA ROCHE chez vous...
» mais ce mouvement s'est vîte passé ; elle s'habitue à
» cette idée, et comprend qu'elle ne doit pas jouir seule
» de votre dévouement à l'humanité souffrante. Elle com-
» mence même déjà à aimer votre jeune malade, et elle
» désire vivement sa guérison... moins, peut-être, par
» intérêt pour elle, que par l'envie qu'elle a de vous voir
» triompher de ceux qui ne veulent pas croire à l'*instinct*
» *conservateur*, ni aux *impulsions instinctives* des catalepti-
» ques et des somnambules...

» J'ai cherché à me procurer les journaux que vous
» m'indiquez dans votre dernière lettre : il en est de ceux-
» ci comme du fameux journal qui a parlé d'Estelle, sans
» votre intervention, ni la mienne... » Tout le monde
» les a lus et personne ne sait où les prendre (*).

______

(*) L'histoire d'Estelle a paru à Neufchâtel sur l'un de ces
trois journaux : *Le Temps*, *le Globe* ou *le Journal du commerce*.

Je

« Je pensais, Monsieur, que vous chercheriez à vous
» reposer cet hiver ; ... mais non, ... vous voilà avec de
» nouveaux sujets d'étude, et j'admire doublement votre
» dévouement et le zèle que vous mettez à rendre
» votre vie toujours plus utile aux hommes, et à l'avan-
» cement de la science... Aussi, Monsieur, je fais tous
» mes vœux pour la cure de la jeune Sophie : en dési-
» rant de tout mon cœur que vous ayez avec elle le
» même résultat qu'avec Estelle, qui continue à aller
» admirablement, malgré l'hiver qui l'éprouve, sans
» diminuer ses forces ; mais qui l'empêche de sortir de
» la maison ; aussi mange-t-elle peu et ne grandit-elle plus.
» Cependant, d'un mois à l'autre, j'observe une aug-
» mentation sensible des forces. Les crises ne viennent
» plus que par accident, tels que coups au dos, ou à
» la poitrine, le toucher d'une fourure etc., etc. Mais
» comme on évite cela, autant qu'il est possible, il en
» résulte que les crises sont devenues infiniment rares.

» Depuis quelques jours la poitrine et le dos se sont
» couverts de larges vergétures rouges, dans le genre
» de celles qui avaient paru il y a huit ou dix mois à
» Aix. Cependant, comme il n'en résulte pour Estelle
» aucun malaise, qu'elle dort comme de coutume, je
» ne m'en suis point inquiétée, considérant cette érup-
» tion comme un effort salutaire de la Nature. Son régime
» est toujours le même... De la salade, du lait froid,
» de la bière et des œufs... et toujours la même ré-
» pugnance pour la viande et le bouillon.

Et peut-être sur tous les trois : j'ignore quel en est l'auteur et
je ne peux garantir ce qu'on en a dit, n'ayant pu me procurer
ce Journal, malgré toutes mes diligences et mes recherches.

L.

» Vous voyez, Monsieur, qu'à tout prendre, Estelle
» passe très-bien son hiver; et j'espère que, quelques
» semaines encore de vos bons soins, achèveront de con-
» solider sa santé, en complétant sa cure...... Ah !
» Monsieur, combien j'ai pensé à vous le jour de la
» saint Sylvestre; et de quel heureux anniversaire, cette
» journée m'a rappelé le souvenir...... Aussi j'avais et
» je sentais le besoin de la sanctifier, et je suis allée
» la finir à Montmirail (*) qui nous offrait ce jour-là
» des exercices de piété et d'édification, au milieu des-
» quels nous avons passé d'une année à l'autre, en célébrant
» la gloire du Dieu trois fois saint, dont les œuvres sont
» si admirables, et qui méritaient de ma part l'expression
» de la plus vive reconnaissance. »

Du 12 *février* 1838.

« Nous venons d'avoir ici une course de grippe qui
» a frappé tout le monde à la maison... Je n'ai pas
» voulu vous l'écrire, Monsieur, dans le moment où
» vous vous occupiez de l'histoire d'Estelle; dans la
» seule appréhension de vous inquiéter sur la réalité de
» sa guérison, que je n'ai cependant jamais mise en
» doute, malgré qu'elle fût très-fatiguée de ce catarrhe
» accidentel... En effet, il a été des plus violens, et
» cependant Estelle l'a supporté peut-être mieux que ses
» petits cousins et cousines, qui en ont tous été atteints

(*) Maison d'éducation du canton de Neufchâtel, célèbre par
les principes religieux qu'on y professe et par l'excellente éducation que l'on y donne aux jeunes personnes du sexe.

» avant elle... Bien entendu, que nous l'avons soignée sans
» médecin : car, après vous, Monsieur, elle n'a pas voulu
» se soumettre à en voir aucun... même l'excellent M.
» DE CASTELLA ; et, grace à DIEU, son INSTINCT l'a par-
» faitement guidée, quoiqu'il y ait eu absence complète
» de crise pendant tout ce temps-là. En effet, dès que
» le catarrhe a paru, Estelle n'a plus voulu que des bois-
» sons chaudes, et elle a renoncé à la bière : mais dès que
» la fièvre a disparu, et qu'aux accès d'une toux pure-
» ment catarrhale ont succédé ceux de sa toux nerveu-
» se, Estelle a demandé à grands cris de la neige, qui
» lui a fait le plus grand bien... ainsi le catarrhe
» même devient, pour moi, la preuve la moins équivoque
» d'une complète guérison. Je vous dirai encore, Mon-
» sieur, qu'une autre preuve de guérison, pour moi, est
» le retour d'Estelle à son ancien caractère de douceur
» et d'obéissance : *car maintenant, elle me laisse très-bien*
» *faire la Maman, et elle supporte toutes mes observations et*
» *mes avis, sans que cela paraisse lui faire le moindre*
» *mal.* DIEU veuille, Monsieur, vous amener à un
» résultat aussi heureux avec Sophie LA ROCUE : Ce
» serait un grand bienfait pour l'humanité, à qui,
» sans exagération, vous avez consacré votre vie, et
» sacrifié votre repos ; sans avoir encore pu vaincre
» *l'incrédulité* de la plupart de vos confrères... Sophie
» rendue à la santé, après avoir déjoué les talens de tous
» les médecins qui la traitaient depuis une huitaine d'an-
» nées ; Sophie qui était *cul de jatte* depuis plus de quatre
» ans. Sophie, dis-je, viendra leur prouver avec Estelle,
» qu'il est bon de s'éloigner par fois de la route com-
» mune... et qu'avec de la patience, de la persévérance

2

» et une bonne méthode, on finit par triompher des
» maladies les plus graves... »

Du 18 avril 1838.

« J'ai reçu, Monsieur, votre lettre du 25 mars et les
» deux premières feuilles de l'histoire d'Estelle que vous
» avez eu la bonté de m'envoyer sous bande... J'ai lu
» avec un grand intérêt cette histoire. Et, en repassant
» toutes les phases de cette cruelle maladie, je sens
» avec une vive reconnaissance tout ce que je dois à
» Dieu et à vos bons soins... Aussi Estelle, et moi,
» nous ne l'oublierons jamais ! ! !

» J'aime à espérer que l'exemple d'Estelle, en éclairant
» la médecine sur un genre de paralysie inconnu jusqu'à
» ce jour, deviendra utile à l'humanité ; et que bien des
» parens éviteront, en suivant les moyens que vous indi-
» quez, les cruelles angoisses qui ont été mon partage.
» Je m'en réjouis sincèrement, Monsieur, et pour vous
» et pour eux.

» Estelle commence à demander des leçons, ce qui
» prouve son bon état de santé : ici d'ailleurs les faits
» parlent *impérieusement*, et la belle santé d'Estelle est
» là, pour prouver à tous ceux qui l'avaient condamnée
» à mourir prématurément, ou à ne plus marcher, la puis-
» sance des moyens qui l'ont remise sur pieds, en dépit de
» ceux qu'employait l'ancienne route battue pour la guéri-
» son des paralysies...... Je désire beaucoup, Monsieur,
» pour l'avenir d'Estelle, que tout ce qui lui est arrivé
» d'extraordinaire, reste ignoré dans notre Canton. Mais,
» dans l'étranger, où elle n'est pas connue, je me ferai
» toujours un devoir de certifier à tous ceux qui vou-

« dront me le demander, que *tous les faits que vous ra-*
» *contez, quelques merveilleux qu'ils paraissent, sont l'ex-*
» *pression la plus pure et la plus simple de ce qui s'est passé*
» *dans cette singulière maladie.*

» Il me tarde, Monsieur, que vous revoyez Estelle...
» En la trouvant grandie, forte et bien portante, vous
» jouirez, je l'espère, des succès inespérés de vos bons
» soins; et les habitans d'Aix, même ceux qui disaient
» qu'*Estelle faisait semblant d'être malade*, puis ensuite,
» qu'*elle faisait semblant d'être guérie*, et qui ajoutaient que
» le Bon Papa Despine était *la dupe de l'Espiéglerie d'une*
» *enfant*, etc., etc., pourront se convaincre de la réalité
» de cette guérison... Ma fille, en effet, se trouve aussi
» bien portante qu'il est possible de le désirer : et sa
» présence sera, sans contredit, un motif d'espérer pour
» vos autres malades, qu'il nous tarde beaucoup de
» connaître, comme il en sera un de confusion pour ceux
» qui avaient prédit qu'une cure de cette nature ne
» pouvait se soutenir long-temps...

» Nous comptons, Monsieur, partir pour Aix, le
» premier mai, et par la diligence qui, d'un seul jour,
» nous conduira à Genève ; et le lendemain, s'il plaît
» à Dieu, auprès de notre Bon Papa Despine. Ce voyage,
» comme vous voyez, n'aura rien de commun avec celui
» du mois de juillet 1836, et sa *mystérieuse corbeille.*
» Vous n'avez pas d'idée, Monsieur, de la joie d'Estelle,
» à la seule pensée de vous revoir... De mon côté, il
» me tarde aussi que vous la revoyez... afin que vous
» jouissiez de votre ouvrage... Elle continue à se fortifier,
» malgré les vingt-un jours de *grippe* pendant lesquels
» elle n'a voulu prendre que du lait chaud... ce qui,
» tout naturellement, l'avait beaucoup affaiblie. Elle sup-

» pléait à ce manque de forces accidentel en se mettant
» en crise une bonne partie de la journée ; aussi, mal-
» gré cette longue et rigoureuse abstinence, Estelle
» paraissait aux yeux de toute la maison, aussi forte,
» aussi alerte que dans son état naturel avant la *grippe*...
» Mais, tout en marchant très-bien, elle se fatiguait
» très-vite... ce qui, du reste, ne saurait causer aucune
» surprise.

» Mais, maintenant, Monsieur, tous les jours elle
» se fortifie davantage, et ne conserve, de tous ses
» accidens nerveux, RIEN, si ce n'est *la faculté de se
» mettre en crise à volonté*... Car, depuis le mois de
» janvier, je ne lui ai pas vu la plus légère apparence
» de catalepsie... C'est un grand motif d'espoir, Mon-
» sieur, pour toutes vos autres malades qui m'intéres-
» sent d'autant plus, qu'elles me rappelleront souvent mes
» angoisses passées, et tout ce que vous avez fait pour ma
» pauvre Estelle... (*).

» Dans l'espoir de vous revoir bientôt, Monsieur, et
» pénétrée de la reconnaissance la mieux sentie, j'ai
» l'honneur d'être, etc. » E. L***

(*) Ces malades sont Sophie La Roche de Virieu, Henriette
Bocagear du Pin, et Alexandrine Guttin de la même commune
canton de Virieu, département de l'Isère.

Je terminerai maintenant cette longue et curieuse histoire par quelques réflexions que m'a inspirées l'étude des singuliers phénomènes *électro-magnétiques* que j'y ai observés, et qui me semblent appartenir d'une manière spéciale à cet état pathologique du système nerveux.

La maladie que je décris n'est pas nouvelle, sans doute, ainsi que je l'ai déjà dit; mais je ne crois pas, que jamais elle ait été décrite par un auteur, ni ancien, ni moderne. Cependant la paralysie dont Mlle Estelle L*** a présenté des caractères si tranchés, n'appartient certainement pas aux paralysies ordinaires ; celles qui sont produites par la compression du cerveau ou de ses dépendances : car, aucun des moyens thérapeutiques recommandés pour ces sortes de cas n'a réussi chez Estelle. Cette paralysie appartenait donc à un autre ordre de phénomènes pathologiques... Quel est-il cet ordre ?... nous ne saurions trop le dire... Cependant, si nous considérons l'influence du MAGNÉTISME ANIMAL qui a été si manifeste chez notre petite malade : si nous considérons encore l'action du *fluide électrique*, celle de l'*eau froide à la glace*, et celle de la *neige*, etc., etc., on ne saurait douter que, la Névropathie, dont il s'agit, ne fût entièrement due à *un défaut de circulation, ou de répartition du fluide nerveux* dans les différentes régions du corps. *Répartition* qu'auraient ensuite régularisée les Eaux, le magnétisme, l'électricité et l'impression du froid, administrés simultanément, d'après la direction et les inspirations de l'*instinct conservateur*, développé au plus haut point, dans cet état si étrange de l'existence de l'homme, appelé SOMNAMBULISME.

La plupart de ces faits sont *inconnus* aux médecins qui ne s'occupent que de *théorie*, et qui ont acquis par-là, cette malheureuse habitude de vouloir *enchaîner* la *Nature* aux cadres *méthodiques*, qu'ils lui ont imposés, dans le but seul de faciliter l'étude de la science. Ces mêmes faits sont encore *peu connus*, de beaucoup de médecins, livrés à la *pratique*, sur les plus grands théâtres ; soit parce qu'ils n'ont pas eu l'occasion de les rencontrer souvent dans leur clientelle, soit encore parce qu'ils n'ont pas eu le temps de s'en occuper, faute de loisirs suffisans ; ou, bien encore parce que, considérant la médecine sous le rapport industriel, plutôt que sous le rapport scientifique, ils se contentent généralement d'admirer les phénomènes qui se présentent à eux, sans chercher à les approfondir.

Quant à moi, mon cher lecteur, qui n'ai cherché que la vérité, et à vous la présenter dans tout son jour, je puis prendre Dieu à témoin, que j'ai constaté bien des fois sur notre jeune Estelle tous les faits dont il s'agit. Je les avais déjà reconnus, du plus ou moins, sur beaucoup d'autres malades atteints d'affections analogues. (*Voyez les Notes*, N.° 15). Ces phénomènes dont la constance, l'identité et la marche sont remarquables, dénotent par cela même, un état pathologique *sui generis*, qui mérite d'autant plus d'être étudié avec soin, que les maladies nerveuses paraissent devenir de plus en plus communes dans toutes les classes de la société ; et ces phénomènes (que j'ai appelés *électro-magnétiques*) méritent d'autant mieux toutes les méditations des physiciens, des philosophes, et des médecins, que c'est pour tous un NOUVEAU MONDE que l'auteur de la NATURE livre à notre investigation et à nos recherches.

On

On connaissait déjà les confins de ce nouveau monde, ses écueils, ses difficiles abords ; ses montagnes, peut-être, et leurs points culminans : mais observés de loin ; et par conséquent, observés et vus sous les différens aspects et sous les reflets variés de lumière, sous lesquels nous les montraient les instrumens plus ou moins parfaits qu'on employait à l'observation. Quant à l'intérieur de ce nouveau monde, on n'avait encore pu l'explorer avec fruit et méthode, parce qu'on manquait de bonne boussole et de bons guides. Complétons donc la découverte ?... ou du moins, tâchons d'en aplanir la route à ceux qui viendront après nous. Nous touchons à une époque où des moyens nouveaux, des moyens plus sûrs sont mis à notre disposition, par suite du progrès général que font, depuis plus d'un demi-siècle, toutes les connaissances humaines, par une étude plus approfondie de la phrénologie et du galvanisme, de l'électricité et du magnétisme terrestre, qui n'en est peut-être qu'une modification (*Voyez les Notes*, N.° 16). Comme encore, par suite de l'esprit d'analyse et de recherche qui prédomine dans la studieuse jeunesse de l'époque... Son intelligence plutôt développée, doit amener de plus grands et de plus beaux résultats, si elle est conduite et fortifiée par les bonnes études philosophiques... Études, seules capables de brider convenablement cet amour de la nouveauté, qui fait courir, les jeunes gens, beaucoup trop, après des chimères, et rechercher avec avidité l'éclat de la réputation, plutôt que ce qui fait une éducation et une réputation solides ; circonstance qui leur maintient souvent et long-temps, l'esprit de légèreté qui n'approfondit rien.

M

Si la génération qui arrive apporte à ses études l'esprit d'une sage observation ; et dans ses recherches , l'esprit d'une saine critique...... Si elle veut ne pas s'écarter, par de vaines théories, de l'EXPÉRIENCE, qui , en médecine plus que dans toute autre science, peut seule baser solidement toute doctrine , tout système d'enseignement ou d'étude, auxquels on ne recourt , que pour simplifier ou abréger l'ouvrage... Si enfin, la génération nouvelle a la sagesse de suivre ces erremens , nous ne saurions douter des découvertes immenses qui l'attendent dans le nouveau *monde médical* dont je viens de parler... Mais , si l'apathie ou le manque de goût lui font mépriser les écrits et les observations des anciens ; ou bien négliger ce que , à force de temps et de travail, ils avaient appris ; et *pour eux* et *pour nous*... Si l'on veut tout savoir sans approfo...   et puiser uniquement la science dans *des Manuels* , q... sont que le répertoire ou l'analyse ; au lieu d'étudie... -même, et de puiser la connaissance des choses dans leur véritable source, LA NATURE.... Enfin, si l'on se contente de juger superficiellement des choses et seulement d'après les autres , sans v avoir se mettre en état de le faire soi-même et d'après sa propre expérience... la génération qui arrive , malgré tous les avantages qu'elle possède sur celles qui l'ont précédée, ne saurait que voguer au gré des vents , sur la mer orageuse de la vie... et risquer de périr, ou de manquer son but dans l'exploration des sciences, qui sont maintenant remplies, comme toujours, de tant d'écueils, et de tant de sujets d'illusions et de mécomptes.

NOTES.

N.° I.   (P. 21)

CATALOGUE de Mlle Estelle L***; soit série des questions à lui faire dans son somnambulisme, et dont elle ne voulait pas qu'on s'écartât.

On ne me fera aucune question que les suivantes : et l'on me répétera, mot pour mot, tout ce que j'aurai dit dans mon sommeil.
1.° L'Électricité te convient-elle ?
2.° Pourrais-tu marcher ?
3.° Doit-on continuer à brosser et à masser ?
4.° Et les fumigations ?
5.° Dois-tu rester long-temps à Aix ?
6.° Que dois-tu manger et boire ?

N.° II.   (P. 36)

EXTRAIT du Journal de Mme L***, écrit jour par jour, pendant la séance.

Du 25 *Décembre.* Après cinq minutes de magnétisation, Estelle voit déjà les grains rouges... Ils fourmillent... M. Duvaux, en lui touchant le menton, lui fait ouvrir la bouche. — (Après 8 m.) Elle croit avoir la 1/2 de la totalité du sommeil d'hier; elle a des soubresauts aux jambes, et la tête s'abat sur l'épaule. — (A 9 m.) Les grains de feu fourmillent toujours plus...

Elle voit des nuages rouges... Elle soupire et dit : *que votre fluide est chaud, Monsieur.* — (A 10 m.) Elle ne peut plus me parler (c'est la mère qui écrit)... *Je n'entends plus, dit-elle, que très-vaguement ces Dames; mais vous, Monsieur, très-bien... N'appuyez pas sur mon genou gauche, cela me réveille.* — Soliloque que nous ne comprenons pas. — (A 14 m.) Emilie (sa bonne) (*) s'approche ; elle la renvoie... *Quel bonheur qu'Emilie se soit éloignée,* dit-elle. — Soupir !... il n'y a plus de soubresauts. — *Ah ! Emilie m'a fait bien du mal en s'approchant.* — Baillemens. — Grand soupir... Elle entend tout confusément. — Elle dit ensuite : *Je suis bien aise que l'oppression causée par Emilie soit passée, parce que cela m'empêchait de m'occuper de moi.* — (A 21 m.) Elle fait placer le doigt médius de M. Despine (main droite) sur le cœur et l'épigastre, mais sans toucher; et sent, dit-elle, un fluide doux pénétrer dans l'estomac. — Ce doigt lui paraît tout rouge à l'extrémité. — (A 27 m.) Un gros grain, qu'elle n'a pas encore vu, lui apparaît... Elle demande des passes longitudinales avec des jetées sur le visage, en s'arrêtant au menton. — Les doigts de M. Despine jettent du feu à leur extrémité... *Les jolies étincelles,* dit-elle ! — (A 30 m.) *Je suis inquiète de ne pas voir arriver Angeline.* — (A 35 m.) M. Despine lui demande pourquoi elle ne parle point de ses jambes. Elle répond ne pouvoir encore s'en occuper, mais qu'elle le fera plus tard. — (A 40 m.) Je lui ai fait une question par l'entremise de M. Despine, elle me fait répondre : *que je la distrais, qu'elle est occupée à chercher ce qui doit prolonger son sommeil, qu'elle voudrait rendre plus long et plus profond.* — Elle demande des passes. — (A 44 m.) Elle voit devant ses yeux, des cercles de feu, décrivant diverses figures. Elle attribue cela au fluide sortant des mains de M. Despine. Les grains ne sont pas comme dans les premiers jours en *fleur*, mais une *fourmilière.* —

(*) Cette fille était atteinte d'une tumeur blanche au poignet gauche avec carie ; et à cette époque, il y avait abondante supuration et beaucoup d'odeur.

(A 46 m.) Elle veut une passe entière de jetées sans s'arrêter nulle part. — *Que votre fluide est chaud, M. Despine.* — Grand soupir. — Elle voit ensuite une vraie lanterne magique se dérouler devant elle. (Ce sont différens tableaux de scènes domestiques qu'elle décrit à mesure).

M. Despine demande à Estelle à quel degré elle est endormie. Elle répond : *à huit et trois-quarts.* — Elle est inquiète : Angeline ne vient pas. — Elle demande des passes en jetées. — *Si elle ne vient pas, je ne guérirai peut-être jamais ! ! !...* Grand soupir. — Durant les passes, elle voit son corps, ses jambes ; et, quand les mains de M. Despine passent dessus, elle y aperçoit des festons de feu. — Il faut s'arrêter au menton et sur les yeux. — Nouvelle vision. — C'est le jardin de Peseux, avec ses cousins et cousines et sa minette. — (A une heure et 3o m.) Elle demande des passes et s'écrie : *Comme ce fluide est chaud ! il me pénètre jusqu'à la moelle des os.* — (A une heure et 35 m.) M. Despine pose sa montre sur l'hypogastre et elle sent le sommeil s'approfondir. — Elle a senti de la fatigue aujourd'hui à la tête et à l'estomac, causée par des carottes au jus qu'elle a mangées. — *M. Despine ? dit-elle, mettez, je vous prie, la montre au creux de l'estomac : si elle n'y est pas, un œil se ferme alors plus que l'autre.* — (A 1 h. et 4o m.) *Est-il possible, Angeline, que vous ne veniez pas ?... Eh ! bien, si vous restez, je tâcherai de me passer de vous pour me guérir ! Est-il agréable, dites-moi, de sentir le pauvre M. Despine se fatiguer ainsi. — Je suis endormie de neuf un quart. — Me voici à Paris rue Parée ; allons au Luxembourg... Je passe rue S.t-André, rue des Fossés S t-Germain ; voilà l'Odéon ; traversons : voilà la Garde, la marchande de violettes... Retournons rue Christine... voilà notre grand salon... C'est là que mon pauvre papa est mort... Cela me fait trop de peine à voir... Voilà la chambre de papa et de maman... C'est là que mon pauvre papa a pris mal, voilà encore la chambre où je couchais avec ma sœur... Pauvre Blanche, tu es à Nantes ! ! !* — (A 1 h. 5o m.) *Je vous en prie, M. Despine, frottez-moi la figure avec vos pouces. — Tenez le menton — Angeline ne vient pas ! Je suis* pourtant plus endormie qu'hier... Priez maman de ne pas oublier la tisanne des quatre fleurs. — (A 2 h. , dès le début de l'opération) Elle avance les mains au commandement de M. Despine pour prendre sa montre... Elle aime à toucher l'or, mais le verre la fatigue,.. Elle ne veut pas qu'on achette une montre à savonette, ainsi que l'a proposé M. Despine : *cela coûte trop cher.* — Elle pose la montre sur l'épigastre, ayant soin de tourner le verre du côté de sa chemise de flanelle ; alors elle croise les mains sur l'or, et remue ses doigts sur le fond de la montre comme sur un tambour ou un clavecin. — Grand soupir. — Elle demande de nouvelles passes. — En touchant la clef de la montre elle évite l'acier, parce que le contact simultané des deux métaux paraît la fatiguer. — Son sommeil est parfait, mais peu profond. — Il faudra lui donner de la bière demain, si elle en demande. — Elle ne pense pas vouloir de l'électricité demain... mais du magnétisme ? *Oui..., Oui.* — Il faut, sur toutes choses, éviter qu'elle ait peur. — (A 2 h. et 15 m.) *Ah !...,* *Angéline arrive.* — Elle approuve la bière, la tisanne des quatre fleurs, du beurre avec du miel, surtout n'y jamais mettre du sel, malgré toutes ses sollicitations. — Il faut aussi lui donner de la neige à son réveil, gros comme la moitié d'une pomme. — *Angéline ? Dois-je me faire électriser demain ? (Elle écoute). Tu penses que je pourrai m'y trouver mal, mais qu'il vaut mieux le faire... Cependant je suis libre ? — Pourquoi n'êtes-vous pas venue plutôt ? Vous me ferez perdre mon temps et vous ennuyerez le bon M. Despine... Venez plus vite demain, afin que je puisse vous faire des questions sur ma santé. — Je vais me réveiller... Adieu... adieu, revenez...* — Assez de passes, M. Despine... Et elle se réveille en sursaut... *Mon Dieu ! Où suis-je donc, Maman ! ! !*

Du 26 Décembre. (A 3 m.) Les grains de feu paraissent, ils fourmillent plus qu'hier. — (A 5 m.) Le fourmillement redouble et des étoiles bleuâtres se montrent... Soubresauts dans les extrémités supérieures et inférieures... Estelle demande à M.

Despine qu'il lui tienne les pouces. — (A 8 m.) Elle voit de grands nuages rouges... Elle ne peut plus parler. — (A 10 m.) Baillemens .. Grands soupirs... *Demain il faut diminuer le jour venant de la cheminée.* — (A 15 m.) *Je ne veux plus manger du flan... Maman disait ce matin que le magnétisme me fatiguait... Du tout, ce n'est pas cela ; au contraire ; c'est autre chose que je ne veux pas dire.* — (A 20 m.) Elle chante et dit que c'est le *fluide* qui la fait chanter... Si M. Despine s'arrête au cou en faisant ses *passes,* elle dit que cela la réveille. — (A 30 m.) Elle prie M. Despine à voix basse, qu'on se serve d'un prétexte pour faire sortir Emilie qui la fatigue... Celle-ci sort. (Estelle avait les yeux fermés dès le premier instant de l'opération, et ne les avait pas ouverts dès-lors). *Tant mieux*, dit-elle, *Emilie est sortie ; mon oppression diminue.* — (A 40 m.) Elle voit diverses figures en feu... *Pauvre Emilie !* ajoute-elle, *je crains bien de lui avoir fait de la peine.* — (A 45 m.) Elle a une vision ; ce sont des personnes qui chantent ; mais c'est moins beau que les voix qu'elle entendait à Peseux... Elle demande des passes et dit : M. Despine, *jamais votre fluide n'a été aussi chaud ! !...* Elle veut une passe autour des yeux et sent qu'une fourrure lui ferait bien mal. — (A 48 m.) Elle demande la montre de M. Despine, la pose sur elle, (le verre contre la flanelle) et joue sur le fond de la boîte en or ; comme sur un clavier — (A 52 m.) Elle dit : *l'or me tient lieu de passes sur le corps... Je n'en veux pour le moment que sur le visage,* ajoute-t-elle... Elle porte la montre à nud sur l'épigastre, mais elle l'a retourne pour que l'or touche immédiatement la peau ; et frotte en rond sur le creux de l'estomac... Elle crie, lorsque M. Despine essaye de lui toucher l'épigastre... Elle porte ensuite la montre aux yeux, s'en frotte le visage, l'applique au menton, ayant l'air d'étudier les sensations qui en résultent. — (A 60 m.) Les bras, qui étaient comme paralysés avant de toucher l'or, sont maintenant d'une extrême agilité... Elle voit de grosses étoiles bleues *dans* sa tête... Elle porte la montre à la partie du corps, sur les yeux (ce qui fait fourmiller les

grains)... Elle demande à M. Despine des passes de jetées et
autres, fort rapides... Elle respire sur la montre en aspirant l'air
qui l'entoure, et s'en frotte les extrémités inférieures. —
Puis (à 1 h. et 10 m.) elle dit : « *Angeline ne vient donc pas...*
» *Je ne me souviendrai que vaguement de cette séance... Le verre,*
» *en me touchant, me fait mal... Je ne veux pas absolument de*
» *montre à savonnette, mais une pièce de cent francs... Mon som-*
» *meil est parfait : il est plus profond que hier.* — (A 1 h. et 20 m.)
» *Mais Angeline tarde bien ! ! ! Mon sommeil est plus profond de-*
» *puis que la montre est sur mon estomac, parce que le fluide de*
» *M. Despine agit davantage : si le verre me touche, il enlève tout*
» *le bon effet de l'or... Angeline donc ne viendra pas ce soir !!! Mais*
» *je désire qu'Henriette vienne demain.* » — Estelle frotte la montre
aux mains de M. Despine et la suce ensuite... Elle se découvre
la poitrine, frotte encore la montre aux mains de M. Despine
et la porte vite à son estomac, en disant que cela l'endort mieux. —
Angeline, vous me croyez donc d'une patience à toute épreuve ! Elle
joue du piano sur ses genoux... — Suivent quelques apparitions...
Une vieille femme morte... Des hommes qui l'effrayent par
d'horribles grimaces, etc., etc., etc. — Grand soupir. — Elle
a d'autres visions plus agréables : ce sont des scènes intérieures
de ménage. — *Angeline donc, pourquoi ne venez-vous pas ?* —
Il faut continuer les passes. — *Je vois le cabinet de M.* Despine...
Il écrit : Bon Dieu !... Que de lettres ! ! Il prend un grand livre.
Ah ! cela m'ennuye. — *Mais ! Mais ! Ce livre a l'air intéressant. Ce*
n'est pas un livre de médecine... Ce sont des caricatures : cela
m'amusera. — *Il frotte la machine électrique avant que j'y aille. Ho !*
cela m'ennuye tout-à-fait. — *Je veux rester... Allons puisqu'il le*
faut ! — *Bon !... La machine disparaît.* — (Il y a deux heures qu'a
commencé l'o*ération*)... *Il faut continuer les passes, M.* Despine ?
Continuez, s'il vous plaît ; je voudrais de grandes passes du haut
en bas, mais lentes, bien lentes. — (A 2 h. et 10 m.) Elle récite un cantique. — un autre. — Puis des vers De Lamartine.
(La Solitude, le Crucifix). — Une cantate. — Des vers d'Athalie.

— La mort des Templiers. — Sa voix faible en commençant s'élève par degrés et devient très-forte à la fin.—(A 2 h. et 40 m.) Elle transpire un peu , contre son ordinaire : demande encore des passes... Se fâche de ce que Angeline ne vient point et de ce qu'elle laisse ainsi fatiguer ce pauvre M. Despine. —(A 2 h. 50 m.) Elle entonne encore un cantique et se félicite de ce que sa mémoire devient meilleure... Mais elle ne peut pas réciter ce qui est triste , et ne peut rien dire de Millevoix ; cela lui serre le cœur , dit-elle. — Depuis qu'elle chante , elle a toujours été sur le côté gauche. — *Etourdie d'Angeline, qui me laissez ainsi ! !* Alors elle entonne un air fort gai qui m'est inconnu. (C'est encore Madame L*** sa mère qui parle). Elle le chante trois fois , et se réveille après trois heures entières de *sommeil magnétique* , plus étonnée qu'hier encore.

Du 27 Décembre. Après deux minutes de passes , Estelle dit à M. Despine : *Que votre fluide est chaud aujourd'hui ! ! !* Déjà elle voit les grains de feu. —(A 5 m.) Ses yeux sont pesans ,· elle ne peut plus les ouvrir, ni me parler (à Madame sa mère). Ses bras sont paralysés... Elle baille, elle soupire et veut que M. Despine s'arrête aux pouces. — (A 9 m.) Elle voit beaucoup de gros grains... Baillemens... Soupirs... Elle réitère l'ordre de s'arrêter aux pouces. — *Angeline donc, viendrez-vous ?... Je désire que dans un moment M.lle Amélie soit là; elle me fait du bien. Henriette ne me fait pas entièrement le même effet.* — (A 15 m.) Les yeux d'Estelle sont *clués* (') : *Angeline donc , viendrez-vous ?...* Soupir... Elle fredonne un air, voit une corbeille de raisins et regrette qu'ils ne soient pas pour elle... Soupire encore... Chante et demande la montre de M. Despine. — (A 19 m.) Elle voit un jardin , de beaux chats... Mais, *elle n'en voudrait pas un seul*

(') C'est l'expression qu'ont employée la plupart de mes cataleptiques, pour indiquer combien fortement leurs yeux sont fermés , pendant l'état de crise.

auprès d'elle, pour tout au monde. — (A 26 m.) *Moi*, dit-elle, *il faut que je fasse tout ce qui me convient. — Pourquoi M.lle Amélie et Emilie ne viennent-elles pas ?... Si cela n'ennuye pas M.lle Amélie, je voudrais qu'elle vint d'abord. Maman n'a pas assez de patience pour le magnétisme... Elle voudrait que je parlasse toujours de ma santé... cela viendra assez. — Votre montre, M. Despine, s'il vous plait...* Elle reconnaît que le verre est tourné de son côté ; mais, aussitôt que l'or la touche, ses bras reprennent de la vie... Elle saisit la montre, s'en frotte le visage ; la porte ensuite sur la poitrine, sur les bras et les épaules, sur les extrémités inférieures : joue le doigté du piano sur le fond de la boite (*). — Elle défait les cordons de sa camisole, pour poser la montre sur l'épigastre. Elle la frotte à la tête de M. Despine, puis la reporte sur son estomac. — Elle veut de grandes passes, et des jetées à la figure. — Il faut la magnétiser demain. — *Ah ! Bon !* dit-elle, *voilà M.lle Amélie.* — (A 40 m.) Elle continue à s'occuper beaucoup de la montre. — Ses genoux remuent très-bien et sans aide.... — Elle joue du piano sur la montre... Et, quand M. Despine passe ses mains au-dessus des genoux, il s'y fait toujours un mouvement manifeste et spontané, croissant à chaque passe. — (A 45 m.) Estelle enlève son bonnet pour se frotter la tête avec la montre. Elle s'en frotte le sinciput, *pour se faire du bien*, dit-elle. — (A 50 m.) Elle chante, remet son bonnet et remue toujours les genoux. Elle chante d'un air gai, et dit avec vivacité. — *Que personne ne m'approche, et ne me parle ; pas même M. Despine.* — Elle chante un cantique, et a, pendant ce temps, la montre appuyée sur la joue gauche. — (A 60 m.) Elle récite le Lac De Lamartine. — Depuis qu'elle psalmodie ou récite sans chanter, il y a moins de mouvement dans les jambes... Estelle récite ensuite une fable de Mad. Des Bonnes de Valmore. — je la contrarie beaucoup (c'est

---

(*) M. Despine était obligé d'en ôter le cordon, chaque fois qu'Estelle voulait se servir de sa montre, parce qu'il était en soie.

toujours

sa maman qui parle) en disant : « *C'est singulier qu'elle ne puisse pas
réciter de certaines choses.* » — Elle me fait prier par M. Despine
de ne pas lui dire, quand elle sera réveillée, que son sommeil
n'a pas été profond. — Elle dit que les mouvemens de ses jambes
sont d'un bon augure.—(A 1 h. et 15 m.) M. Despine lui pose près
des genoux une pièce de cent francs en or (celle qu'elle avait
demandée, mais dont elle ignorait absolument l'achat fait à
Chambéri, ce jour là ; et apportée par le commissionaire, demi-
heure après le début de l'opération magnétique). — Estelle pousse
un profond Soupir. — *Le sommeil est complet maintenant*, dit-elle.—
M. Despine pose la pièce à l'hypogastre. — (A 1 h. et 35 m.) Estelle
demande un peigne, des ciseaux. Elle se coupe une mèche de
cheveux, et très-franchement, quoiqu'elle ait les yeux fermés. —
Puis une autre ; demande du fil. — *Ma bonne petite Angeline,
viendrez-vous aujourd'hui ?* — Elle coupe encore une mèche. —
Elle ôte la montre qui était au-dessus du sein gauche, et la met
de l'autre côté. — Elle dit : « *Je mangerai de la neige ce soir et
demain matin. — Demain soir, probablement, je me frotterai
les jambes avec de la neige, et peut-être aussi me tondrai-je.* —
Elle tresse les mèches de cheveux qu'elle a coupés avec beaucoup
de dextérité et de franchise dans ses mouvemens, *bien que ses
yeux soient cloués* (selon son expression) et n'aient pas été ouverts
depuis le commencement de la séance. — Elle donne une de ces
mèches à M. Despine. — Remet son bonnet. — Saisit avidement sa
pièce de 100 francs, la porte à l'estomac et l'y laisse. — Reprend
la montre, en frotte la tête de M. Despine et *respire le fluide qui
l'entoure*, dit-elle, et se prescrit de la bière pour demain. —
(A 2 heures de magnétisation), Estelle demande de la neige.
Elle s'en frotte les mains, le front, le visage, en mange, et dit
ne pas la trouver froide. — Quand elle a tout mangé « *Prenez
la sous-tasse*, dit-elle vivement, *ou je la jette par terre.* » — (A
2 h. et 10 m.) *Je défends qu'on ne prenne ma pièce*, et demande
de nouvelles passes : *maintenant je crois qu'Angeline va bientôt
venir....* »

O

« Est-ce vous ?... Ah! vous m'écoutez enfin. — Mais, pourquoi
» n'êtes-vous pas venus hier ?... Allons, vos excuses prévalent tou-
» jours. — Je suis fâchée que vous veniez aussi tard. — Je n'ai pas
» mal fait d'aller à l'électricité, n'est-ce pas, Angeline ? — On
» me l'a bien donné ? — Vous dites qu'on peut se fier à moi pour
» le nombre et la force des commotions ? — Je ferai bien, dites-
» vous, de les prendre d'un tour, un tour et demi ! — Si j'y
» prends mal, il faut me frotter d'eau et de vinaigre ?... et mettre
» la montre à l'épigastre ? — Je dois boire de la bière. — Il faut
» que je demande souvent de l'eau et du lait ? — La neige m'est
» bonne ? — Il faut ne point y mettre de sucre, dites-vous, lorsque
» je suis en crise, et très-peu hors de crise ? — Mais je n'en dois
» pas manger demain ?... c'est entendu. — Les raisins me sont
» bons ? il faudra que j'en fasse une cure dans la saison, et que
» j'en mange à présent, autant qu'on pourra s'en procurer. —
» (A 2 h. et 48 m.) Je veux des passes. — A revoir, chère Ange-
» line... reviens... reviens... — Assez de passes, M. Despine, et
elle se réveille en disant : « Mon Dieu, où suis-je donc ? »

Du 28 décembre. (A 2 m.) Les graius de feu. — (A 3 m.)
Elle fait diminuer le jour, et ne me veut plus auprès d'elle. — (*)
(A 4 m.) Mouvement dans les jambes. Elle dit être endormie à moitié ! Soupirs... Il faut me tenir les pouces, M. Despine. — (A 5 m.)
Que de graius de feu, M. Despine !!! — La veilleuse la fatigue
quoique ses yeux soient déjà cloués. — (A 10 m.) Elle demande
Mlle Amélie; mais pas trop près, dit-elle. — Elle regrette qu'on ne lui
ait pas donné de la bière aujourd'hui... On l'a oublié !... ajoute-t-elle
en soupirant... — Emilie l'a toujours fatiguée quand elle souffrait
de sa main. — La tante Julie me fatigue beaucoup; mais, bonne
maman, moins que personne (**). — (A 25 m.) Endormie à 3/4, M.

(*) C'est toujours Madame L*** qui parle.
(**) Madame sa grand'mère

Despine n'a pas cessé de tenir les pouces dès le moment qu'elle a dit de le faire. Cela lui a paralysé les mains. — *Si j'avais un auteur à ma disposition*, dit-elle, *je lui ferai faire un livre de politesse pour ces dames.* (Nous causions ensemble à très-basse voix : à peine pouvions-nous nous entendre, et encore, étions-nous à l'extrémité opposée de la chambre) — Estelle soupire... Elle aperçoit et demande la montre de M. Despine. — Aussitôt que la montre la touche, les bras, qui étaient immobiles auparavant, se mettent en mouvement. — Elle demande la pièce et des ciseaux, ôte son bonnet. — Elle demande des passes longitudinales, avec des jetées. — Se frotte le visage avec la montre et se chagrine parce qu'elle s'arrête. *Il faut la remonter*, dit-elle, — Le verre lui ébranle tous les nerfs. — La pièce d'or est sur sa poitrine. — *Il faut faire venir la montre de mon pauvre papa avec sa chaine en or.* — Elle met la pièce sur l'œil droit et la montre sur le gauche. — (A 50 m.) le fluide de M. Despine est rouge et la montre placée sur l'œil gauche endort. — La pièce endort de l'autre côté. — Elle chante une Tyrolienne.

— (A une heure de séance). « Ha !... je crois qu'Angeline m'a-» mènera des compagnes aujourd'hui. » — Elle chante un cantique, place la pièce et la montre sur chacune des épaules, ôte son bonnet, prend une mèche de cheveux, et elle dit à M. D. (*) *qu'elle n'a pas besoin d'aide maintenant.* — Elle demande du fil et du papier, et dit à M. D. *Quand vous me magnétisez, vous perdez votre temps, lorsque vous vous arrêtez sur la montre ou sur la pièce.* — (A 1 h. et 25 m.) Elle donne une tresse de ses cheveux (qu'elle vient de faire) à M. D. — (A 1 h. et 57 m.) Elle demande de quoi écrire, mais il faut encore diminuer le jour de la veilleuse, « si l'on veut que je puisse voir, les yeux fermés, dit-elle. — Il

---

(*) Dorénavant, pour ne pas répéter continuellement le nom Despine en toutes lettres, dans la suite de ce Journal, nous nous servirons des lettres initiales M. D. seulement.

» *faut continuer les passes. M. D., vos mains ne me dérangent*
» *nullement dans mon affaire.* » — M. D. essaye la *pression* et
l'*insufflation* sur le passage des gros troncs nerveux, dont il nous
avait parlé auparavant, pour voir si cela ferait remuer les jambes.
— Le phénomène a réussi complètement, ainsi qu'il nous l'avait
annoncé. — Estelle demande des passes lentes. — (A 1 h. 50 m.)
Elle pose la montre sur les extrémités inférieures, et se frotte le
front avec la pièce, elle fait souffler dessus par M. D. — Joue
du piano sur la montre, et entre dans un état de quiétude et d'immobilité complète. — (A 2 h.) Elle fredonne un air assez gai
et croit qu'Angeline ne tardera pas à arriver. — Elle est fatiguée
et reste sans mouvement. — M. D. lui demande si cela est causé
par quelque nouvel accident arrivé à la montre ? Estelle répond :
Oui. Elle est arrêtée ; et je m'arrête aussi... C'est inconcevable...
que l'action de cette montre en mouvement !!! — (A 2 h. et 5 m.)
Elle pose la montre au pli de l'aine. — Aussitôt elle remue spontanément la jambe de ce côté-là. — Elle est profondément endormie, et ne se souviendra que très-vaguement de quelques
parties de la séance. — Elle voudrait une bague faite par sa sœur.
Elle est moins fatiguée que tout à l'heure. — Certaines personnes,
qu'elle indique, la fatiguent et l'irritent : il en est de même du
timbre de la pendule, et de *ses éternelles vibrations*, ajoute-t-elle.
— (A 2 h. et 15 m.) » *Ha ! Chère Angeline, est-ce vous ?... Oh,*
» *qu'elle est jolie !... Elle est arrivée tout doucement. — (Il faut*
» *continuer les passes, M. D.). — Ah ! je l'ai entendue... Elle s'en*
» *est allée vers la personne qu'elle demande permission d'amener. —*
» *Ah !... les voilà. — Ah !... c'est Zénaïda que vous vous appelez...*
» *C'est bien. — Chère Angeline, dites-moi, dois-je aller demain à*
» *l'électricité ?... Ah ! s'il fait trop froid, je puis rester à la*
» *maison ? — (Angeline et Zénaïda sont deux amies, toujours du*
» *même avis). — Combien de tours de roue ? Un, et un et demi...*
» *Deux, ce serait trop fort... et deux et demi, beaucoup trop fort...*
» *On doit donc s'en tenir à moi pour le nombre des commotions ?...*
» *— A quoi tient la crise que j'ai eue aujourd'hui ?... M. D. le*

» demande, Angéline. — Elles disent, un peu à Mad. B***, un
» peu à de trop fortes commotions. — Le magnétisme n'est bon, dites-
» vous ? — Vous dites que M. D. doit le continuer; mais seule-
» ment lui... En son absence, personne ne doit en essayer... (Elle
» écoute...) Ah! l'insufflation n'est pas très-utile pour le moment...
» Une ou deux fois par séance suffiront. — Il faut manger de la
» neige à mon réveil, demain aussi; boire de la bière, de l'eau et
» du lait souvent... Des douches froides feraient plus de bien que des
» douches chaudes. Celles-ci cependant étaient bonnes dans le temps.
» — (Zéalida part). — Manger demain des laitues apprêtées au
» maigre... (Il faut faire venir la montre de papa). Adieu,
» chère Angéline; ramenez-moi Zéalida. — Comment ? vous dites
» que vous m'amènerez peut-être encore l'ANSIA ? Oh ! tant mieux...
» Adieu... Adieu... Assez de passes, M. D., »et elle se réveille.

Du 29 Décembre. (A 3 m.) Ses yeux sont à moitié *clous...
Que de grains de feu, dit-elle !...* et Estelle se sent paralysée de tous
ses membres, à part la langue ; mais elle ne peut parler qu'avec
M. D. — (A 5 m.) Elle est endormie à peu près aux trois quarts. —
Elle se porte, *en grognant,* du côté gauche, quand une autre
personne que M. D. s'approche du canapé. — (A 8 m.) Soupirs...
quelques soubresauts. — Elle ne veut pas que M. D. nous parle
(*). La tête se penche sur l'épaule droite. — (A 12 m.) Grand
soupir... et elle commence à fredonner un petit air. Elle est à
peu près complètement endormie, et désire que Mlle Amélie
chante. — (A 15 m.) Il faut que Mlle Amélie ne mange plus de
neige à cause de son rhume. — Elle rit de pitié, parce que Mlle
Amélie a ri de l'ordonnance. — (A 20 m.) Estelle pense à ce
qui peut la guérir, et demande la montre *pour se déparalyser.*
— Elle la porte successivement à l'oreille gauche, à l'œil gauche,
à l'œil droit, aux pommettes, au menton, touche du piano sur

(*) Ici commence à se déveloper le caractère impérieux et l'égoïsme, naturels aux somnambules.

le fond de la montre. — Elle demande la pièce ; elle dit que les mouvemens de la montre en excitent aussi chez elle. — Elle met la montre et la pièce, aux épaules, aux fosses claviculaires, puis au pli de l'aine, et alors elle remue les jambes, comme le jour précédent, mais avec plus de facilité, et avec une bien plus grande étendue de mouvement. — (A 25 m.) Elle demande son portefeuille pour écrire. Elle porte la main aux yeux et successivement au front, et a l'air de réfléchir. — *Faites-moi des passes, M. D.* — Elle écrit. — (A 35 m.) Elle rejette son papier. — Au moyen de la pièce, elle étend les jambes et les plie à volonté. Elle fredonne encore, et tient sur le front tantôt une main et tantôt l'autre. — (A 40 m.) Elle veut bien toucher les pièces en or de M. D., mais non celles d'un autre métal.—M. D. les lui donne à choisir.—Celle d'argent la pique, et elle s'empare avidement de celle en or. — Elle aime l'or et le platine, sans préférence de l'un sur l'autre. —Elle demande ensuite de grandes passes. (A 50 m.) M. D. lui propose de mettre une pièce à la nuque, et une autre au bas des reins. Elle ne veut pas *aujourd'hui.* — *Il faut continuer les passes,* dit-elle, *mais très-lentement, très-lentement.* — Pendant ce temps-là et sans que nous le voyons, elle met elle-même les pièces d'or aux endroits indiqués par M. D., et s'assied seule une première fois. — Une seconde fois, elle demande la main de M. D. et s'assied encore.—(A une heure et 15 m. de séance). Elle enlève son bonnet, et nous fait sortir pendant dix minutes. Nous rentrons. — Elle demande des ciseaux, du papier et un linge. « *Angeline,* dit
» elle, *j'espère que vous viendrez aujourd'hui ; mais, attendez que*
» *j'aye fini mon opération.* (Elle se coupe les cheveux). *Lorsque je*
» *serai réveillée, je serai de mauvaise humeur de m'être coupé les*
» *cheveux...* » M. D. lui observe qu'elle pourrait cesser... « *Oh !*
» *que je me fâche ou non, peu importe !... ma santé avant tout ! ! !*
» *Cependant j'aurai une drôle de figure, car je dois laisser ceux*
» *de derrière... mais il ne faut pas me chicaner, je vous prie, car cela*
» *me fatigue beaucoup.* » — (A une h. 40 m.) Elle prend l'épingle d'or au jabot de M. D., la met dans sa bouche, s'en frotte les dents.

— Cinq minutes après, elle demande de la neige et s'en frotte les mains. — *Il faut continuer les passes, dit-elle.* — Elle mange de la neige avec l'épingle d'or. — Elle en frotte la pièce et sent du chaud aux mains. — Elle remet son bonnet, et continue à manger de la neige. — Elle nous en jette un peu à tous, puis elle dit : « *Je vais me préparer pour bien vous recevoir, Angeline,* » *un moment, s'il vous plaît.* » — Elle *voit* et distingue nettement dans l'assiette la neige et l'épingle. — Cependant elle n'avait pas ouvert les yeux dès l'instant où avait commencé l'opération magnétique. — Elle sent ses mains très-chaudes et à la température de celles de M. D., quoiqu'elles soient très-froides au toucher. —Après deux heures et dix minutes d'opération magnétique, Estelle dit :) « *Ah ! c'est vous, ma chère Angeline.* » — (Elle semble alors réfléchir et observer quelque chose, en s'appuyant sur l'épaule gauche). « *Quoi donc !... ZÉALIDA , ELOTINA et PANSIA , où* » *sont-elles ? vous ne les avez pas amenées ? — Ah ! plus tard.* » — Il *faut toujours continuer les passes, M. D.* — Elle a l'air d'écouter quelque personne qui lui parle, la main appuyée sur le   et la pommette, en réfléchissant avec beaucoup d'attention. « *Oh !* » *les voilà toutes trois... Je vous aime, chère Angeline... chère* » *Pansia :... vous avez deux gentilles amies... A quoi pensez-vous de* » *me dire* MADEMOISELLE *? Je vous dis, Pansia, moi... Que faut-* » *il faire demain ? — Aller à l'électricité ? Combien de tours de* » *roue ? Un, et un tour et demi sont assez, dites-vous ? — Je suis* » *bien aise que vous permettiez la neige pour demain. — Combien ?...* » *Tant mieux : ni trop , ni trop peu. — Du raisin ? Oui, et puis de* » *la bière. — J'ai donc bien fait de me raser la tête? ... — Pour les* » *maux d'Emilie , que conseillez-vous à M. le Dr DESPINE ? Du lauda-* » *num ? C'est bien... très-bien... Les cautères sont bons aussi ? — Oui* » *— et le régime, convenable. —Pour mon propre compte, vous me con-* » *seillez de ne pas trop réitérer l'épreuve de la pièce et de la montre, pour* » *exercer les jambes. — Eh ! pourquoi ? je vous prie... De crainte de* » *fatigue. — Puis, je dois manger demain , à mon dîner une panade* » *au maigre. —Angeline vous êtes donc bien aise que mes cheveux soient*

» coupés ?... C'est fort bien. — *Adieu... Adieu, chères Pensia ; adieu ,*
» *Angelina, à revoir.* » Estelle chante quelques instans , puis elle
dit : *assez de passes , M. D. ;* et elle se réveille.

Du 30 Décembre. (A 2 minutes). Les grains de feu ont parus.
— (A 3 m.) Estelle dit à M. D. : *que votre fluide est chaud.*
— (A 4 m.) Les yeux ne peuvent plus s'ouvrir. — (A 7 m.)
Elle penche la tête à gauche , et pousse un grand soupir. —
(A 8 m.) Elle est endormie *aux neuf dixièmes.* — (A 10 m.) Elle
pense à une chose qu'elle dira tout à l'heure à M. D. — (A 12 m.)
Elle demande la montre , et ses mains s'en approchent directement , bien que les yeux soient très-fermés , et elle s'en saisit avidement. — Estelle porte la montre aux yeux, aux joues, au
menton. Elle demande des *passes lentes.* — (A 25 m.) M.lle
Amélie entre dans la chambre « M.lle *Amélie ,* dit-elle, *vous*
» *me trouverez affreuse : mais peu importe ; je veux me tondre ,*
» *parce que c'est nécessaire.* » — Elle se frotte les cils et les paupières et dit *que cela lui fait voir de la lumière.* — (A 30 m.)
Elle demande des ciseaux , du papier , un linge ; elle se coupe
immédiatement après les cheveux en chantant. — « *Il faut continuer*
» *les passes , mon cher M. D. ; je suis bien fâchée de vous donner*
» *tant d'embarras : mais quand il faut , il faut.* » — M. D. lui donne
une chiquenaude à l'improviste ; elle ne la sent pas. — (A 35 m.)
« *Maman ne doit rien dire, si je me tonds ; je ne fais rien sans*
» *motif, et surtout sans de bons motifs. Du reste , Maman peut prendre*
» *ma dépouille , si cela lui fait plaisir.* » — Elle veut couper ses
cheveux sur toute la région du coronal , et elle en trace sur
sa tête la portion destinée à être tondue. — (A 40 m.) Apparition d'un squelette... *Vas-t-en , vas-t-en ,* dit-elle. — M. D. ?
dites à Maman qu'il faut écrire à Blanche pour les bagues. —
(A 45 m.) Lorsque M. D. dans ses passes s'arrête au-dessus des
genoux , il y a toujours des mouvemens de plus en plus mani-
festes dans toute l'extrémité correspondante. — « *Ah ! petits*
» *coquins de cheveux, à bas... , à bas... ; vous me gênez.* » — (A 50 m.)

Je

« *Je veux une grosse assiette de neige...* » « *Ah! maintenant, je* » *suis endormie profondément.* » — Elle chante, frotte la partie de sa tête où les cheveux sont coupés, avec de la neige. — (A 60 m.) Elle remet encore de la neige sur sa tête. — Elle s'entoure la tête d'un fichu simple ; *il faut que cela sèche doucement,* dit-elle, *pour produire plus d'effet.* — Elle met l'épingle d'or dans la neige, et s'en frotte le sommet de la tête. — Elle met également ment la pièce et la montre dans la neige, et s'en frotte ensuite les extrémités inférieures, depuis les hanches jusqu'aux genoux. — Les mêmes mouvemens spontanés ont lieu dans la totalité du membre.

Après une heure et 10 m. de séance, Estelle redemande de la neige ; on en rapporte une grande assiette. Elle en mange à l'aide de l'épingle : puis elle s'en frotte les jambes. — « *Il en faut* » *encore une assiette... continuez les passes, M. D. — Oh! que c'est* » *chaud! dit-elle. — Il me faut deux mouchoirs de toile pour m'en-* » *velopper les jambes.* » — (A une h. et 50 m.) Elle m'écrit une lettre (¹). « *M. D., ne me parlez pas, pendant que j'écris à Maman,* » dit-elle, *parce que cela me distrait.* » — Depuis le *savonnage* à la neige, son teint, de pâle qu'il était, a pris le plus beau coloris. — Elle appuye sa main sur le front et a l'air de réfléchir. — « *Oh! cela me fatigue trop d'écrire aujourd'hui, M. D.; veuillez* » *le faire sous ma dictée.* » — C'était pour me prier d'écrire à Blanche pour ses bagues. — Estelle en veut quatre, et veut qu'on les envoie dans quatre lettres. « *parce que, dit-elle, cela fera que j'aurai* » *quatre fois des nouvelles de ma petite sœur. Elle ne m'écrit pas* » *assez souvent...* » Elle a vu que cela lui ferait du bien. — Elle a bien fait de se frotter de neige. (A 2 h. 5 m.) « *Est-ce vous,* » *Angeline? — M. D., continuez les passes ; je veux savoir si Ange-* » *line vient...* » M. D. lui demande comment est Angeline « *J'ai* » *vu, dit-elle, (avec un accent solennel et presque prophéti-*

P

» que), j'ai vu des colonnes et des marches. Le reste était entouré
» de nuages. Angeline descendait les marches. Elle avait un voile
» blanc comme la neige, jeté sur la tête, de manière à bien laisser
» voir sa figure. Ses longs cheveux flottaient au gré des vents. Un
» vêtement aussi blanc que le voile, descendait aux pieds et laissait
» les bras nuds. Son visage est légèrement coloré. Ses grands yeux
» bleus sont pleins de douceur et de bonté. Elle a un joli nez, une
» jolie petite bouche, de petits pieds, de belles mains. Enfin une
» figure céleste, si belle..., si belle et si bonne, que jamais aucun
» homme, même dans ses rêves les plus brillans, n'en a pu former de sem-
» blables. Tout en elle respire ce qu'elle est ; UN ANGE CONSOLATEUR...
» Elle dit ensuite : « Je pense à vous, Angeline ? Est-ce vous ? —
» (A 2 h et 30 m.) Ah ! les voilà... Pansia est restée en arrière. —
» J'ai très-bien fait de frotter mes jambes avec de la neige, n'est-ce pas ?
» Demain point d'électricité, dites-vous ?... — Bien ; point d'électricité.
» — M. D. ? encore une cuvette de neige. » — (Zéalida va chercher
Pansia. — Estelle se frotte encore de neige). — « Ah !... Bonjour,
» Zéalida !... Bonjour, Pansia !... Vous me trouvez en opération !!!
» Vous m'approuvez, n'est-ce pas ?... » Elles disent Oui. — « Et,
» demain, que faudra-t-il faire ? — Toujours de la neige et de la
» bière. — Et au dîner ? (Elle écoute). Ah ! des macaronis au
» beurre sans fromage. » — (Les jambes, après la friction sont
aussi chaudes qu'aupara....., pour ne pas dire plus). — « Pansia ne
» veut point d'éle...... pour demain. — On peut me brosser les
» jambes, mais point de liniment. — Il me faudra un petit remède, et
» le magnétisme ; car, mon cher M. D., ni mes amies, ni moi
» ne donnons congé pour cela, c'est trop bon pour Estelle... Cepen-
» dant, vous pourrez aller à Anneci voir votre famille et tirer le
» gâteau des Rois. » — (A 45 m.) Estelle termine la friction des
jambes en les frottant avec de l'or. « Je veux me frotter la tête
» de neige, dit-elle ensuite, cela me fait du bien ; n'est-ce pas,
» Angeline ?

M. D. nous ayant observé que le magnétisme est peu connu encore
sous le rapport de son essence et sous le point de vue thérapeu-

lique. Estelle répond vivement, en poussant un grand soupir...
« *Ah! oui, malheureusement.* » — Elle continüe à se frotter de neige
la tête et les mains, et demande à Angeline ce qu'on doit lui
donner à son réveil ? — « *Une pomme cuite?....Oui, bon, une*
» *pomme cuite.* » — (A 55 m.) « *Toujours des passes, M. D.—Que*
» *dites-vous, chères amies, de l'insufflation?... M. D. peut la faire.* »
M. D. souffle trois fois sur les genoux, en alongeant autant que
possible son expiration. — L'effet en est très-marqué sur toute
l'extrémité inférieure qui y correspond. — « *Il faut chauffer mon lit,*
» *et éviter que j'aye froid à mon réveil* » (magnétique). — (Il y a 3
heures et cinq minutes que dure la séance.) « *M. D. , Magnétisez,*
» *s'il vous plaît, mon chocolat, il en sera meilleur.* »—(A 3 h. et 12 m.)
» *Je vois un nuage rouge.—Chère Angeline, je suivrai toutes vos ordon-*
» *nances. — Adieu à toutes* (très-vivement), *revenez, revenez demain.* »
— Estelle embrasse trois fois M. D. , fredonne quelques instans,
— *Assez de passes,* dit-elle, et elle se réveille immédiatement.

A l'électrisation d'aujourd'hui, Estelle avait eu deux crises manifestement produites par l'electricité : la première s'est prolongée
assez long-temps. Interrogée pourquoi cela avait lieu, elle a répondu:
» *parce que la montre s'est arrêtée...* » Effectivement la montre était
écoulée. M. D. l'avait *fait exprès*, en ne la montant que pour un
temps donné, afin de voir s'il rencontrerait chez Estelle le phénomène dont il s'agit : phénomène qu'il avait déjà observé sur
quelques autres de ses cataleptiques. — Elle a fait alors ôter les
chainettes qui lui touchaient les pieds, parce que le cuivre jaune,
dont elles étaient composées, la fatiguait. Il y a eu dans cette
première crise plus de lipothymie que de spasme. Dans la seconde
au contraire, il y a eu plus de spasme que de lipothymie, et
les extrémités inférieures en sont restées dans un état de roideur
complète. Elle a prié M. D. de les lui déraidir ; ce qu'il a fait
aussitôt par la pression de son doigt sur le trajet des nerfs.
D'un côté, en pressant sous les chevilles, le pied a été immédiatement assoupli : en pressant ensuite sous le jarret, la jambe

est devenue souple comme le pied ; enfin en pressant à l'aine, la cuisse s'est assouplie comme le reste, et alors Estelle a pu alonger et plier à volonté toute l'extrémité pelvienne de ce côté-là. Mais l'autre côté restait raide. Alors M. D., en pressant avec un doigt le pli de l'aine, a déraidi toute l'extrémité à la fois. M. Duveau nous a expliqué ces phénomènes par l'action *électro-magnétique*, agissant sur un tronc nerveux et par-là, sur toute la région où ce tronc envoie le sentiment et la vie. D'autres fois, M. D. a déraidi les deux extrémités inférieures à la fois, en pressant en même temps les deux *plexus* inguinaux. Comme encore nous le lui avons vu faire, en saisissant d'une main un pied par l'extrémité des orteils, et de l'autre main le pied opposé de la même manière. Dans la plupart des cas, les deux extrémités se déraidissaient graduellement et assez vite, peu d'instans après. C'est ce que M. D. appelle *agir sur la malade au moyen du cercle galvanique.*

Du 31 Décembre. A 1 m. de magnétisation, apparaissent déjà les grains de feu. — (A 2 m.) Les mains d'Estelle sont paralysées. Elle fait enlever son schall *parce qu'elle a trop chaud.* — (A 4 m.) Elle est endormie à moitié. — (A 8 m.) Elle dit à M. D. : « Mon-
» sieur, *depuis hier je m'aperçois de quelque chose qui me fatigue*
» *sur vous ; je ne sais pas ce que c'est... mais , il est sûr qu'il y a*
» *quelque chose qui n'existait pas ces jours derniers...* » Effectivement, M. D. avait apporté, hier et aujourd'hui, dans sa poche de côté, un petit barreau aimanté de quatre pouces, afin de constater sur Estelle quelques expériences *magnético-électriques*, qu'il avait déjà faites sur d'autres malades, mais dont M. D. ne nous avait point parlé. Il le quitta quelques instans après, en le déposant loin de la malade. Et dès ce moment, Estelle ne se plaignit plus de rien... — (A 10 m.) Estelle demande des serviettes pour ne plus reposer sur la laine à nud. — Le carré de la clef de montre l'ayant touchée à un doigt, elle dit que cela lui a fait mal, *en la brûlant.*
— (A 11 m.) Elle est endormie aux trois-quarts. — Elle détache son bonnet, porte la montre au front, puis à la tête : elle place

sa pièce de cent francs au sinciput. — (A 14 m.) Elle observe que le point de réunion de deux métaux différens la fatigue, en lui donnant des espèces de commotions électriques. — Il ne lui manque plus qu'un quart de degré pour être complètement endormie. — (A 18 m.) Estelle demande des ciseaux et de la neige. Elle coupe encore de ses cheveux, et il y a beaucoup plus de mouvement dans les jambes. — Elle se coupe une mèche de cheveux à gauche et deux mèches à droite, sans vouloir nous en dire la raison.

— (A 24 m.) Estelle retrousse ses manches; se frotte les bras avec de la neige. Elle s'en frotte ensuite la tête. — (A 35 m.) Elle place *sa pièce* (celle de cent francs) au sommet de la tête; joue avec la montre. — Et elle nous avertit que, *maintenant, quand elle sera réveillée, elle pourra manger de la neige sans sucre, lorsqu'il s'agira de calmer un mal de cœur.* (La température atmosphérique était à ce moment à 5° au-dessous de zéro). — (A 47 m.) Elle demande une nouvelle assiette de neige; elle prend l'épingle d'or de M. D. pour en manger; elle en met sur le sinciput, au front, au nez, sur la bouche. Un hoquet, qu'elle avait depuis la veille, cesse par l'application de la neige, pendant qu'elle en mangeait; et surtout en mettant la montre d'or, l'épingle et la pièce de cent francs au bas du dos, dans la région des reins.

Après une heure de magnétisation, Estelle chante... Elle s'interrompt, *parce que*, dit-elle, *elle a du chagrin de n'être pas à la maison pour le jour de l'an.* — (A 1 h. et 7 m.) Elle avait préparé des bonbons pour M. D. et elle veut absolument qu'il les prenne. — (A 1 h. et 10 m.) Elle frotte vivement ses jambes, puis elle dit : « *M. D., il faut continuer vos passes. — Les passes en long du haut » en bas, m'endorment et me font entrer dans le corps un fluide doux et » calmant* ». — Elle frotte ses jambes avec la montre : mais toujours du côté de l'or. — (A 1 h. et 50 m.) Elle pose la montre sur le pli de l'aine, d'un côté, et la pièce de cent francs de l'autre. Elle a l'air de réfléchir... Puis, cinq minutes après, ELLE MET D'ELLE-MÊME LES DEUX JAMBES HORS DU LIT... S'ASSIED... ; et au moment qu'il était le moins possible de s'y attendre, ELLE SE LÈVE DEBOUT, ET puis M. D. de lui tendre la main pour l'aider à marcher. — Nous regardions tous... nous n'osions en croire à nos yeux, car jusqu'alors toutes les scènes de somnambulisme et de magnétisme s'étaient passées au lit, et sans déplacement. — Estelle s'avance. — Elle s'approche de moi (c'est toujours Mad. sa mère qui parle), m'embrasse tendrement, embrasse M. D. ; puis elle me dit avec malice... « Eh bien, Maman ! crains-tu encore que la neige me fasse « du mal ?... » Elle retourne sur son lit : elle en redescend bientôt, demande à M. D. de la soutenir du bout du doigt. — Alors elle traverse la chambre, et va dans l'alcôve chercher une assiette qu'elle avait préparée pour mes étrennes du premier jour de l'an. — Les yeux sont complètement fermés pendant toute cette scène, et l'avaient été dès la quatrième minute du début de l'opération. D'ailleurs l'appartement n'avait pour toute lumière qu'une veilleuse ordinaire, cachée derrière un tambour, et elle n'éclairait que le point où j'écrivais au fur et à mesure, dans mon journal, tous les détails des séances.

Estelle ayant été prendre l'assiette en question, qu'elle avait fait préparer à mon insu, et où se trouvaient du fruit, des raisins, des bonbons ; elle vint me la présenter dans le petit coin où je me trouvais, traversant de nouveau l'appartement et en me faisant les souhaits de la bonne année. Elle retourne chercher une autre assiette et la porte à Emilie (sa bonne) qui déjà était couchée au fond d'une grande pièce voisine. Elle s'approche de son lit et lui dit avec le même air de malice et d'espièglerie... « Hé bien ! « Emilie, le magnétisme me fait-il encore du mal ? Est-ce toujours une « bêtise ?... Est-ce que je fais encore semblant... allons, point de « rancune, prenez vos étrennes (*). »

____

(*) Emilie, comme les domestiques de tous les temps, jugeant les moyens employés sur Estelle d'après ses connaissances et les dit-on, avait souvent ri du magnétisme et de l'électricité, ainsi que de la neige employée par un être aussi chétif et qui ne pourait vivre qu'en-

Elle se retire ensuite de la chambre d'Emilie en dansant, et se soutenant à peine au doigt de M. D., et elle retourne sur son lit ; alors, d'un ton de voix affectueux et pénétré de reconnaissance, elle remercie M. D. des soins qu'il lui a donnés jusques-là, lui dit combien elle est heureuse d'être venue à Aix, et l'assure que toute sa vie elle pensera à lui et à la gratitude qu'elle lui doit.

« Vous êtes si bon, si patient, dit-elle ; je vous aime tant ; oh, » oui ! je vous aime tant !!! Mais nous ne sommes pas encore au bout, » ajoute-t-elle : quand je me réveillerai, tout-à-l'heure, je serai pa- » ralytique, comme auparavant ; mais nous ne reculerons pas.. et » chaque jour mon exercice en somnambulisme fortifiera mes membres ; » le magnétisme y donnera de la vie, et les inspirations de mon instinct » feront le reste... mais, je vous en prie, mon bon M. D., empêchez, » s'il vous plaît, qu'on me contrarie ; car cela me fait beaucoup de » mal et peut prolonger ma maladie bien long-temps... bien long- » temps... et même l'aggraver encore. »

Il était minuit, Estelle descend de nouveau de son lit, sans vouloir qu'on l'aide, *même M. D.* Elle va dans l'armoire, destinée à la desserte de l'ordinaire des repas, elle en apporte une assiette de méringues ; elle en mange la moitié d'une ; elle veut que M. D. en mange une entière, et elle nous en offre à tous ensuite. Elle fait le tour de son canapé, en s'aidant d'une chaise seulement pour se soutenir. Si on veut l'aider, elle se fâche, et dit : *« Laissez-moi faire, je sais bien ce qu'il me faut. »* Puis elle vient s'asseoir sur mes genoux et veut que M. D. se mette tout près d'elle ; elle demande de la neige ; elle s'en

touré de duvet. Estelle en avait été piquée au vif, et fut bien aise de lui en faire le reproche ; mais plein de bonté et de malice en même temps, en lui montrant *les tours de force* qu'elle faisait en ce moment-là, et qui nous étonnaient tous... Estelle seule avait l'air de regarder tout cela comme une chose toute simple et toute naturelle.

frotte encore les jambes, et me répète souvent, avec un petit air malin : « Eh bien, *Maman ? crois-tu que la neige m'enrhume ?* » Elle en lance, par espièglerie, à diverses personnes qui se trouvaient dans la chambre... leur témoignant ensuite son regret, d'avoir été si étourdie. — Elle me caresse de nouveau, embrasse M. D. encore, etc., etc.

Si dans ses tendres caresses elle me touchait le visage, il la brûlait, et aussitôt elle prenait la main de M. D. qu'elle passait sur la *région brûlée*, comme pour y détruire la mauvaise impression reçue. Bientôt elle s'anime : parle avec vivacité, nous dit des choses fort drôles ; nous plaisante tous, sans jamais perdre son sérieux. Quand on lui demande comment, avec ses yeux fermés, elle ne se trompe jamais... « *Mais je sens tout, dit-elle, M. le*
» *Dr Despine fils peut venir à présent quand il voudra... je pense*
» *qu'il ne dirait plus que je fais* exprès *de me donner des forces.* »

Estelle veut retourner sur son lit. Sa pièce de cent francs tombe... Elle perd aussitôt ses forces et tombe à terre elle-même. Dès que la pièce a été retrouvée, et qu'elle en est saisie de nouveau, elle se relève : traverse la chambre, marchant toujours sans autre appui que le bout du doigt de M. D. et demande que nous *fassions la chaîne* pour augmenter ses forces (*). Elle se couche ensuite. Elle a l'air heureux... et moi ! (c'est toujours Mad. L*** qui parle)... Et moi !!! bien plus encore ; en acquérant la certitude que cette pauvre petite malade pouvait enfin guérir, en y mettant les soins, la patience et la persévérance nécessaires ; car tout ce que nous venions de voir, ne pouvait s'allier avec la pensée d'une maladie organique de la moelle de l'épine, ou des parties solides ou molles qui lui servent d'enveloppe ou d'étui. Dieu veuille rendre

---

(*) *Faire la chaîne*, dans le langage électro-magnétique, c'est se donner la main de l'un à l'autre. Plus il y avait de monde à la chaîne, au bout de laquelle se trouvait Estelle, plus elle disait en acquérir de forces ; chaque personne, sans doute, y fournissant sa quote part.

au centuple à M. DESPINE tout le bien qu'il vient de me faire; car c'est à sa perspicacité que nous devons d'avoir découvert la nature de cette inconcevable maladie; c'est à son zèle qui sait surmonter tous les obstacles, et à son expérience, que nous devons de n'avoir pas désespéré d'Estelle; comme encore, d'avoir découvert la meilleure des méthodes de guérison pour une maladie qui, jusqu'alors, avait déjoué toutes les connaissances et toutes les prévisions médicales.

— (À 2 h. et 15 m. du matin) (premier janvier 1837). Estelle demande de nouvelles passes longitudinales à M. D. *Cela me fait entrer un bon chaud dans le corps,* dit-elle. — Un instant après, elle s'écrie : *Est-ce vous, ANGELINA?.. Elle reste pensive et silencieuse un moment. — Ha! c'est vous, PANSIA et ZÉALIDA : où est donc ANGELINE?... Bon... Elles vont la chercher. — (ZÉALIDA reste). — Dites-moi, ma chère ZÉALIDA : dites-moi, je vous prie... que pensez-vous de ce mécanisme d'or et de fluide?... Il fait agir un petit fer pensant!!! C'est mon aimant, à moi. — (ANGELINE arrive). — ANGELINE, n'est-ce pas qu'il est bien bon ce M. D.? — Maman? il faut écrire pour les bagues et la montre de papa. — La scène de ce soir est d'un bon augure. — Je dois aujourd'hui manger à mon dîner des boulettes au sucre. — Du lait et de la bière, toujours.... et si j'ai encore de l'indigestion, il faut me mettre une grosse pièce d'or sur l'estomac et me frotter le front avec de la neige. — Demain, repos complet, sauf le magnétisme... — Ah! que je voudrais avoir un joli petit oiseau!... — Vous me quittez déjà, chères amies?.... c'est bien vite!!! Adieu... adieu... adieu... assez de passes, M. DESPINE. Réveil.*

Je ne pousserai pas plus loin le détail minutieux dans lequel je suis entré jusqu'au 31 décembre inclus, par rapport aux crises.

Q

Je l'ai cru nécessaire pour faire bien comprendre au lecteur, peu habitué à cet ordre de phénomènes, la marche graduelle qu'a présentée notre intéressante malade par rapport aux progrès journaliers qu'elle faisait dans ses facultés locomotrices.

Dès à présent nous traiterons les choses d'une manière plus concise et plus large. On trouvera, note N.° 13, quelques fragmens de ma correspondance au sujet de cette singulière maladie, soit avec des médecins qui avaient vu Mlle Estelle à Aix, dans l'été de 1836, soit avec d'autres personnes qui y prenaient intérêt. Ces fragmens de correspondance serviront mieux que tout ce que je pourrais dire, à faire connaître les idées conçues d'abord et les sentimens divers qu'avaient successivement fait naître, chez les uns et chez les autres, l'apparition des phénomènes nerveux insolites qu'a présentés cette longue et douloureuse maladie et le développement graduel qu'ils ont offert.

———

N.° III.   (P.° 42).

Estelle nous a offert une multitude de phénomènes nerveux, plus ou moins insolites. Des phénomènes *purement* électriques, galvaniques ou magnétiques, et des phénomènes *mixtes* d'électro-galvanisme, d'électro-magnétisme, etc., etc.; tous très-curieux en eux-mêmes, et qui se sont succédés, ou montrés en même temps. Leurs anomalies, leurs variétés, leur apparition quelquefois inattendue, d'autres fois graduelle et successive, suffiraient seules pour composer de gros volumes, si je voulais entrer, à leur sujet, dans tous les développemens nécessaires, pour faire la juste appréciation d'un chacun. Mais je n'en entreprendrai pas la tâche, parce qu'elle nous mènerait trop loin. Je me bornerai donc aujourd'hui, à parler de ceux qui me semblent être d'un plus grand intérêt, soit à cause de leur nouveauté, soit à cause de la singularité de leur forme et de leur allure. Et, en laissant hors ligne, tous ceux qui appartiennent à la pathologie proprement dite , je m'attacherai à ceux qui semblent être plus spécialement du domaine de la physiologie , et en particulier , à ceux qui semblent le résultat d'une *action matérielle* sur la sensibilité , et que j'appellerai, si l'on veut, *action physique et mécanique*. Telle est celle que j'ai rencontrée dans les métaux et dans les substances minérales ; selon leur nature , et selon leur cristallisation plus ou moins parfaite ; en les considérant sous le point de vue seul , de l'*électro* ou de la *galvano-métrie*.

Dans les affections nerveuses , il serait difficile de tracer une ligne franche de démarcation , entre les phénomènes appartenant à la physiologie , et ceux qui appartiennent à la pathologie soit à l'*état maladif* proprement dit. Estelle était fort souffrante depuis plusieurs années ; tout , par conséquent , était anormal chez elle. Cependant , en faisant son histoire , j'appellerai , et je comprendrai sous la dénomination de *phénomènes physiologiques*, les phénomènes *réguliers de la vie*, qui , malgré l'état extraordinaire d'exaltation de la malade , se sont présentés sans une altération organique véritable. Cette division comprend donc plusieurs aberrations fonctionnelles, lesquelles, au fond, sont de vrais phénomènes pathologiques, puisqu'ils s'écartent de l'ordre ordinaire et naturel de l'*état de santé*. Mais il n'est pas question ici de disputer sur les mots , il suffit de s'entendre.

J'ai dis f.ºs 26 et 27 que nos Bains chauds et la Douche n'avaient jamais excité , chez notre jeune malade de Neufchâtel , des transpirations fortes et abondantes , comme ils les provoquent ordinairement chez les autres Baigneurs : malgré qu'elle ne pût les prendre qu'à une température de 28 à 30 degrés R.

J'ai dis au f.° 28 que l'électrisation , dès qu'elle était portée au-delà d'une certaine mesure, provoquait un état de lypothimie ou de syncope , analogue au premier degré de catalepsie ou de somnambulisme : qu'Estelle ne mangeait rien de toute la matinée : que le régime maigre lui convenait infiniment mieux que la viande, le bouillon gras et tous les alimens de la même classe, qui la fatiguaient horriblement.

J'ai dis encore que, jusqu'au 22 décembre (1836), on la faisait beaucoup souffrir, toutes les fois qu'on lui imprimait le moindre mouvement de locomotion : qu'elle ne permettait pas qu'on lui touchât le dos ; et que, s'habiller et se déshabiller, se placer sur une chaise longue, etc. étaient un vrai martyre pour cette jeune personne qui, depuis l'application des *moxas*, n'avait plus pu se remuer d'elle-même dans son lit ; et qui n'avait pu, jusqu'à son arrivée à Aix, supporter sans s'évanouir, toute autre position que l'horizontale. La sensibilité du dos était encore telle alors, qu'elle ne me l'avait laissé explorer qu'une seule fois, depuis cinq mois qu'elle était entre mes mains : et encore ne me l'avait-elle permis, que dans la crainte où elle était, des nouveaux *moxas* qu'on lui avait prescrits à Neufchâtel, et dont je lui laissais espérer la non-apposition, si je n'y trouvais pas une indispensable nécessité. Nous attribuions, il est vrai, à de la douilleterie le refus constant que nous faisait la malade de se prêter à nos explorations ; mais la suite nous a prouvé, que ce qu'elle nous disait était parfaitement vrai : c'est-à-dire, que réellement elle ne souffrait dans toute cette région, qu'à cause de l'excessive sensibilité de la peau, sur toute l'étendue du *rachis* : et non pas à cause d'une affection profonde du système osseux, comme on l'avait cru.

En effet, dès que l'action vitale *électro-galvanique* a eu lieu sous l'influence du magnétisme, la sensibilité de la peau, qui était si grande, ayant disparu, notre jeune malade s'est laissée toucher sur tous les points de la région dorsale, de l'*occiput* au *sacrum*; et s'est soumise, sans opposition, à toutes les recherches que nous désirions faire, pour nous assurer de l'intégrité de la charpente osseuse du dos et du coffre thorachique ; mais, cette faculté disparaissait, dès que cessait l'influence magnétique, pour reparaître de nouveau sous l'influence d'une nouvelle magnétisation. Est-elle était encore tellement frileuse à cette époque, qu'on était obligé de l'envelopper de duvets et d'ouates de toutes parts, et de l'entourer de cruches d'eau chaude pour l'empêcher d'avoir froid.

C'est au f.º 30 que nous voyons la première séance magnétique. La jeune malade, qui en avait ri jusqu'à la 20.ᵉ minute, commence alors à sentir l'action de ce nouvel agent : elle en apprécie la valeur d'elle-même ; elle change de langage à son sujet, et ce changement a lieu *du tout au tout.* Elle s'endort en partie ; et, dès cette séance, apparaissent les premiers phénomènes électro-galvano-magnétiques, dont la longue série se développe ensuite. C'était le 22 décembre, Estelle était à Arx depuis le 15 juillet ; et pendant ce long inter-valle, *cinq mois,* ce qu'elle avait obtenu de sa cure, était si peu de chose, qu'on pouvait le considérer comme rien, en le compa-rant au développement qui eut lieu dans les derniers jours de dé-cembre.

Le 23 Décembre (f.º 31 et suivans), l'impressionnabilité à l'in-fluence électrique s'est considérablement accrue, et le magnétisme produit déjà des phénomènes remarquablés. Le sommeil est presque complet. Elle aperçoit et discerne très-bien le fluide sortant du bout des doigts du magnétiseur. Elle fait éloigner le duvet et l'eau chaude, dont elle n'a plus besoin pendant qu'elle est sous l'influence magné-tique. L'*atmosphère* de sa mère la fatigue si elle s'en approche. Elle commence à se prescrire ce qu'il lui faut. Elle confirme que le régime maigre convient à son état. Elle *voit,* les yeux fermés, ce qui se passe autour d'elle ; indique le genre de *passes magnétiques* qu'il faut lui faire. Elle sent le magnétisme agir graduellement sur elle, et la marche qu'il suit en agissant : *marche qui est tout-à-fait anatomique :* science dont elle n'avait jamais eu la plus légère notion. Elle sent qu'il ne peut agir que graduellement, et que, par conséquent, il ne faut pas vouloir *tout faire à la fois.* Elle sent que certaines *passes,* cer-taines *pressions magnétiques* ont plus ou moins d'effet sur elle ; et enfin elle décrit très-bien les effets magnétiques, que le soufle chaud et le soufle froid de son magnétiseur opèrent sur elle.

Le 24 Décembre (f.º 34). Troisième séance de magnétisation. Estelle avait passé l'une des meilleures nuits de sa vie. Elle sent que l'électrisation lui devient moins nécessaire, à mesure que l'action magnétique se prononce davantage sur elle. Elle s'endort, ce jour-là, dès la 2me minute; à la 6me, ses yeux sont *fermés comme une boîte :* elle y aperçoit une multitude de *grains de feu.* Vers la 10me minute, des soubresauts convulsifs et involontaires se font apercevoir partiellement, partout sur les membres paralysés, où s'exercent des passes magnétiques. A la 15me minute, elle voit, *les yeux fermés,* tout ce qui se passe dans la chambre où elle était. A la 35me minute, elle *devine la pensée* d'une des personnes présentes ; et, dès la 40me, elle a une succession de *visions fantastiques,* de toute espèce. A 60 minutes, elle aperçoit, ayant toujours les yeux fermés ou *cloués,* comme elle les appelle, des points lumineux, soit des *aigrettes électriques* au bout de chacun des doigts du magnétiseur. Un quart d'heure après, ANGÉLINE, son génie tutélaire lui apparaît ; et cet *esprit familier,* comme disait SOCRATE du sien, devient son guide en tout, son Mentor, son consolateur, son premier médecin ; elle a avec lui, une longue conversation sur son état..... Dès ce moment, sa guérison lui est assurée ; et nous voyons se développer rapidement chez notre petite malade, tous les phénomènes de l'extase, de la catalepsie et du somnambulisme.

Je ne la suivrai point dans le détail de ce rapide développement : ce serait beaucoup trop long, et beaucoup trop fastidieux pour le lecteur. Je grouperai plus bas ces phénomènes, d'après leur nature et leur principal caractère, lorsque j'aurai parlé d'autres malades de la même espèce, chez qui ces phénomènes se sont aussi montrés. (*Voyez Note N° 25*). Mais je ne puis m'empêcher de rappeler ici que c'est le 22 décembre qu'a commencé la magnétisation d'Estelle : que cet enfant, à peine âgé de 11 ans, était encore *cul de jatte* à cette époque, et l'était depuis plus de deux ans ; que c'est deux jours après, que, sous l'influence des passes magnétiques, et *seulement pendant qu'elles ont lieu,* que se manifestent, chez elle, les premiers mouvemens musculaires spontanés un peu remarquables des extrémités inférieures ; qu'ils se développent avec rapidité les jours suivans, sous la même influence ; que le 28, *six jours après*, Estelle, après s'être frottée avec de la neige récemment tombée, se met sur son séant, secoue en l'air ses jambes l'une après l'autre; les relève ensemble à 18 ou 20 pouces au-dessus du canapé sur lequel on l'avait placée pour la magnétisation. Que le 29 décembre se manifeste, pour la première fois sur elle, l'influence électro-galvanique de l'or : que le 3o, Estelle ayant les yeux fermés et *clos* comme d'ordinaire, pendant le sommeil magnétique, se fait apporter des ciseaux et un peigne ; se coupe les cheveux, les natte, fait sa toilette avec autant, et même beaucoup plus de dextérité, que ne le ferait une petite-maîtresse très-clairvoyante, aidée d'une *psyché* et de tout l'attirail du boudoir ; qu'elle continue son traitement avec la neige, malgré sa poitrine délicate, malgré les *points* qui la fatiguaient habituellement sur toute la périphérie du thorax ; malgré enfin la petite toux d'irritation qui, long-temps, avait fait craindre chez elle un état tuberculeux de poumon; qu'elle en applique au synciput et en mange, en la saisissant très-adroitement avec une *épingle d'or*, dans la cuvette où elle en avait fait apporter.

Le 31 enfin, ayant été mise en somnambulisme au moyen du magnétisme ; après avoir renouvelé sa toilette, s'être fait de nouvelles applications de neige, Estelle se lève seule et marche... annonçant toutefois que *ces merveilles du magnétisme cesseront au sortir du somnambulisme; mais qu'il ne fallait point s'en inquiéter, parce que cet état extraordinaire reparaîtrait de nouveau, par les nouvelles magnétisations ; qu'il cesserait de nouveau avec ses crises ; mais que cette guérison momentanée, bien qu'elle ne fût pas permanente, ne laisserait pas que de ramener, peu à peu, la nature à son état normal, en la retirant par une gradation insensible, de l'état contre-nature où l'avait plongée si long-temps sa cruelle maladie ; etc., etc., etc.*

Elle annonça même que la marche de l'amélioration de son état ne paraîtrait pas progressivement, mais qu'elle se manifesterait par *bonds* et par *sauts* : c'est-à-dire, que sa guérison se *mitonnerait dans le silence*, et sans se faire trop apercevoir ; mais qu'elle se montrerait ensuite tout-à-coup : ou plutôt, en trois ou quatre coups d'éclat : au moment où l'on s'y attendrait le moins.... ce dont toutefois, elle serait instruite elle-même dans le temps, par quelque chose d'extraordinaire qui se préparait en elle ; qu'elle ne savait pas encore ce que c'était ; mais qu'elle nous en aviserait en temps opportun ; ajoutant, qu'il ne fallait point s'en impatienter, parce que, disait-elle, *les choses ne pouvaient aller aussi vite qu'on le voulait.* Toutes ces révélations n'avaient lieu que dans l'état de crise et le somnambulisme. Elles se sont montrées de nouveau toutes les fois qu'Estelle *était remise sur la voie...* et, tout souvenir, chez elle, en était effacé au réveil. (*Voyez Notes N.*° 17).

Enfin au f.° 41, on voit la malade éprouver de la manière la plus manifeste la *force* électro-galvanique des métaux ; et cette influence s'élever assez promptement au *maximum* de sa puissance. Ce fait étant un *phénomène constant* chez les personnes qui se trouvent dans le sommeil magnétique, ou dans des états analogues survenus spontanément : et ne croyant pas qu'il ait encore été signalé dans la science, du moins avec un développement satisfaisant et intelligible pour ceux qui n'en ont jamais été témoins : je saisis l'occasion d'en parler ici, en exposant avec quelque détail ce que j'ai observé moi-même.

Dès le début de mes recherches sur les phénomènes nerveux, tout particuliers, que présentent les malades atteints de catalepsie, c'est-à-dire depuis les années 1820, 1821 et 1822 (*Voyez Notes N.*° 19), je m'étais aperçu de la singulière *a.   élence* que ces malades montraient pour l'or, et surtout pour l'or le plus pur. Je m'étais aperçu également de l'influence manifestement différente qu'avaient sur eux le zinc, le cuivre jaune et le fer aimanté. Avant d'interroger ces malades, sur les sensations que ces métaux leur faisaient éprouver, je voulus en faire maints essais, pour reconnaître le plus ou moins de constance qu'ils pouvaient offrir dans la production et le développement de ces phénomènes remarquables ; afin d'en déduire la conséquence : ou *qu'ils dépendaient de quelque loi naturelle et positive qu'on n'avait pas encore eu l'occasion d'obser-*

ver,

rer, ou qu'ils n'étaient que le produit du hazard, du caprice ou de l'astuce des malades. Par cette exploration réitérée, dont je n'avais fait confidence à personne, ayant trouvé que ces faits se représentaient constamment les mêmes, chez les mêmes malades et lorsqu'ils étaient placés dans des circonstances identiques, je dus *en conclure que ces phénomènes appartenaient à un ordre naturel, soumis à des lois positives, non étudiées encore, mais qui devaient être aussi immuables que les grandes lois qui régissent l'Univers....* Il fallait donc les étudier, et c'est ce que j'entrepris.

J'avais alors deux malades atteintes de Catalepsie. C'était des filles du commun (Annette Roux et Micheline Viollet). Elles vivaient à 8 lieues de distance et ne se connaissaient pas (c'était en 1822). Je pouvais les avoir à ma disposition facilement, dans les deux domiciles où j'alternais alors ma résidence (Aix-en-Savoie et Annecy). Je profitai donc de cette facilité, pour exploiter scientifiquement les phénomènes nerveux que l'une et l'autre me présentaient.

Je dois observer ici que la première (Annette Roux), avait les cheveux d'un rouge ardent, le teint lentillé, les dents un peu gâtées : qu'elle avait toujours habité la campagne ; qu'elle était vive, peut-être même un peu emportée lorsqu'on la contrariait ; mais accommodante dans ses rapports sociaux, franche, se pliant à la volonté des autres, spirituelle, bonne et reconnaissante envers ceux qui lui faisaient du bien ou prenaient intérêt à elle. Elle n'était sujette ni à la jalousie ni à la rancune. Elle aimait une tenue propre et distinguée, et appartenait à une famille aisée de la campagne.

Micheline Viollet, au contraire, était d'une constitution sanguino-lymphatique, d'une taille avantageuse, ayant les cheveux d'un blond-châtain, longs et soyeux, les dents belles et d'une blancheur remarquable. Elle était spirituelle dans ses réparties ; mais, sans urbanité sociale et d'un caractère capricieux ; emportée si on contre-barrait ses volontés ; n'ayant de reconnaissance que ce qu'il en fallait pour ne pas être malhonnête envers ses bienfaiteurs ;

R

méprisant l'argent et le luxe d'ajustement ; négligée ou mettant peu d'importance à sa toilette, et parlant à cœur ouvert et sans déguisement, de qui, et à qui que ce fût. Elle était d'Anneci, d'une pauvre famille, et vivait du travail de ses mains.

L'une et l'autre avaient contracté leur mal par suite d'une frayeur de la même nature. Elles étaient religieuses, d'une délicatesse de mœurs et d'un désintéressement à toute épreuve : toutes deux avaient de 18 à 20 ans, étaient nubiles depuis plusieurs années, et tout se passait, à cet égard, avec régula.ité et sans dérangement notable.

Lorsque j'avais fait quelque expérience sur ma malade d'Anneci, j'allais la répéter sur celle d'Aix, et *vice-versâ*. Ensuite, la seconde et la troisième année je les mis en rapport de connaissance et d'amitié ; et dès lors je les étudiai l'une par l'autre. Je dois avouer ici, que pendant les deux premières années je n'ai point cherché à les guérir : Je tâchais seulement, d'adoucir leur position autant qu'il m'était possible. Mais, les phénomènes que je voyais, me paraissaient si extraordinaires, qu'il me semblait être de mon devoir comme médecin, de bien les étudier ; pour me mettre à même ensuite, de mieux servir les autres...... J'étais dans l'opinion que, les circonstances favorables pour ce genre d'étude ne pouvant se rencontrer souvent, je devais tirer tout le parti possible de celles qui s'offraient alors à moi spontanément et sans les chercher. D'après ces bases et sur ces données, je commençai mes expériences.

Dès le début de mes recherches sur les phénomènes nerveux que m'offraient simultanément mes deux cataleptiques, je m'étais aperçu que, quand Annette Roux voulait se soulager des douleurs intollérables qu'elle disait éprouver au sinciput, elle se frottait cette région de la tête, avec une petite montre d'or à savonnette, qu'elle avait demandée avec sollicitude, et qu'elle portait toujours suspendue au cou ; ou bien, elle glissait dans ses cheveux une grosse pièce d'or de cent-vingt francs (*).

Micheline Viollet, lorsqu'elle était en crise, saisissait avidement toutes les bagues, épingles, et monnaie en or, qui se trouvaient à sa portée. Elle les portait à sa bouche ; et, dès qu'elles y étaient introduites, je voyais cesser instantanément le *trismus*, principal phénomène de son état de crise ; cette cessation avait lieu tout-à-coup et comme par enchantement. Le cuivre jaune enraidissait les membres qui en étaient touchés. Un morceau d'acier placé entre les dents ramenait immédiatement le *trismus* ; mais l'or le dissipait toujours, dès l'instant qu'on l'y appliquait.

Ces phénomènes s'étant présentés à moi, pendant quelque temps, de la manière la plus constante, sans que mes malades se connussent encore, et par conséquent, sans avoir pu s'entendre, je dus avoir l'intime conviction qu'ils appartenaient à quelque chose de réel et de naturel ; inconnu encore, mais de si régulier, qu'il était important d'en étudier les lois, qui me semblaient devoir être d'un haut intérêt pratique dans la cure des affections nerveuses. J'interrogeai donc mes malades sur ce qu'elles éprouvaient et sur les motifs qui les faisaient agir ainsi. *« Belle question*, me fut-il répondu ; » *ne voyez-vous pas, M. le D^r, que cela me fait du bien ? Si je suis* » *glacée, ou si je brûle au sommet de la tête, l'or y égalise mes* » *nerfs et me soulage. Si mes dents sont serrées, l'or me les desserre.* » *En me frottant avec de l'or, je suis guérie. »*

A cette époque, je lus dans les Annales de physique et de chimie

---

(*) Cette grosse pièce s'appelait dans le pays un *carlino*, du nom de Charles-Emmanuel II de Savoie, qui l'avait fait frapper en établissant son nouveau système monétaire. L'or en était au-dessus du titre actuel des monnaies. Ces pièces disparurent promptement de la circulation, et l'on n'en trouvait déjà plus que comme *pièce de crédit* dans les familles aisées. Celle-ci avait été prêtée à la malade, par un ami de sa famille.

de Paris (avril 1823), un résumé des observations faites à Turin, par MM. les académiciens Avogadro et Michelotti sur l'électro-galvanisme des métaux, soit sur la capacité ou puissance galvanique de chacun d'eux, pour *produire les courans électriques*, et j'avais pris note de l'ordre ou échelle que ces savans avaient cru reconnaî-tre dans cette faculté (*).

J'avais déjà reconnu, comme je l'ai dit, que le *galvanisme*, soit l'*électricité métallique*, avait sur mes deux malades une action extraordinaire. J'avais aussi observé qu'il produisait une intensité d'effet infiniment plus forte que celle de l'électricité de la machine. Par exemple, ayant fait à sec sur une table, une chaîne de 80 disques (cuivre et zinc) chaque disque reposant d'un tiers sur le disque voisin, etc. etc. Si je faisais placer le doigt indica-teur de l'une des mains de ma malade, *pendant qu'elle était en crise*, sur le premier ou sur le dernier disque de la série ; et si ensuite je lui faisais toucher le disque terminant la chaîne avec l'index de l'autre main : à l'instant même du contact, la malade accusait la sensation d'une forte commotion électrique, d'une main à l'autre et au travers du corps ; et même, beaucoup plus forte que celle du carreau magique ordinaire, d'un pied de di-mension, fortement électrisé.

Je fis alors une autre expérience qui vint confirmer celle-là. Je pris une bouteille de Leyde : j'en plaçai l'armure extérieure sur un des bouts de la chaîne métallique dont je viens de parler ; et, avec le bouton de la bouteille, je frappai l'autre bout de la chaîne, dans l'intention d'expérimenter, s'il me serait possible de charger la bouteille de cette manière et suffisamment, pour obtenir une commotion sensible. Ce que j'avais soupçonné, se vérifia à la lettre ;.... mais j'obtins une telle secousse que jamais, me

---

(*) La série reconnue par ces MM. est la suivante : platine, or, argent, mercure, arsenic, antimoine, cobalt, nickel, cuivre, bismuth, fer, étain, plomb et zinc. Le platine serait donc l'extrême négatif de la série, le zinc l'extrême positif. *Voy. Ann. de physique et de chimie*, T. XII, avril 1823.

dirent mes malades, elles n'en avaient éprouvées de semblables.... (La bouteille, une fois déchargée, ne leur procura plus la moindre commotion). Ni les personnes présentes, ni moi, ni les malades elles-mêmes, *hors de crise*, en faisant la même épreuve, n'éprouvions rien de semblable.

Je sens bien que nous sommes obligés de nous en rapporter au dire de ces malades, pour les sensations accusées par elles ; mais, j'ai répété si souvent l'expérience, qu'il ne me reste pas le moindre doute sur la véracité de leur déclaration.

J'avais encore observé que, quand on était à table, ces malades, entrant en crise, avaient grand soin, en se servant de leur couteau, s'il était à virole d'un métal différent de celui de la lame, de ne jamais toucher ce couteau, là où se rencontrait le contact des deux métaux. Ainsi donc, un couteau à virole d'argent, de cuivre ou d'étain, n'était jamais saisi par mes cataleptiques en état de crise ou de somnambulisme, que par le manche ou la lame. Si par hasard il leur échappait de le toucher, au point du contact de la virole et de la lame; la malade le laissait tomber, ou l'abandonnait tout-à-coup, en se secouant les doigts, *les regardant* d'un air étonné, comme pour examiner ce qui venait d'y avoir lieu. Interrogées par moi sur la sensation qu'elles venaient d'éprouver et qui semblait si fort les avoir surprises, elles répondaient : *qu'elles avaient senti comme une étincelle de feu partir du couteau et leur brûler les doigts.* Une clef de montre d'or ou d'argent présentait le même phénomène au point de réunion du carré d'acier avec le corps de la clef. Aussi ces malades avaient-elles grand soin d'éviter de la toucher sur ce point ; et, quand nécessairement il fallait le faire, elles enveloppaient soigneusement la clef, de linge ou d'étoffe, pour pouvoir s'en servir sans la toucher immédiatement.

Ces faits qui se présentaient toujours les mêmes, à circonstances égales, me frappèrent. Je ne pouvais douter qu'ils n'appartinssent à un ordre régulier de phénomènes naturels qui avaient passé inaperçus jusqu'à ce jour : et je résolus de pousser plus loin mes recherches. Pour cela je me procurai de grands disques des divers métaux dont il avait été question dans les Annales de physique et de chimie, et je les remis à Nanette Roux en lui disant : *Nanette, voilà des pièces de divers métaux, voyons ce qu'elles vont produire chez toi, en leur donnant une chiquenaude?*

Je lui fis mettre alors une des pièces sur son champ, et appuyer le doigt *médius* de la main gauche sur le point le plus élevé du disque. Puis en donnant une chiquenaude au bord du disque tourné du côté de la main droite, avec le *médius* de cette main, la malade détermina sur son axe vertical, un mouvement de rotation à la pièce. A l'instant même, elle la laisse échapper, ... et avec elle un soupir de surprise. Interrogée sur ce qu'elle venait d'éprouver : *J'ai senti*, me dit-elle...., *j'ai senti comme une étincelle au doigt de la main droite, là où j'ai frappé la pièce, et un mouvement d'agitation intérieure a suivi mon bras gauche, depuis le doigt qui tenait la pièce, jusqu'au cœur.*

Il est inutile de dire que ces expériences ont été répétées maintes et maintes fois, et toujours avec les mêmes résultats. Il est inutile encore de rappeler que ces expériences n'obtenaient les résultats indiqués sur ces malades qu'en état de crise, et que je ne parle ici que des expérimentations que j'ai faites dans ce même état.

Mais, comme j'avais des disques de zinc, d'argent, de fer, d'étain, de plomb, de cuivre jaune, de cuivre rouge etc., je les soumis, tour à tour et successivement, aux mêmes expériences ; en prenant note à chacune, des effets observés. Annette Roux m'apprit alors que chacun des métaux offrait une notable différence dans les résultats. Chez l'un, l'impression électrique s'était étendue jusqu'à la phalangine ; chez l'autre, jusqu'au carpe, etc., etc. Dans une des expériences, l'étincelle avait été assez forte pour se faire sentir jusqu'au coude ; dans une autre elle avait été beaucoup plus faible, etc., etc.

Comme les disques ronds étaient assez difficiles à tenir en suspension et à faire mouvoir, je m'avisai d'y établir des espèces d'axes au moyen de deux petites pointes d'acier implantées aux points extrêmes d'une ligne tirée sur leur diamètre, et je recommençai mes expériences. Mais l'effet n'en fut plus le même ; la percussion imprima au disque ainsi suspendu comme une sphère parallèle à l'horizon, un mouvement beaucoup plus rapide ; et il en résulta que, du doigt qui frappait le disque au doigt qui le tenait en suspension, il y eut une véritable secousse électrique qui, du premier abord, surprit tellement la malade, qu'elle cessa ce jeu fatiguant à l'instant même; examina ensuite avec attention, les pièces qui avaient servi à l'expérience ; regarda ses doigts avec surprise ; les secoua, et recommença à plusieurs reprises la même opération : mais avec plus de précaution ; et s'essayant, pour ainsi dire, afin de ne pas trop faire et comme pour explorer elle-même les effets de la rotation de cette singulière machine électrique toute nouvelle pour elle. Bientôt cependant, ce qui l'avait d'abord si fortement surprise et épouvantée, devint un amusement et un jeu.

Toutefois, comme un disque d'or de la largeur et de l'épaisseur des autres m'eût coûté 250 francs au moins, je n'en fis point faire d'or pur, pensant obtenir le même résultat, d'un disque de cuivre doré à quatre couches. J'en fis donc confectionner deux de cette espèce chez l'un des meilleurs orfèvres-bijoutiers de Genève, qui mit à la dorure deux sequins de Hollande. Mais, quel ne fut pas mon étonnement, lorsque, soumis avec les autres disques à notre expérimentation, Annette qui l'avait trouvé d'abord fort joli quand elle était hors de crise, et qui s'en promettait monts et merveilles, se mit à me dire aussitôt qu'elle fut en somnambulisme : *Ah ! M. D., on vous a trompé, si on vous a vendu cela pour de l'or : oui, on vous a trompé indignement.... on vous a volé; car ici, il n'y a ni le poids, ni la valeur ; et, s'il y a de l'or, il n'y en a guère ; car la pièce me brûle presque autant que les autres quand je la touche, et ne me soulage pas comme ma pièce d'or.*

Ceci se passait en décembre 1823. Dès lors toutes les cataleptiques qui sont tombées dans ma clientelle, m'ont offert les mêmes phénomènes, plus ou moins nuancés. Plusieurs d'entre elles, auxquelles j'ai présenté des pièces d'argenterie en vermeil, qu'elles avaient admirées dans l'état de veille, les ont rejetées avec dédain, en somnambulisme : et il en a été de même de divers petits meubles de toilette, tels que bagues, colliers, bracelets, boucles d'oreilles en crysocale, en or faux ou cuivre doré. Hors crise, la beauté du travail, sa propreté, son brillant, avaient fixé l'attention des malades; mais dans l'état de crise, il en était tout autrement. *La seule valeur intrinsèque et métallique de la pièce; et, par conséquent, sa seule valeur sous le rapport de sa puissance électro-galvanique, la leur rendait précieuse, ou la leur faisait rejeter comme inutile.* Je me suis convaincu encore, que les idées religieuses, que quelques-unes de ces malades, auraient pu attacher à des bagues bénites ou à des médailles de dévotion, n'apportaient pas la plus légère différence dans la balance de leur appréciation. Lorsqu'il s'agissait de bagues en or bénites ou non bénites, c'était toujours la plus forte en poids, en masse ou en étendue, qui avait la préférence en crise, parce que c'était celle qui soulageait le plus.

Une chose qui m'a toujours singulièrement frappé dans ces expériences, c'est la régularité de l'ordre du classement des disques de métal fait par ces malades ; ordre qui répondait généralement, (je pourrai même dire toujours, tant il y a eu peu d'exceptions) à celui qu'avaient reconnu MM. Avogadro et Michelotti ; l'or occupant l'extrême négatif de la chaîne, et le zinc l'extrême positif ; et successivement de l'or au zinc venaient l'argent, le cuivre, le fer, l'étain et le plomb (*). Le platine a été placé immédiatement

---

(*) Plus tard je fis faire des disques quadrilatères dont les deux angles opposés pouvaient servir d'axes pour les mettre en mouvement, sans être obligé de recourir aux pointes d'acier. Mes expériences furent alors plus positives. Ce sont celles qui ont servi de base à la théorie que j'émets ici. Chez tous mes malades l'or, et l'or *le plus fin*, a constamment occupé *l'extrême négatif.* Quant au *platine*, elles

à côté

à côté de l'or, par mes malades, mais seulement *après l'or* et jamais *avant....* Le cuivre jaune et les métaux d'alliage , ont toujours considérablement fatigué ces mêmes malades : et leur place, dans cette échelle-galvanique, a dû varier beaucoup ; parce qu'elle devait nécessairement dépendre de la nature de l'alliage et du plus ou du moins de combinaison des métaux qui entraient dans sa composition.

Une pièce d'horlogerie, une montre, par exemple, a présenté chez ces deux malades (comme chez les autres ensuite. ainsi qu'on a pu le voir dans l'histoire d'Estelle) des effets tout particuli... que je classerai parmi les phénomènes galvaniques, comme les précédens, et voici pourquoi.

Phénomènes. Mes deux malades acquéraient plus de vivacité dans leurs mouvemens, lorsqu'elles avaient sur elles une montre d'or suspendue au cou ou ailleurs, par une chaîne du même métal (et à son défaut, par un ruban ou cordon de *fil* mais jamais de *soie ;* dont le seul contact, ainsi que celui du verre, de la pelleterie et des autres corps idiq-électriques, leur faisait éprouver, une sensation de brûlure très-manifeste). Si la montre était montée et si elle marchait régulièrement, mes malades ne tombaient point en syncope : mais elle survenait aussitôt que la montre se trouvait écoulée. Une montre ayant un verre , était saisie toujours par ces malades avec précaution, afin de ne pas toucher le verre, quoiqu'elles eussent les yeux fermés. Une montre d'or était préférée à une montre d'argent ; et à plus forte raison,

---

l'ont placé assez souvent entre l'or et l'argent, quelquefois immédiatement après l'argent ; mais , c'est à l'or toujours qu'elles donnaient la préférence étant en crise , *pour alléger les douleurs névralgiques* qui les fatiguaient.

Dans un des prochains N.^{os} de mes Observations de Médecine pratique, je donnerai un article sur la *puissance thérapeutique de l'or, dans les névralgies* , ayant recueilli, depuis 1825, une infinité de faits à ce relatifs.

S

à une montre dont la boîte eût été de cuivre, de crysocale, d'or de Manheim, ou de toute autre composition. La montre qui avait une boîte lisse, était aussi préférée à celle dont la boîte était accompagnée de relief, gravure, émail, et même d'or de différentes couleurs. Tels étaient les phénomènes que j'observai sur Annette Roux et sur Micheline VIOLLET, en 1822 et 1823. Tels ont été ceux que m'a présentés Estelle en 1836 et 1837. Tels sont encore ceux que nous ont offerts dans ces derniers temps Henriette BOUROLAT et Madame SCHMITZ-BAUD de Genève....

EXPLICATION. Voici comment j'expliquerai ces phénomènes, dont la constance dans mes expérimentations, m'a prouvé qu'ils devaient se présenter toujours les mêmes chez *les malades de* la même espèce; parce que la cause s'en lie manifestement à l'action galvanique des métaux.

Une montre est un *système de mouvement* composé de pièces en cuivre, en fer ou acier, etc. dont les unes sont à l'état métallique ordinaire, et les autres modifiées par la dorure. *Ce système* de pièces de divers métaux, est-il mis en mouvement ?.... aussitôt il en résulte une *puissance galvanique*, bien plus marquée que quand la montre est en repos et cela par suite des frottemens qui ont lieu entre les roues de cuivre, les pignons d'acier, l'axe des roues, et la platine de cuivre doré sur laquelle ils se meuvent. La traction du ressort d'un côté ; de l'autre, la résistance de la chainette placée sur un barillet d'un métal différent ; le balancement des pièces qui servent à régulariser le mouvement général, etc., etc. Quand tout cela se meut, qui pourrait douter qu'il ne doive en résulter des effets très-sensibles, sur des malades dont l'impressionnabilité est cent fois plus grande que dans l'état ordinaire ?.... surtout lorsqu'on a vu que le seul contact du point de jonction de deux métaux, sur un manche de couteau à virole ou sur une clef de montre, etc., etc. suffisait pour leur procurer la sensation d'une étincelle électrique ? D'ailleurs, on ne saurait aller contre des faits, surtout quand ces faits sont en harmonie avec nos connaissances actuelles en physique ; et lorsqu'ils se trouvent confirmés par les observations de tous les temps et de tous les lieux. Car, dans l'histoire nous retrouvons, à n'en pas douter, des nuances de phénomènes analogues à ceux que j'indique. Ils étaient inexplicables aux époques reculées, où les historiens les signalent, mais ils le deviennent bientôt maintenant, si l'on veut y apporter un peu de réflexion. (*Voyez les Notes N.*o 15).

La sensibilité de quelques-unes de ces malades, sous le rapport de l'*impressionnabilité* au mouvement de la montre, est telle, que, non-seulement la puissance *électro-galvanique* a une action bien marquée chez elles ; mais encore, la partie *rhythmique* du mouvement de la montre ne leur est point indifférente, comme on l'a vu chez Estelle. Une montre, qui avait son mouvement parfait, était préférée à celle dont le mouvement l'était moins, quoiqu'il fût bon. Madame Schmitz-Baud, qui était bonne musicienne (et dont l'état consiste à donner la dernière main aux pièces à répétition) rejetait avec dédain toute montre, qui, dans son mouvement, offrait la plus légère irrégularité. Louise Barakmann que J.h Franck vit en 1816 à Wilna, était tirée de sa léthargie, aussitôt que ce célèbre professeur, faisait l'application de sa montre sur une des parties du corps où la malade pouvait en sentir l'impression ; c'est-à-dire avoir la *perception* de l'impression communiquée par *la mise en mouvement* et le *rhythme* de la montre.

Dans Annette Roux, dans Micheline Viollet, dans Henriette Bourczat, j'ai vu souvent le mouvement d'une montre et celui d'une boîte à musique, *soutenir les mouvemens vitaux de ces malades*, et *leurs vibrations* rappeler *celles* des fonctions vitales qui *auraient pu cesser* dans plusieurs des circonstances graves où je les ai quelquefois trouvées, et par là leur procurer la mort. Estelle n'avait jamais eu connaissance des faits de cette nature observés par moi dans ma clientelle ; et cependant les choses *se passent chez elle*, à cet égard, *comme chez les autres*.... La montre marchait-elle ? Estelle marchait aussi : son somnambulisme devenait actif, et elle jouissait avec facilité de tous les mouvemens vitaux.... La montre s'arrêtait-elle ? La vie semblait s'interrompre subitement et s'arrêter aussi....

2

Peut-être, dira-t-on, ceci est l'effet de l'imagination; à laquelle on voudrait attribuer la majeure partie des phénomènes que présentent les maladies nerveuses, lorsqu'ils sortent un peu de la régularité de ceux dont nous avons l'habitude, et lorsqu'on ne peut les expliquer ni anatomiquement, ni physiologiquement. Mais par-là, qu'explique-t-en? Rien... L'on ne fait que reculer la difficulté sans la résoudre. Car je demanderai à ces *explicateurs*; qu'entendez-vous par imagination?.... Et je doute que leur réponse pût me donner une solution heureuse ! ! ! Mais il n'en paraît pas moins vrai que, quelle que soit la portion que l'on veuille accorder, dans les phénomènes dont il s'agit, à la faculté de l'ame qui a le pouvoir de créer des images plus ou moins fantastiques, le galvanisme doit avoir la plus grande part aux phénomènes électro-métalliques dont je viens de parler.

Ne serait-ce point encore à la même cause que nous devrions attribuer la préférence, que donnent toutes les personnes dont j'ai parlé, à la musique harmonieuse des instrumens à vent et à cordes de boyaux, sur la musique des instrumens à cordes métalliques; et le soin qu'elles prennent quand, en crise, elles touchent une guitare, d'éviter les grosses cordes de soie entourées d'un fil argenté?..... Ne serait-ce point aussi une cause analogue qui ferait, que l'harmonica et l'orgue agissent d'une manière si énergique, sur les femmes vaporeuses?....

Tous ces phénomènes sont fort curieux et dignes des recherches du siècle où nous vivons, soit de la part de MM. les physiciens, soit de la part des physiologistes. Mais je reviendrai plus tard sur cet objet, en traitant des phénomènes d'acoustique bien remarquables que m'ont offert *en crise* plusieurs de mes malades.

N.° IV.   (P.° 44).

« Esther, après six mois de séjour à Aix, pouvait à peine, dans l'état de veille, poser un pied à terre, ni faire un pas sans prendre mal, ou tomber en syncope. »

Cette disposition à la défaillance , en quittant la position horizontale ; la faiblesse des extrémités inférieures ; une espèce de demi-paralysie de ces membres, sous le double rapport de la *sensibilité* et de la *motilité*, sont des phénomènes que nous rencontrons souvent chez les personnes du sexe disposées à l'hystérie , et qui sont sanguines et nerveuses.

Je les ai vus fréquemment chez de jeunes personnes atteignant l'âge de puberté, et plus tard , chez des femmes nerveuses ou très-sanguines, vivant dans l'aisance et la mollesse : mais je n'en ai jamais rencontré au delà de l'âge du retour.

Les phénomènes qui accompagnent cet état sont : le *clou hystérique* , fixé d'ordinaire au sinciput , ou sur l'une des bosses pariétales ; et que les malades ont l'habitude de considérer comme une espèce de migraine et d'appeler leur *rhumatisme à la tête*. Une *sensibilité* extraordinaire de la peau, *localisée*, tantôt sur le *rachis*, tantôt sur la région sternale , et par fois encore sur l'abdomen , les hanches ou les hypocondres : des maux d'estomac : plus ou moins de dérangement dans les cours périodiques, et une constipation opiniâtre. Il s'y joint , pour l'ordinaire , de la faiblesse dans la démarche. Les malades disent qu'elles sont *déhanchées*. Il leur semble que les os du bassin sont *comme élargis* et vacillans dans leurs points d'union. Enfin, elles éprouvent dans les organes de la cavité pelvienne , un sentiment particulier de *tension* et de *chaleur*, *internes*, et très-fatigantes. Cet état est douloureux et inquiétant , quoiqu'il soit plutôt un malaise de gonflement qu'un malaise d'inflammation. Mais , comme ces malades , en se rendant compte de ce qu'elles éprouvent, et du siége où réside ce qu'elles éprouvent , croyent le voir dans l'*uterus* , qu'elles considèrent d'après leurs sensations , comme le point de départ de leurs divers malaises ; l'imagination travaille : elles s'imaginent être atteintes d'une *métrite* aiguë ou chronique, qui bientôt dégénèrera en skirre , en ulcères , etc., etc.

Souvent ce malaise réagit sur les seins ; elles n'osent pas même l'accuser, soit par pudeur , soit par la crainte d'une sentence plus funeste encore que celle qu'elles redoutent pour les malaises de l'hypogastre. Cependant, la douleur n'y est d'ordinaire que *tensive* et légère ; mais, si elle est très-forte, elle paraît alors lancinante et pongitive. Quelquefois elle correspond à la masse de l'organe ; d'autres fois, le point culminant seul et l'aréole qui l'entoure sont affectés. Toutefois *cet état n'est que sympathique* (ou du moins je l'ai toujours trouvé tel), malgré que la moindre pression extérieure soit intolérable, et que la couleur du sein se trouve par fois rembrunie ou vergetée de noir. En effet je l'ai vue diparaître plusieurs fois instantanément sous l'action seule de l'aigrette électrique, ou de très-petites étincelles. Ce qui n'eût pu se faire, s'il se fût agi de la moindre altération des tissus.

C'est à ce genre d'affection que je rapporterai la maladie d'Estelle, quoiqu'il ne se fût encore alors montré, chez cette enfant, aucun signe de l'évolution pubère ; quelques douleurs seulement à la partie antérieure, supérieure, et un peu latérale de la poitrine. des deux côtés, avec un léger gonflement, avaient apparu de temps à autre; et avec elles, plusieurs des phénomènes énoncés. Je ne doute donc nullement que son affection ne fût essentiellement hystérique, quoique le masque sous lequel elle se montrait, n'indiquât rien d'un pareil état. J'en dirai autant de Sophie La Roche de Virieu, d'Henriette Bouachat, d'Annette Roux, de Micheline Viollet et d'une infinité d'autres jeunes personnes de quinze à vingt ans, dont j'ai successivement recueilli l'histoire ; et chez lesquelles le même mal s'est montré avec les mêmes phénomènes, plus ou moins nuancés.

Dans ces sortes d'indispositions, les saignées sont fort souvent mises en usage dans la pratique ordinaire de la médecine, parce qu'elles soulagent *toujours :* mais on en abuse généralement sans s'en douter. Cet abus provient, de ce que la *déplétion artificielle* du système vasculaire favorise l'universalité du mouvement de la circulation : d'où il résulte, que, tout en améliorant l'*état actuel* des malades et en diminuant la masse du sang ; la saignée devient, par cela même qu'elle accélère le mouvement circulatoire, une cause prédisposante de plus à la turgescence des organes intéressés ; vu que le sang en acquiert une plus grande impulsion vers le point malade. Il y a donc alors rigidité, engorgement, tension douloureuse; mais il n'y a pas d'*état inflammatoire* ni de véritable phlogose. Aussi, des Bains-de-siége, tièdes et prolongés, un régime doux et rafraîchissant, etc., etc., opèrent une guérison bien plus sûre et bien plus durable, dans ces sortes d'indispositions, que les saignées générales ou locales, par la lancette et les sangsues : auxquelles on ne doit recourir qu'en dernière ressource; et seulement lorsque les malades sont si souffrantes, qu'elles doivent *préférer à tout* un soulagement actuel, ne dût-il être que momentané.

Dès le commencement du séjour à Aix de Mˡˡᵉ Estelle L***, je soupçonnai un état de cette nature, malgré le peu de développement apparent de son physique. C'est ce qui me détermina à marcher avec lenteur et méthode dans cette cure, pour bien observer ce qui s'y passerait. J'en eus bientôt la conviction entière : c'est-à-dire que, dès l'instant où l'état nerveux se dessina plus franchement, je ne regardai plus cette paralysie *presque totale*, comme une paralysie idiopathique ordinaire, suite d'une compression ou d'un épanchement, qui agiraient immédiatement sur le cerveau ou sur quelqu'une de ses principales dépendances ; mais bien, comme une *névrose par sympathie*, malgré la céphalalgie fréquente à laquelle Estelle était sujette : malgré la toux, l'oppression, les palpitations, le délire et tous les phénomènes que bien des médecins, élèves de Broussais, eussent regardés comme des inflammations (ou tout au moins, comme étant sub-inflammatoires). C'est pour cela encore, que je n'ai fait usage, dans la cure de cette jeune et intéressante malade, ni de saignées, ni de sangsues, ni d'évacuans. Et, que des Bains seuls, avec tout ce qui, dans un bon régime, peut contribuer à amener du calme dans l'économie, ont suffi pour la conduire à parfaite guérison.

Dans l'espèce de paralysie dont il s'agit, la faiblesse des extrémités inférieures semble provenir de deux causes. 1.° D'une *turges-*

rence sanguine, existant dans les organes qui occupent la base du tronc. 2° D'un *défaut dans l'innervation*; défaut, qui consiste bien plus dans une distribution vicieuse du fluide nerveux, que dans un *déficit* réel de ce fluide. Il est difficile de croire que l'une de ces causes pût seule produire cet *effet paralysant*; mais, les deux causes réunies existant simultanément, et réagissant l'une sur l'autre ou l'une par l'autre, chez un individu très-impressionnable, rien ne répugne à croire qu'elles ne puissent produire ensemble tous les phénomènes indiqués plus haut.

Dans cette hypothèse, la première des causes sus citées (la *turgescence sanguine*) doit naturellement être augmentée par la position verticale des malades; et voilà ce qui fait que la faiblesse préexistante s'augmente immédiatement, quand ces malades, quittant la position horizontale, veulent poser les pieds à terre, ou se tenir debout. Quant à la deuxième cause, qui consiste, non dans le *manque du fluide nerveux*, mais bien dans sa *vicieuse répartition*; nous ne chercherons pas à l'expliquer par des rapports ou des raisons purement anatomiques; mais nous l'établirons par certains phénomènes physiologiques qui se rencontrent *toujours* dans ces sortes de paralysies, et *jamais* dans les paralysies qui sont la suite d'une compression exercée, ou sur l'encéphale ou sur les conducteurs du fluide nerveux qui s'irradient du cerveau à tous les points de l'économie. Enfin, par les inductions que nous pouvons en tirer, nous tâcherons de nous en faire une idée satisfaisante et plausible, qui permette d'en déduire des explications suffisantes, tirées de l'effet à la cause, ou de la cause à l'effet.

L'un des principaux phénomènes que j'ai observés dans les paralysies de cette espèce, c'est que la *vie végétative* marchant toujours, malgré qu'il y ait souvent abolition complète de la sensibilité et de la motilité, nous ne rencontrons *jamais* la flaccidité des chairs ni l'émaciation des muscles, qui se montrent *si souvent* dans les paralysies ordinaires. Je l'attribue à ce que l'assimilation des alimens et la circulation du sang n'étant, ni suspendues ni empêchées

chées d'une manière notable, les membres continuent à se nourrir et à se développer à peu près comme auparavant : moins, à la vérité, que cela ne devrait être dans l'état normal ; mais, toutefois assez, pour entretenir un état de vitalité, qui suffit pour la prompte récupération du temps perdu, dès que l'état maladif cesse. Cependant, toujours il règne sur l'ensemble une *teinte d'étiolement* fort remarquable. On pourrait comparer avec quelque raison cet état, à celui des plantes qu'on abrite pendant l'hiver dans des serres sombres, ou dans des caves ; qui s'y décolorent par l'absence de la lumière, mais qui y vivent et végètent en pâlissant, et qui reprennent bientôt toute leur verdure, dès que la saison permet de les exposer à la lumière vivifiante du soleil, et à l'action tonique et bienfaisante de l'atmosphère.

Dans les paralysies dont je parle, aussitôt que le fluide nerveux a repris son cours et sa distribution ordinaires, tout reprend aussi son état normal dans l'économie ; ce qui a lieu *à l'instant même*, et se perd de même instantanément, si quelque chose vient à déranger de nouveau, et le cours et la distribution de ce même fluide.

C'est, je crois, par l'effet d'une action immédiate et *sui generis* de l'électricité sur le fluide nerveux, que *l'électricité trouve son utilité thérapeutique* dans le traitement des névralgies et dans celui des maladies nerveuses en général : ce n'est pas, toutefois, en en augmentant la masse, ou en la soustrayant de l'économie ; mais plutôt, en l'y *égalisant* d'une manière uniforme et en la répartissant selon l'ordre normal et naturel. Ainsi donc, suivant ma théorie, l'électricité *soulage*, et *guérit* même souvent seule les névralgies, en corrigeant la vicieuse distribution du fluide nerveux, ou en empêchant son accumulation morbide et anormale sur un point du corps, au détriment des autres. Voilà pourquoi, ce ne sont pas les fortes étincelles ni les commotions qui conviennent dans ces cas, comme elles semblent convenir dans les paralysies ordinaires, suite d'apoplexie ou de compression ; mais bien l'aigrette, les petites étincelles, la brosse et le bain électriques. C'est aussi pourquoi, dans les névroses dont il s'agit ici, l'homme de l'art doit chercher prin-

T

cipalement à *répartir ce fluide* d'une manière uniforme : parce que, comme je l'ai déjà dit , le fluide nerveux ne suit pas ici les loix générales de sa distribution ordinaire, comme dans l'état de santé ; et qu'à cause de cela seul il demande un mode d'application de l'électricité, beaucoup plus doux. J'en dis autant du *magnétisme animal*, qui réussira avec d'autant plus d'avantage dans les mêmes cas, qu'il sera appliqué avec plus de ménagement et de douceur ; parce que le magnétisme ne réussit ici, vraisemblablement, qu'en agissant sur le fluide vital ou nerveux, d'une manière analogue à celle de l'électricité.

N.° V.   (F.° 45).

Les phénomènes de l'IMITATION qu'on observe dans les maladies nerveuses , sont une chose bien singulière. Nous trouvons des traces de *ce pouvoir d'imiter* dans une infinité d'actes ordinaires de la vie ; et l'on sait que plusieurs disciples des plus célèbres philosophes de l'antiquité , en prenaient, sans s'en douter, les tics, l'allure et les expressions, par cela seul qu'ils vivaient habituellement avec eux. On a même reproché aux disciples de SOCRATE d'avoir imité jusqu'à ses défauts.

Ce n'est pas de ce pouvoir, de cette force d'imitation dont je veux parler ici ; mais bien de cet état d'impressionnabilité que l'on remarque chez les personnes nerveuses, et qui, *d'une manière irrésistible*, les oblige à répéter les actes que d'autres font devant elles.

J'en ferai deux ordres... Je comprendrai dans le premier tous les phénomènes d'imitation , dont l'individu, chez qui ils se passent , a la conscience , et sur lesquels il peut lui-même *jusqu'à certain point*, et d'autres aussi , agir par la volonté ou par des impressions morales telles que, la terreur, la joie, la crainte un plaisir inattendu , etc. , etc.

Je rapporterai à cet ordre de phénomènes l'effet que l'on éprouve généralement en voyant bailler quelqu'un : même quand le baillement n'est que fictif. Cet effet, comme personne ne l'ignore, est de bailler aussi. C'était encore le cas cité par BOERHAAVE au sujet d'un pensionnat de jeunes Demoiselles de la ville de Harlem ; dans lequel un jour l'une d'elles, ayant pris une attaque de nerfs épileptiforme, au milieu de ses compagnes, leur causa une si grande frayeur, et leur fit une telle impression fâcheuse, que le lendemain, cette jeune personne ayant repris son attaque au milieu de ces mêmes compagnes, toutes éprouvèrent *au même instant*, une attaque de nerfs absolument semblable. Ce phénomène s'est aussi montré chez notre petite Estelle (*Voyez p. 58*), ayant eu quelques instants sous les yeux un enfant atteint de la Danse de S. Guy.

Dans la seconde catégorie, je rangerai tous les phénomènes de *l'imitation* qui ont lieu chez un malade sans qu'il en ait la conscience ou le sentiment ; par conséquent, ce sont des actes purement automatiques, sur lesquels la volonté du malade ni son imagination ne peuvent rien : ces phénomènes sont donc d'un tout autre ordre que ceux que j'ai classés dans le premier. C'est en 1822, dans le traitement de Mlle A. De R*** que je l'ai observé pour la première fois ; je l'appelai alors *imitation spéculaire*, parce qu'elle se montrait avec toute la spontanéité du meilleur des miroirs. Voici comment j'en ai consigné le souvenir dans mon rapport fait au Gouvernement sur la Saison médicale des Eaux d'Aix, de cette même année (1822).

« **Dans cet état** (LE SOMMEIL LÉTHARGIQUE), disais-je dans
» mon rapport, Mlle De R*** m'a offert un phénomène bien
» singulier et que je n'ai vu encore rapporté nulle part. Je
» l'appelerai ici *imitation spéculaire*, parce que je la compare à
» l'effet d'un miroir. Voici en quoi elle consistait. »

« **Lorsque**, après avoir posé ma main droite sous la tête de
» la malade, qui se trouvait alors étendue dans son lit, afin de
» me mettre en rapport avec elle par *l'occiput* ; si je rapprochais
» la main gauche de la main opposée de la malade, celle-

» ci s'approchait de la mienne, suivait tous ses mouvemens,
» comme l'eût fait son image dans une glace ; et elle *exécutait à*
» *la lettre* les divers mouvemens et toutes les figures qui avaient
» lieu devant elle, quelque bizarres qu'elles fussent. Cette
» force d'imitation cessait dès que j'ôtais ma main de l'*occiput*,
» ou bien encore, si la *main-modèle* s'éloignait de plus de deux
» pieds de la *main-copie*, quoique mon autre main placée à l'occi-
» *put* y restât. Dans ce dernier cas, la *main-copie* demeurait dans
» la position où l'avait amenée la *main-modèle*, au moment
» où avait cessé son influence ; et elle restait là comme pour
» attendre que la *main-modèle* revînt pour l'en tirer. Elle ne
» tombait tout-à-fait que quand la première main (ma main
» droite dans l'exemple cité), abandonnait l'occiput. »

Ce singulier phénomène s'est ensuite reproduit chez toutes
mes cataleptiques, d'une manière plus ou moins tranchée : mais
Estelle mieux observée, suivie de plus près par Madame sa
mère et par moi, qui ne la perdions pas de vue un instant,
Estelle, dis-je, nous en a présenté beaucoup plus souvent des
exemples que les autres. Ce qui est particulier et fort remarquable, c'est que les unes et les autres, *toutes* en un mot, interrogées
sur la cause de ce phénomène, et sur ce qui se passait en elles
lorsqu'il avait lieu, m'ont répondu sur le même ton et la même
manière. « *Monsieur, je ne sais pas l.... mais, je ne veux rien*
» *faire.... une force à laquelle je suis obligé d'obéir me tire....*
» *j'obéis à cette force, malgré moi.... Il semble que le membre ne*
» *m'appartient pas.... Je sais que je fais quelque chose.... je le*
» *sens.... mais, je ne puis dire ce que c'est.... je l'ignore abso-*
» *lument.* »

Les phénomènes de l'écho, de l'attraction et de la répulsion,
que j'ai rencontrés chez la plupart de ces malades, me semblent
appartenir à la même cause *physiologique* que l'imitation, puisque
1° chez les uns et chez les autres le phénomène est déterminé par
une *force* à laquelle le malade ne peut opposer aucune résis-

tance ; 2° que chez les uns et les autres , il n'y a nulle conscience de l'acte qui a lieu ; 8° enfin, que les phénomènes cessent dès l'instant que cesse l'action *matérielle* ou mécanique qui les a primitivement déterminés.

J'appelle phénomène de l'*écho*, celui dans lequel la personne malade répète comme un *écho* et machinalement , tout ce qui est dit par les personnes de la société avec laquelle elle se trouve *automatiquement* en rapport. Elle ne sait ce qu'elle dit ; elle n'en a pas la moindre conscience , elle n'en conserve pas le plus léger souvenir , et cependant elle répète comme un écho tout ce qu'elle *entend*.... le bon comme le mauvais , les bêtises et les sottises, comme les choses les plus spirituelles , sans en rire , sans en rougir, et sans en pleurer. C'est enfin l'*écho du rocher* qui répète , ou plutôt qui *renvoie* tout ce qui lui arrive par les loix de l'acoustique , sans que le sentiment y entre pour rien. Quant à l'*attraction* et à la *répulsion*, ces mots s'expliquent d'eux-mêmes et sans commentaire. Nous y reviendrons plus tard.

———————

N.° VI.   (F.° 45.)

Il est assez difficile d'établir des divisions bien tranchées entre les divers phénomènes qu'offre la catalepsie.... et cela , par une raison bien simple ; c'est que chaque individu présente des différences notables dans l'ensemble de la maladie , ainsi que des nuances ou modifications dans chacun des symptômes.

Dans mon rapport de 1822 au Gouvernement, je disais que j'avais reconnu chez Mlle Annette De R*** six états bien distincts. 1° L'état de spasme et de convulsions. 2° L'état cataleptique. 3° L'état de léthargie , syncope , ou mort apparente. 4° Le sommeil apoplectique. 5° Un état partiel de crise , qui donnait à la malade le sentiment intérieur d'une double existence. 6° Enfin, le somnambulisme.

L'année suivante, je pus réduire les diverses positions de la malade à quatre principales, qui embrassaient toutes les autres, savoir :

1° *L'état de veille.* C'était l'état ordinaire et naturel de la malade à l'époque de son arrivée à Aix : sa manière d'être physique et morale pendant l'état de veille, se trouvait totalement différente de celle qu'elle offrait dans l'état de crise. Cet état de veille était toutefois un véritable état maladif. En effet, quoique Mlle De R*** ne fût pas en crise, elle différait complètement, au moral comme au physique, de ce qu'elle était dans son état de veille avant de tomber malade.

2° *L'état de spasme et de catalepsie;* dans lequel l'état nerveux réagissait particulièrement sur le système musculaire. Cet état se subdivise naturellement en autant d'espèces ou de fractions, qu'il offre de formes différentes.

3° *L'état de somnambulisme en action;* que nous subdiviserons en autant de variétés ou d'espèces, que de genre de scènes qu'il peut présenter. Telles sont les scènes de terreur, les visions, les hallucinations; les scènes de ravissement et d'extase etc. et les scènes mimiques.

4° Enfin, *l'état de somnambulisme mort* ou *passif* qui comprend la syncope et ses quatre degrés (la défaillance, la lypothimie, la léthargie et la mort apparente). Les phénomènes d'imitation, d'écho, d'attraction et de répulsion, appartiennent à cet état.

Chez ma jeune malade de Neufchâtel, j'ai retrouvé tous ces états divers, ainsi qu'on le voit dans son histoire : mais je ne veux pas m'étendre davantage ici au sujet de ces singuliers phénomènes, devant y revenir plus tard, en donnant des détails sur les curieuses observations présentées par Sophie La Roche, Henriette Bourceat, Alexandrine Guttin, et autres cataleptiques ou crisiaques magnétiques, à qui j'ai été appellé à donner des soins, depuis Mlle Estelle.

N.° VII.   (F° 39, 47 et 81).

Le régime végétal semble convenir seul, dans toutes les affections névropathiques de cette espèce. Tous les malades que j'ai soignés m'ont montrés cette appétence ainsi que de l'horreur pour la viande ; surtout pour celle qui est chargée de graisse. Parmi les substances végétales même, celles qui sont oléagineuses ou butireuses, conviennent moins que celles qui ne le sont pas. C'est ainsi que le chocolat les fatigue plus ou moins, s'ils en prennent en certaine quantité , quoiqu'ils en trouvent le goût bon et agréable ; à cause du beurre de cacao qu'il contient. C'est encore ainsi très-probablement , que l'huile de ricin, qui est une purgation si douce pour la plupart des malades, se trouve une de celles qui réussit le moins aux personnes qui sont dans l'état nerveux dont il s'agit.

Cela provient, sans doute, d'une disposition nerveuse particulière qui existe dans le tube intestinal, et que je regarde moi , comme tenant à une surchage d'électricité. Les substances grasses, comme on sait , sont des corps idio-électriques et non conducteurs. C'est sans doute cette qualité qui contrarie la Nature chez ces malades , quant il s'agit de l'usage intérieur des substances animales , grasses et oléagineuses ; de là, digestion plus difficile et souvent nulle, pesanteur d'estomac , tension abdominale. borborygme , *globus hystericus* et sensation d'un feu intérieur *qui les dévore* (c'est ainsi qu'ils s'expriment). Il arrive même fréquemment, que le bol alimentaire formé par de la viande, quoique bien machée , s'arrête au milieu de l'œsophage, et ne peut franchir l'orifice cardiaque ; ce qui détermine de l'étranglement et de la suffocation ; état plus fatiguant que dangereux, il est vrai ; mais qui ne laisse pas de donner beaucoup d'inquiétude soit au malade , soit à ceux qui l'entourent ; soit même encore au médecin qui , arrivant lorsque tout est en émoi auprès d'une malade qu'il voit pour la première fois , ne saurait souvent juger du premier abord , si la suffocation est due à un spasme, ou à la présence d'un corps étranger placé dans le pharlax ou dans le canal œsophagien. J'ai été témoin plusieurs fois d'accidens de ce genre, chez des femmes nerveuses qui, dans des pensions à Aix voulaient faire comme les autres, et manger de tout, ainsi que les personnes bien portantes de leur société. Souvent on avait employé des sondes œsophagiennes de différentes sortes, sans succès ; on ne savait si l'accident ne provenait point de quelque os, ou de tout autre aliment long et dur, arrêtes de poisson, cartilages, etc., etc., qui se seraient mis au travers du canal de l'œsophage. Connaissant mes malades, et jugeant qu'un spasme du gosier pouvait seul causer toute cette alarme, j'ai souvent réussi à le calmer instantanément, et plusieurs fois même à le détruire complètement, en recourant à la machine électrique. Huit ou dix étincelles sur les parties latérales du cou, le long du trajet carotidien et de l'œsophage, opéraient la détente, et guérissaient immédiatement et comme par miracle, l'état de suffocation et d'étranglement le plus grave en apparence ; opérant ainsi ce que deux ou trois heures de secours familiers, chirurgicaux et médicamenteux, n'avaient pu obtenir.

Quant au régime végétal, toutes mes malades de l'espèce me l'ont indiqué, lorsqu'en somnambulisme, je fixais leur attention sur leur régime et leurs besoins. Estelle, plus que toute autre, s'en est expliquée hautement. Elle l'a fait, sans doute, parce qu'on l'avait trompée à Neufchâtel, et qu'elle en avait beaucoup souffert : aussi revenait-elle souvent à la charge, de crainte que, dans l'opinion où l'on est généralement que la viande se digère plus facilement que les substances végétales, et qu'elle nourrit davantage, on ne voulût la solliciter à en essayer de nouveau... Mais, *comme l'instinct ne trompe jamais*, nous laissions toute latitude à celui d'Estelle.

On peut voir aux f°s 32 et 53 jusqu'où cette admirable faculté portait la prévision chez cette malade : puis aux f°s 47 et 48, la différence apportée dans ses appétences, selon qu'elle se trouvait

en

en l'état de *veille* o... ...ai de *crise*. Au f° 74 on voit que quand
Estelle commence à prendre goût à la nourriture animale : elle
débute par du jambon, et c'est la seule viande dont elle ait
usé dès le début de sa longue et cruelle maladie. Enfin au
f° 81, on voit que le 3 janvier 1838, malgré que sa santé se réta-
blisse à grands pas, Estelle conserve ses appétences pour le régime
végétal, la salade, le lait froid, la bière et les œufs : et qu'elle
a toujours la même répugnance pour la viande et le bouillon.

Cette apppétence de toutes les personnes nerveuses pour le
régime végétal est d'un haut intérêt dans la pratique médicale,
car elle change entièrement les règles d'hygiène adoptées jusqu'à
ce jour dans le traitement de ces maladies. En effet, dans une
affection chronique, où le malade mange peu, où il se sent
faible dans tout son être, où il n'a ni la force ni le désir de
se tenir sur pieds.... que prescrivons-nous, nous autres médecins ?.... Un régime analeptique, nourrissant et fortifiant : et par
conséquent, des bons consommés, des viandes légères bien cuites,
des choses préparées au jus, du vin généreux ou de liqueur,
etc., etc. ; du chocolat, de la gelée de viande aromatisée, des
farineux, et quelque peu de jardinage apprêté au gras, etc.

D'un autre côté, que défendons-nous ?... Le café, les liqueurs,
les fruits etc., etc., le régime végétal comme trop difficile à digérer
et ne fournissant pas assez à l'assimilation. Que défendons-nous
encore ?... Les crudités et la salade, comme indigestes et ne
fournissant pas un chile assez abondant, ni assez nutritif : le
lait, les farineux apprêtés au maigre, comme fournissant trop
de bile, aigrissant sur l'estomac, etc., etc., et comme étant tous
venteux, pesans et indigestes, etc., etc., etc.

Et bien, chez nos cataleptiques, nos hystériques, nos hypo-
chondriaques, c'est un régime tout contraire qu'il leur faut.
Aussi le café réussit mieux que le chocolat : le régime végétal
le plus rafraîchissant, les sirops de vinaigre, d'orgeat, de groseille, de la bière, de l'éther étendu d'eau, de l'élixir de GARUS,
du punch, de la salade, le froid, les glaces, etc., etc. ; voilà

U

ce qu'ils appètent.... et sans doute ils ne l'appètent que parce qu'il convient à leur état maladif.

Tout ce qui est gras, les viandes, les fritures, la pâtisserie, les substances alimentaires et les boissons les plus toniques, les plus cordiales, le chocolat même à cause du beurre de cacao qui en fait la base, etc., etc., leur *brûlent* l'estomac, les constipent et aggravent tous leurs maux. J'ai vu plusieurs de mes malades qui vomissaient leurs alimens depuis longues années, sans avoir pu jamais faire cesser cet inquiétant symptôme, et sans qu'on sçut à quoi l'attribuer sauf à une *gastrite*. Et bien j'ai vu ce symptôme cesser immédiatement, en supprimant le bouillon et les viandes, et ne reparaître que quand, accidentellement ou par essai, on changeait de régime, et qu'on voulait de nouveau revenir au gras.... Quelle que soit l'explication que donnera la médecine à un aussi singulier phénomène, il n'en est pas moins vrai qu'ici la Nature parle trop haut, pour que l'homme veuille lui servir d'interprète contre les *appétences instinctives*, par de *vaines théories*.... Mais ce n'est pas non plus dans ce cas seul, que l'homme en somnambulisme, c'est-à-dire *l'homme de la Nature*, ne se trouve pas d'accord avec *l'homme de l'art*, ni avec ses savantes théories ! ! !...

◆━━◆◆◆━━◆

N.° VIII.   (F° 5o).

A l'occasion des bruits répandus, méchamment ou niaisement, dans le public sur mon état de *démence* et de folie, ainsi que sur la *soif de réputation* dont on m'a accusé, je vais, pour égayer le lecteur, et pour le mettre au fait de ce qui se pratique généralement dans les lieux où il y a des établissemens thermaux, et plusieurs médecins pour en exploiter la clientelle ; je vais, dis-je, lui raconter deux petites histoires. Aix-en-Savoie néanmoins fait classe à part ; en effet, tous les gens de l'art qui y pratiquent la médecine durant l'été, y vivent en bonne intel-

ligence. Tous s'y fréquentent, s'aident réciproquement, s'enten-
dent et se communiquent amicalement, et dans l'intérêt de la
science et des malades, leurs observations et les cas rares et
curieux que présente la clientelle de chacun.

Cette pragmatique, introduite dès le début de son séjour
à Aix par mon excellent père J.-h Despine, qui fut le premier
médecin nommé par le Gouvernement près les Bains, n'a
pas cessé de suivre sa première impulsion, et il faut espérer
qu'elle ne cessera jamais, pour l'avantage des malades et les
progrès de l'art. Mais il n'en est pas de même des hôtels où
logent les étrangers; chacun a son médecin, qui les sert pour
rien pendant toute l'année, pour en avoir la libre entrée
et la clientelle, pendant la Saison des Eaux. Cela est naturel,
et l'on ne saurait qu'y applaudir, lorsque, dans les hôtels, on
ne cherche pas à gêner la confiance de l'étranger, ni à le
détourner des adresses qu'il peut apporter avec lui, de la
part de son médecin ou de ses connaissances. Mais ce n'est
pas ce qui arrive dans les lieux où les ressources industrielles
ne sont que temporaires, et où il a y peu d'instruction en général;
parce que l'égoïsme d'un côté; de l'autre l'intérêt, l'amour-
propre, l'esprit de coterie, celui de suffisance qui est si naturel
à ceux qui n'étant jamais sortis de chez eux, s'imaginent
que rien au monde n'est plus beau que le coq de leur clocher
et que tout, chez eux, a atteint le *summum* du perfectionnement.
Enfin l'amitié personnelle et les rapports de société ou de famille que l'on peut avoir avec tel ou tel médecin plutôt qu'avec
tel autre, sont tout autant de causes qui dirigent les actions
des hommes.... Quelquefois aussi on est jaloux de ce que fait
une personne étrangère au pays, quoiqu'on sente tout l'avantage
des choses qu'il a faites : mais on voudrait les avoir faites soi-
même : puis, si l'on a quelque prétention à la science, on voudrait
avoir tout dit, tout fait, tout découvert, sans faire attention
que les découvertes ne se font que peu à peu, surtout dans
les sciences naturelles et positives ; et que les hommes les plus

célèbres de l'antiquité, dans les sciences et les arts, ignoraient maintes et maintes choses que sait parfaitement aujourd'hui un jeune imberbe ; et que n'ignore, souvent pas même, le plus petit goujat. Il en sera même de notre époque un jour ! !

Maintenant, venons au fait.

La première anecdote est relative au Marquis De G*** et m'a été racontée par lui-même. Elle s'est passée il y a peu d'années. Je ne dirai pas laquelle, de crainte que quelque malin et trop curieux étranger ne voulût faire des recherches sur nos listes imprimées, et qu'en parvenant à découvrir la personne d'Aix qui figure dans le drame, cela ne lui portât préjudice. Il me suffit à moi, que cette personne se reconnaisse à la lecture de mon ouvrage, et que MM. les étrangers, qui le liront aussi, sachent comment on cherche à les abuser quelquefois ; me réservant néanmoins de donner l'adresse de M. le Marquis De G*** aux uns et aux autres, dans le cas où ils douteraient de la véracité de mon récit, pour en recevoir personnellement le témoignage.

M. le Marquis de G***, donc, arrivait de Paris avec sa jeune épouse. Il venait pour son propre compte et m'était recommandé par une Dame de ma connaissance, Madame la Comtesse C***. L'appartement pour lequel il avait écrit et qu'il avait arrêté d'avance, se trouvant occupé lorsqu'il arriva à Aix, il fut logé dans une maison assez vaste et commode, mais donnant sur les derrières et sur une petite cour ; cette cour était commune à plusieurs particuliers, et par conséquent triste, bruyante et sale. On arrivait de nuit et l'on se casa tant bien que mal : mais le lendemain matin, Madame la Marquise habituée aux beaux hôtels de la capitale et à la vue des Champs Elisées, tomba dans la plus noire mélancolie et voulait changer de demeure. Son mari, habitué à la vie des camps, s'en souciait cependant peu. Il proposa donc à la personne à qui appartenait l'hôtel, quelques petits arrangemens qui pouvaient y rendre son établissement plus *confortable* : ils étaient possibles, mais ils furent refusés : et dès cet instant il fit lui-même la recherche d'un autre logement plus agréable à Madame la Marquise. Il le trouva, et s'y transporta bien vite pour contenter son épouse et y achever sa cure ; ce qui lui réussit à merveille.

Le jour de son départ et dans un moment de gaîté, étant très-content de sa cure, et regrettant presque pour son épouse la charmante vue de son nouvel hôtel ; en me témoignant le désir qu'il aurait d'acquérir quelque chose en Savoie, et notamment la Maison Chevallay si elle venait à se vendre, et me chargeant de l'en prévenir, le cas échéant.... « M. Despine, me dit-il, » vous avez des personnes bien méchantes dans votre pays..... » Je répondis *qu'il était d'Aix comme de toute autre petite ville de Province, qu'il y avait de bonnes et de mauvaises gens ; mais qu'à Aix, bien certainement, le nombre des bons l'emportait de beaucoup sur celui des méchans.... Mais, M. le Marquis, à quel propos me dites-vous cela ? Partez-vous mécontent de cette ville ?* « Non, » me répondit-il, je pars très-content de vos Eaux ; mais, mon » cher M. Despine, il faut que je vous fasse une confidence... » Vous êtes mal vu dans cet endroit, c'est cependant bien à » tort ; car, d'après ce que j'ai ouï dire et d'après ce que j'ai » vu moi-même, cet Etablissement de Bains vous doit à peu près » toutes ses améliorations ; et, je vous l'annonce, l'impulsion » que vous lui donnez, le mènera loin.... mais tout le monde » ne vous rend pas justice ! ! ! »

Je répondis à ce que M. de G*** venait de me dire de flatteur, aussi poliment que possible : la conversation avait lieu en présence de Madame son épouse, et j'étais vraiment confondu.... *Peu m'importe, répondis-je alors, M. le Marquis, ce qu'on dit et ce qu'on pense de moi, quand j'ai rempli mon devoir.... mais, dites-moi donc ce qui vous met si fort en émoi contre Aix et ses habitans ?*

« Lorsque j'arrivai de Paris, me fut-il répondu, vous savez » que j'allai fort tard chez vous, et que je vous trouvai à votre » bureau, travaillant avec votre petite lampe, au lieu d'être

» au cercle bruyant du casino. Eh bien, la cause qui fit que
» j'allai moi-même chez vous, au lieu de vous faire demander
» chez moi, c'est une petite discussion que je venais d'avoir avec
» la maîtresse du logis, au sujet d'une prière que je lui avais
» faite de vous envoyer prévenir pour me venir voir le lende-
» main. *M. Despine n'est pas le médecin de ma maison*, me dit
» cette personne, ... *si vous le désirez, je ferai prévenir le médecin
» de mon hôtel, c'est M. le Dr... dont vous serez très-content... Puis,
» vous ne savez donc pas que M. Despine est devenu fou ; qu'il
» est vieux ; ne se démarche guère, et habite la majeure partie du
» temps à sa campagne de S.t-Innocent.* — Fou, Madame, et depuis
» quand, je vous prie ?.... *Oh ! M. le Marquis, il y a bien long-
» temps.* — Mais comment ? il n'était pas fou il y a quinze jours,
» car Madame la Comtesse C*** m'a dit à mon départ de Paris :
» *M. vous allez à Aix ? adressez-vous à M. Despine, c'est un ancien
» ami de mon mari et de ma famille ; il n'a pas été mon mé-
» decin quand je suis allé à Aix avec mon père, mais vous en
» serez content.... Il est déjà un peu sur l'âge ; il n'est point intri-
» gant du tout : mais il s'est occupé toute sa vie des Eaux, et nous
» en avons assez souvent des nouvelles par notre médecin de Paris
» avec qui il est en correspondance. Par conséquent, Madame,
» M. Despine n'était pas encore fou alors.... »* — La Dame balbutia
quelques mots de demi-excuse et elle ajouta : *M. le Marquis,
je ne sais trop que vous dire, puisque vous vous croyez mieux
informé que moi, mais je puis vous assurer que M. Despine passe
pour fou à Aix, parce que depuis bien des années il ne s'occupe
que de fous et de folles, de magnétisme animal, de somnambulisme,
de maladies imaginaires et d'autres choses semblables....*

Sur cela M. le Marquis de G*** ajouta : « J'ai répondu à mon
» hôtesse. Eh bien ! Madame, je vais voir moi-même ce qu'il
» en est ; donnez-moi, je vous prie, le garçon de votre hôtel
» pour m'y conduire et j'en jugerai.... Voilà donc, mon cher
» M. Despine, comment vous traitent vos compatriotes.... » *Mais,
lui dis-je, je ne suis pas d'Aix : né à Annecy, ce sont les circons-*

tances qui m'ont fixé à Aix... « Ah, j'entends, *vous n'êtes pas* d'Aix...
» Eh bien méfiez-vous de ses habitans et surtout de ceux qui
» vous font le plus de complimens et de caresses. » Je remerciai
M. de G*** et *j'ai continué à faire le bien*, quand je l'ai pu ; et
à mes détracteurs, comme aux autres, quand l'occasion s'en est
présentée...

L'autre anecdote n'est pas relative à ma FOLIE, mais bien à mon
excessive AMBITION, à la *soif de réputation* qu'on me suppose, et
au prétendu *désir de faire du bruit dans le monde* dont on m'ac-
cuse, et qu'a signalée l'auteur d'un ouvrage, imprimé en 1834
sur les Eaux de Laperrière en Tarentaise, au f° 108... Comme
je n'y suis point nommé, cette petite malice de l'auteur, avec
lequel j'ai été autrefois fort lié, a passé inaperçue pour la plupart
des lecteurs ; pour plusieurs de mes amis même qui avaient lu
l'article et n'y avaient rien compris.

L'auteur donc, peu croyant aux mystères du magnétisme,
du somnambulisme et de la catalepsie, passant à Aix en 1823,
me témoigna le désir de voir la D^lle Micheline VIOLLET, en
crise. Je me fis un plaisir de la lui montrer dans cet état,
comme je le faisais à tous mes confrères, habitans d'Aix comme
moi, ou étrangers de passage. Pour lui éviter des recherches
inutiles, et des essais ou expériences qui pouvaient contrarier
ma malade, et empêcher ainsi la franche manifestation des
phénomènes les plus curieux qu'elle offrait dans ses crises de
somnambulisme et de catalepsie ; je lui parlai de *ces principaux*
phénomènes si joliment décrits dans l'AMÉLIE de M. le Comte
FORTIS, Tome 1, f° 195. Il me témoigna le désir de la voir seul
et sans témoin. Plein de confiance dans ce savant et estimable
confrère, j'allai à mes affaires et lui laissai le champ entièrement libre. J'ignore ce qui se passa en mon absence, mais à
mon retour je lui demandai : *Eh bien, mon cher Docteur, qu'en*
pensez-vous ? « Pas grand chose, me dit-il,... cette fille vous
» trompe : elle a cherché à me tromper moi-même.... mais.... je

» l'ai bien vite mise en défaut.... Il m'a bien semblé d'abord comme
» à vous, comme au Dʳ VIDAL, que par fois il y avait trans-
» position du sens de l'ouie aux pieds, à la nuque, à l'épigastre ;
» mais ne vous y fiez pas ,... ne vous y fiez pas, vous dis-je : cette
» fille veut faire de l'éclat et du bruit dans le monde ; elle veut
» se faire remarquer comme toutes les jeunes filles : pour attraper
» au vol le premier galant qui la voudra. Tout cela , croyez-moi ,
» n'est que du charlatanisme et de la jonglerie,... »

*La chose peut être, mon cher Docteur, lui répondis-je ; mais
vous avez voulu voir sans témoin, et sans que j'y fusse moi-même,
je ne puis donc rien vous dire sur ce que vous avez vu ou sur ce
que vous n'avez pas vu.... Toutefois, croyez-vous que cette malade
eût pu en imposer à tous ceux qui l'ont observée jusqu'à présent,
et qui l'ont vue à Anneci, à Genève, à Chambéri, à Aix, en état de
crise et de somnambulisme ?... Je sais que l'espièglerie est le cachet
propre de l'esprit des malades de cette espèce; mais ici, nous voyons des
phénomènes nerveux nouveaux, ou peu connus, qui rentrent dans ceux
du magnétisme, dans ceux que les voyageurs nous citent des Brames
de l'Inde, du Tarentisme, du Tigretier, des Abissins, des anciens
Oracles etc.... Vous savez que La société Royale de médecine de Paris
avait dans un temps, proscrit le magnétisme : malgré cela, il se relève
plus audacieux que jamais !... Il me semble donc qu'il est de la plus
grande convenance, je dirai même de l'intérêt de la science et de
l'humanité, que les médecins étudient ces phénomènes, parce que, si
c'est QUELQUE CHOSE et si le magnétisme est un moyen thérapeutique
utile, il faut que les médecins s'en emparent, pour ne pas le laisser
à l'arbitraire des enthousiastes et des ignorans ; ou bien, si ce n'est
RIEN, il faut qu'il soit rejeté complétement.... Mais avant tout, il
me semble qu'il est convenable et prudent d'examiner les choses ; de
les examiner de sang-froid et sans prévention ; puis de multiplier les
observations et de les approfondir, afin d'obtenir des résultats
certains et positifs....* • Bah!... Bah! me dit alors mon confrère ;
» de plus savans que nous ont déjà jugé la chose !... » Et c'est
après cela que M. le Dʳ SOCQUET a fait imprimer au fᵒ 108

de

de son ESSAI ANALYTIQUE MÉDICAL ET TOPOGRAPHIQUE SUR LES EAUX MINÉRALES, GAZEUSES, ACIDULES ET THERMO-SULFUREUSES DE LAPERRIÈRE PRÈS MOUTIERS EN SAVOIE (Imprimerie de Jean Barret à Lyon), une note assez virulente contre moi, et que j'ai relatée plus bas dans l'Extrait de mes Rapports annuels au Gouvernement sur la Saison des Eaux (*Voyez Notes*, N° 19).

Cette attaque personnelle, je ne la méritais pas ; elle n'est due qu'à la mention honorable donnée, dans mes susdits rapports, à la découverte faite en 1822 et 1823 par M. Charles GIMBERNAT, du mode de formation de la glairine de nos Eaux Minérales, et que je lui avais imprudemment montrée, en lui donnant à lire mon dernier rapport, celui de la saison médicale de 1822 ; mon intention, en annonçant la découverte de GIMBERNAT n'était assurément point de ravaler les connaissances en chimie de mon confrère, à Dieu ne plaise !... mais en traitant la partie historique de nos Bains, je ne pouvais pas faire autrement que de parler des observations curieuses de cet illustre et malheureux étranger (M. GIMBERNAT). qui avait passé plusieurs mois à Aix pour en étudier les Eaux, et qui nous a suggéré d'excellentes idées que nous avons mises ensuite à profit pour nos Bains, choses toutes fort curieuses et tout-à-fait en dehors de l'analyse des Eaux d'Aix faite par le professeur SOCQUET en l'an XI (1803). Observations confirmées dès lors par MM. BERTHIER, CHEVALLIER, ANGLADA, GUIBOUR et FONTAN, sur la formation *spontanée et extra-temporanée* (comme l'appelle M. SOCQUET) de ces produits, au sujet desquels s'égaye notre docte chimiste (*Voyez* BONJEAN, F.^{os} 38, 114, 132, 213, 214 et 225), en laissant bien loin derrière eux les CARRÈRE, les LAVOISIER, les FOURCROY, les VAUQUELIN, les CHAPTAL et autres savans illustres, qui en savaient chacun beaucoup plus que leurs dévanciers, mais qui ne savaient pas encore tout ce que nous savons aujourd'hui.

V

N.o IX.   (F.o 51 *et suivans*).

« L'irritation morale qu'éprouve ESTELLE , par suite d'une vive
» contrariété , l'exaltation morale qui s'en suit, aggravent momen-
» tanément son mal. Elle est parfois dans un état de rage.
» Les fonctions intellectuelles en sont troublées. Elle déraisonne ;
» elle a comme un accès de folie. Cet état avait été prévu et
» prédit par elle dans le somnambulisme ; sa sensibilité en de-
» vient excessive ; son *impressionnabilité aux couleurs* se développe
» tout-à-coup. Le mal arrive à son apogée. Estelle fait alors ,
» spontanément dans le somnambulisme , toute l'histoire de sa
» maladie , avec une intelligence dont elle n'était pas capable
» dans l'état de veille , etc. , etc. »

J'ai groupé dans cette note des phénomènes disséminés dans
l'histoire d'Estelle (*Voyez* 1o 37, 40, 41, 42, 43, 44, 45, 50, 51) ,
pour faire voir au lecteur : 1o combien l'irritation morale et les
contrariétés domestiques sont nuisibles aux personnes atteintes de
maux de nerfs , et notamment à celles qui sont affectées de celui-ci,
qui semble être le *maximum* de la série ; parce qu'il offre ,
lui seul, l'ensemble de tous les phénomènes insolites que nous
trouvons disséminés dans les autres... 2o que la sur-excitation qui
résulte de cette exaltation morale , amène un grand et rapide
développement de tous ces phénomènes insolites : mais qu'elle
peut conduire les malades à un état si grave, que la rage ,
le désespoir, la folie, et la mort même , peuvent en être le
résultat... 3o que cette exaltation morale qui amène une telle sur-
excitation physique peut développer l'intelligence au plus haut
degré ; mais qu'alors *la lame use le fourreau* , et qu'un médecin
prudent et sage tâchera toujours de les réprimer , et ne s'en fera
jamais un jeu ; parce que rien ne fatigue plus ces malades que
de penser que l'on s'en fait une espèce de spectacle , et qu'ils
sont l'objet de la curiosité du médecin ou de ceux qui les entourent, plutôt que de leurs soins : surtout rien ne les fâche
autant que de voir qu'on ne veut pas les croire sur parole.

Plusieurs de mes malades ont fait, en crise, l'histoire de leur maladie et du traitement qu'on y avait appliqué, avec une méthode, une sagacité extraordinaire ; indiquant ce qui avait causé ou aggravé le mal, les fautes commises dans le traitement, ce qu'on aurait dû faire, tc., etc., etc. Dans un autre N.° de mes *Observations pratiques*, je reviendrai sur cet objet ; mais il est bon de savoir ici que ces malades, quand ils sont en crise et surtout dans l'état de syncope, se trouvent réduits *au seul sens intime* : qu'ils sont comme isolés de l'univers entier, par l'abolition des sens, et privés par conséquent, de tous les moyens ordinaires de *relation* avec leurs semblables. Ils semblent donc *en crise*, se replier sur eux-mêmes et ne s'occuper que d'eux, de leurs maux et des moyens de les guérir.... *A quoi pensez-vous ?* A MOI, m'ont répondu tous ces malades....., A MOI DONC *vous dis-je*, quand je leur réitérais ma demande.... et toujours.... A MOI....

L'impressionnabilité aux couleurs est aussi un phénomène digne de remarque. Le *Rouge ponceau* mettait en crise notre jeune Neufchâteloise. Annette Roux fut mise en crise un jour dans une voiture publique, parce qu'un des voyageurs avait un *parapluie de soie rouge cramoisie*, renfermé dans un gros garrot qui lui servait de canne. Personne ne le savait dans la voiture que le voyageur à qui il appartenait et ce fut la jeune fille qui l'indiqua elle-même, lorsque son conducteur lui eut demandé, en se mettant en rapport avec elle par le petit doigt de la main (qui était aussi, chez cette malade, le point le plus fréquent de la transposition des sens) pourquoi elle avait pris une crise qu'elle n'avait pas annoncée.... Le violet a constamment fatigué beaucoup toutes mes malades.

Ce fait paraît tenir en partie à la classe des phénomènes galvano-métalliques. J'y reviendrai dans une autre circonstance, pour indiquer tout ce que j'ai déjà obtenu de mes recherches, et ce que j'ai observé de plus positif et de plus curieux à ce sujet.

La maladie d'Estelle avait été comme latente pendant long-temps, se présentant sous la forme d'une paralysie lente et graduelle. Le Magnétisme change cet état latent ; il l'exalte graduellement ; la maladie bientôt parvient à son apogée : après cela, elle décline peu à peu, et finit par guérir complètement. Mais *toujours*, lorsqu'on lui demandait quand se terminerait sa longue maladie, Estelle répondait... *ce sera long et bien long ; j'avance vers la guérison, mais lentement ; ne vous impatientez pas...* Les autres malades, soignés d'affections semblables par moi, m'ont toutes tenu le même langage, et ne se sont pas trompées ! ! ! Ne pourrait-on pas en conclure que, dès que le mal est avancé et bien établi, il a, comme la plupart des maladies aiguës, certaines phases à parcourir, pour arriver à la guérison ; et que le grand talent du médecin, appelé à y remédier, consiste, à *exciter suffisamment*, mais jamais au delà du point nécessaire... à *faciliter les phases à parcourir*, mais à *réprimer* tout ce qui y est excentrique ou étranger ; et à profiter de la *faculté d'intuition instinctive*, dont sont doués ces sortes de malades, pour faire ce qu'ils indiquent comme le plus avantageux et le plus propre à accélérer la marche de leur maladie ; à *éviter la provocation par pure curiosité*, de tous les phénomènes merveilleux dont on parle dans le monde, et qu'on raconte si diversement des somnambules et des extatiques magnétiques ; enfin, à se contenter de les observer quand ils se présentent, en les *faisant servir* à l'avantage du malade et à sa guérison.

N.° X.   (P.° 51).

« Sa boule éclatte, et dès ce moment la maladie va en décli-
» nant, ainsi qu'elle l'avait annoncé..... »

Chacune de ces malades, en parlant d'elle, de son mal et de
sa guérison, a des expressions particulières dont souvent on se

rit, parce que quelquefois elles sont assez drôles et singulières. Estelle parle ici d'une boule qu'on pourrait confondre avec le *globus hystericus*, qui fatigue si souvent les femmes et les hommes nerveux et hypocondriaques. Mais ce n'était pas ce qu'entendait Estelle, car il n'y avait chez elle ni gonflement abdominal, ni strangulation, ni suffocation, ni boule apparente, ni borborigme.... *C'était une chose qui se passait en elle, dont elle avait le sentiment, et qu'elle ne savait pas mieux dépeindre que par cette expression* MA BOULE.

Annette Roux parlait de la *grenouille*, qu'elle avait dans le ventre, dont le coassement plus ou moins fort, dont les mouvemens plus ou moins brusques étaient pour elle l'indice de l'amélioration ou de l'exacerbation des phénomènes maladifs.

Micheline VIOLLET avait, disait-elle, *une horloge au creux de l'estomac*, qui lui indiquait le présent, le passé et l'avenir. *C'est le balancier de cette horloge*, disait-elle, *dont les mouvemens se combinaient avec les vingt-quatre chandelles qu'elle avait des deux côtés de la colonne vertébrale qui l'éclairait plus ou moins dans ses crises*.... C'est ce balancier, dont le système, la force et les mouvemens combinés dirigeaient ses prévisions, qui lui servait de guide, *en crise*, pour tous les actes qui en ressortaient.

Quelques somnambules croyent avoir un ou plusieurs génies ou esprits célestes occupés d'eux : ils conversent ensemble : souvent ils se prescrivent des choses qu'ils ne veulent plus faire, quand ils sont éveillés. Mais ils prévoient d'ordinaire ce conflit entre ce qu'il y a à faire et la répugnance qu'ils y apporteront. Rien n'est plus curieux que les histoires rapportées à ce sujet par les auteurs, depuis l'*homo duplex* de S. Augustin, jusqu'à nos jours. Mais à côté de cela, nous trouvons un avantage inappréciable dans la faculté de *prévision* dont ces malades sont doués ; car demandez-leur...... *Que devra-t-on faire pour vaincre votre répugnance ? car enfin il faut guérir.* Aussitôt ils vous répondront : *Il y a telle ou telle chose à faire.*

En effet, s'il arrive que la répugnance prévue survienne, faites ce que le malade a indiqué, et aussitôt, sans cependant qu'il ait conservé aucun souvenir de la scène somnambulique, où il s'en est agi, ce même malade cèdera sans répugnance, et tout réussit au mieu.

Cette déférence de l'homme de l'art envers ses malades est ce qui semble le plus ridicule au médecin qui, imbu des principes qu'il a puisés à l'École, semble posséder le droit de commander aux malades et à leurs maux, comme Jéhovah de commander aux élémens. Cependant je le dis et ne saurai assez le répéter au jeune médecin : *Si vous n'usez pas de cette déférence, envers les suggestions instinctives de vos malades ; chez ceux surtout où les nerfs jouent un grand rôle, jamais vous ne ferez rien de bon ni de vraiment utile pour les guérir. Vous vous opposerez souvent à la marche naturelle du mal, et vous l'aggraverez sans le vouloir, en contrariant la* NATURE.

Estelle avait son génie tutélaire (ANGÉLINE), mais quelquefois il ne lui parlait pas. Souvent elle avait attendu vainement sa visite… et cependant nous avions à régler le ménu de son régime du lendemain, et la prescription des remèdes : nous ne quittions jamais la malade sans avoir fait ce petit règlement, qui nous épargnait beaucoup d'inquiétudes et de recherches. Quoique ANGÉLINE n'eût point paru, nous ne laissions pas de consulter Estelle à ce sujet, et toujours elle nous répondait catégoriquement. Nous lui avons demandé quelquefois comment sans ANGÉLINE, elle pouvait nous indiquer ce qu'il lui fallait. *Je ne sais pas trop comment vous expliquer cela, nous disait-elle, mais je le vois, je le sens en moi… Tenez, voici ce que je peux vous dire de cela ; il me semble être tout-à-coup dans la salle d'un festin ; j'y vois une grande table ; des plats la garnissent symétriquement dans toute son étendue. Mais il y a quelques places vides ; et ce sont ces places à remplir qui me disent : ESTELLE ?… il te faut telle, telle, ou telle chose. Comment cela se fait-il ? je n'en sais rien ; mais voilà toute ma science.*

N.° XI.   (F.° 61).

« Estelle avait trouvé des passes magnétiques particulières
» pour se mettre en crise, pour en sortir, pour s'y maintenir,
» pour approfondir l'état crisiaque ou de somnambulisme; elle
» en avait aussi trouvé pour se fermer et ouvrir les yeux à vo-
» lonté, etc., etc. »

C'est ce que j'ai appelé *formules magnétiques* par comparaison aux *formules d'Algèbre*, dont se servent si avantageusement
les personnes qui se livrent aux études mathématiques pour
résoudre plus facilement les problèmes, et pour abréger le calcul
en le simplifiant (*).

Dès le début du traitement *avec le magnétisme*, Estelle dirigea
elle-même le mode de l'employer; et l'on voit déjà au F.° 33 qu'elle
indique l'espèce de passes qui accélérait le plus la marche du
sommeil magnétique, et son approfondissement.

On voit aux F.° 61, 62, 64, 67, 68, 69, 72, 75 76 et 78,
que notre malade avait la faculté de se mettre en crise à volonté,
de prolonger cet état, et de le faire cesser dès qu'elle n'en avait
plus besoin.

Au F.° 86 nous voyons qu'elle n'offre plus aucun des phénomènes nerveux qui appartiennent à la catalepsie et qu'elle a pu
néanmoins conserver la faculté de se mettre en crise.

Au F.° 72, Estelle, sans être en état de crise, *voit les yeux
fermés*, et distingue tous les objets qui l'entourent : elle ne peut
pas lire, mais elle peut voir et compter les lignes qui se trouvent
dans un espace donné, sur le premier livre qu'on lui présente.
Ce phénomène a lieu après quelques jours fort orageux : pendant lesquels la malade s'étant trouvée au milieu d'une atmos-

---

(*) *Voyez* f.° 33, 61, 62, 64, 67, 68, 69, 72, 75, 76, 78 et 86.

phère surchargée d'électricité, en avait été extrêmement fatiguée; et, comme il ne s'est pas reproduit dès lors, il paraîtrait avoir été causé par cette influence électrique, seule, dont Mlle Estelle avait été momentanément sur-saturée.

Quoi qu'il en soit de la cause immédiate de ce phénomène, le fait de *pouvoir à volonté se somnambuliser soi-même*, se mettre en crise, en sortir, etc., etc., enfin la possibilité d'*agir magnétiquement sur soi-même*, est un *fait nouveau*; ou, tout au moins, qui n'a pas encore été signalé dans la science et qui mérite toute l'attention du physiologiste. Je le crois même de nature à changer la théorie du magnétisme, ou à la modifier beaucoup. Car jusqu'à présent, le Magnétisme était regardé comme *une chose qui consistait dans l'action exercée par un individu sur un autre individu.* Cette définition ne saurait embrasser le phénomène dont nous parlons; car, pour le faire, il faut dire que le *Magnétisme est l'action du fluide nerveux d'une personne sur une autre, ou sur elle-même dans certains cas donnés....* Cette action magnétique sur soi-même n'avait encore été, à ce qu'il paraît, admise par aucun magnétiseur (*).

(*) Voici ce que m'écrivait à ce sujet, il y a peu de jours, un médecin qui s'est beaucoup occupé du magnétisme.

G........ 12 9.bre 1838.

« Vous trouvez, mon cher confrère, qu'à propos de Mlle P........,
» je traite un peu *cavalièrement* notre Académie Royale de médeci-
» ne, et que *la poire n'étant pas encore mûre*, vous procédez plus
» doucement; ou (pour trancher le mot) moins franchement que
» moi. Mais, en vérité, mon cher confrère, vous vous abusez un
» peu sur le compte de vos connaissances magnétiques..... et je puis
» vous assurer que je n'ai rien encore publié d'aussi extraordinaire
» ni d'aussi incroyable, que ce que vous racontez de la jeune Estelle.
» Par exemple, ce que vous dites sur la faculté qu'elle avait
» d'entrer en crise seule et à volonté, souvent pour amuser sa maman...

Le

Le phénomène dont il s'agit et qu'Estelle nous a montré si fréquemment ne saurait cependant être unique de son espèce ; et comme il peut être d'une haute portée dans l'étude de la science de l'homme, l'hygiène et la thérapeutique, il importe beaucoup qu'il soit méthodiquement et classiquement étudié.

Ceci me rappelle les courans galvaniques qu'on peut établir, à volonté, dans un cercle expérimentateur, fait d'un seul métal (tel que le fer, le cuivre, ou tout autre) en en mettant certaines parties, momentanément, dans un état de température différente, au moyen d'un appareil *ad hoc*, composé d'un *cercle en fer dans les dimensions du cercle expérimentateur, armé d'espace en espace de pointes de fer qu'on chauffe fortement et qu'on applique instantanément sur le cercle à expérimentation* (*), pour que les points de ce dernier, qui correspondent aux pointes de fer incadescentes, soient seuls réchauffés. Cette alternative, de points chauds et de points froids du cercle, suffit pour déterminer un courant galvanique très-appréciable par l'aiguille aimantée (**)

» est tellement contraire à l'observation commune et à l'idée que
» nous nous faisons de l'action magnétique, qu'il faut bien se rap-
» peler que vous êtes un observateur éclairé et consciencieux pour
» y ajouter foi.... Je ne cite que ce fait, et cependant votre obser-
» vation en mentionne une foule d'autres, non moins prodigieux
» et qui prouvent, ne vous en déplaise, que pour vous et vos
» lecteurs, *la poire est dans une maturité complète*....»

(*) Dans cette expérience, et *pour qu'elle réussisse*, il faut que le fer chaud reste appliqué sur le cercle expérimentateur, assez de temps pour produire l'effet voulu ; mais pas davantage : parce que, si, de proche en proche, le calorique s'égalisait dans toute l'étendue du cercle, les conditions ne seraient plus *celles voulues* pour cette expérience.

(**) *Voyez* Annales de physique et de chimie 1823. Expérience de M. Seebeck sur les actions électro-magnétiques.

X

Ce cercle métallique agit donc sur lui-même, quoique composé de parties similaires ; mais, pour obtenir le courant, il faut que ces parties similaires soient mises dans un état différent les unes des autres, condition sans laquelle le phénomène n'aurait pas lieu. Ces parties *similaires*, dans leur essence, deviennent donc *momentanément dissimilaires* ; et sont par conséquent, comme autant de disques de métaux divers, dont on composerait une chaîne galvanique.

En comparant, ce qui se passe dans le cercle dont il vient d'être question, avec ce que nous a présenté Estelle au sujet de sa *somnambulisation spontanée* par des passes magnétiques faites *par elle et sur elle-même*, nous y trouvons une grande similitude. Le corps qui peut ainsi agir sur lui-même chez les personnes nerveuses très-impressionnables, qui nous offrent des phénomènes si anomaux dans toutes les fonctions de l'économie, ne présente-t-il pas la plus grande analogie avec le cercle en question ?... Chez celui-ci, c'est le calorique qui rend momentanément dissimilaires des parties essentiellement homogènes de leur nature.... Chez nos cataleptiques, ce serait l'électricité animale distribuée d'une manière irrégulière; soit, le fluide nerveux *irrégulièrement* réparti ; car, chez ces personnes, les choses se passent bien différemment que dans l'état de santé. (*Voyez Notes , N.° 25*).

Ainsi donc, *philosophiquement parlant*, rien ne répugne à croire que le corps vivant ne puisse devenir un appareil *galvano-électrique* dans certains états maladifs de l'homme. D'un autre côté, s'il est vrai que dans l'état de parfaite santé, les fluides ont un certain cours nécessaire pour entretenir l'état normal de la vie ; et les solides, des rapports d'union, de correspondance et de sympathie, nécessaires au jeu libre et naturel de toutes les fonctions ; cette harmonie doit nécessairement être rompue dans l'état anormal ou maladif. Alors cette force virtuelle , innée avec nous , que les anciens ont appelée *vis me-*

dicatrix Naturæ, doit avoir reçu du Créateur le moyen de rétablir l'harmonie rompue (*).

AMORETTI, dans son *Elettrometria animale* (**), a reconnu que, dans l'état normal, *l'électricité* se trouvait disséminée d'une manière régulière sur toute la surface du corps, mais que sur telle région, elle se trouvait à l'état négatif, et que sur telle autre elle se trouvait à l'état positif... La localisation partielle de la sensibilité, son abolition, sa surcharge, qu'éprouvent nos cataleptiques et nos somnambules magnétiques, sur telle ou telle partie, ne sont-elles pas une preuve qu'il y a déplacement de cette électricité vitale, et intervertion dans sa distribution naturelle?

Les faits posés, étant admis par la généralité des physiologistes et par les médecins qui ont eu l'occasion de s'en occuper; il me

---

(*) Je serai peut-être accusé par ceux de mes confrères qui font de l'art médical un métier purement industriel, de sapper la médecine par ses fondemens, en accordant à la Nature et à l'instinct de mes malades atteints de *somnambulisme lucide*, beaucoup trop de latitude dans leur traitement... *A quoi sert donc de travailler pendant dix ans*, diront-ils peut-être?... *pour apprendre la science; si nous devons ensuite laisser librement agir les malades?.....* Cette récrimination, vraie ou fausse, doit encore avoir de nombreux échos dans les pharmacies.... mais, leur répondrai-je: « NE CRAIGNEZ RIEN, MM.,
» d'abord, la masse des misères humaines est assez grande pour qu'il
» vous reste un vaste champ à exploiter, en abandonnant celles-ci,
» *que vous aimez si peu*, à la Nature seule. Ensuite, ajouterai-je,
» le somnambule le plus lucide ne dira *jamais rien*, ou du moins,
» ne dira *jamais rien de bon*, s'il n'est bien dirigé, et bien interrogé... »
De là découle l'indispensable nécessité d'avoir un médecin pour les soigner: je dirai même, un médecin au-dessus du commun: car, un homme de l'art ordinaire ne fera que des sottises; en voulant commander là, où il doit, sinon obéir à son malade, du moins obéir à la Nature.

(**) *Della Reddomanzia ossia Elettrometria animale. Carlo* AMORETTI, *Milano* 1808.

semble que nous y trouvons des motifs suffisans, pour adapter au corps humain, une théorie dont la physique a déjà fait de si heureuses applications. Et si le corps, quoique composé d'élémens similaires et de même nature, peut nous présenter accidentellement un état analogue à celui où il serait, s'il était composé de parties dissimilaires; il ne répugne point aux principes admis en médecine, et moins encore au raisonnement, que l'homme puisse dans certains cas, exceptionnels à la vérité, je ne dirai pas, *se magnétiser soi-même*, pour ne pas changer le langage reçu, mais bien *agir magnétiquement* sur soi, dans toute la force du mot et de l'idée qu'on y rattache.

Si nous avions des instrumens électrométriques d'une sensibilité suffisante pour apprécier les nuances de l'électricité dont notre corps et ses diverses parties sont imprégnés, nous parviendrions bientôt sans doute à trouver une route sûre, facile et bien tracée, pour rendre *certaines* les conjectures que j'émets ici; mais les instrumens nous manquent. Espérons, comme déjà je l'ai dit plus haut dans l'introduction, qu'un jour nos successeurs seront plus heureux que nous, sous ce rapport, et qu'on pourra parvenir à apprécier d'une manière positive, la marche du fluide vital dans les diverses branches du système nerveux et de l'économie animale.

On parviendrait par là à expliquer bien des choses qui sont encore pour nous de vrais mystères!!! mais, en attendant que le temps en soit venu, nous devons, je crois, *consulter nos malades* sur les sensations qu'ils éprouvent.... Eux seuls peuvent bien les juger; nous devons donc *écouter* les explications qu'ils nous donnent, *quelles qu'elles soient*, parce qu'elles ne sont que l'expression de leurs sentimens et de leurs sensations. Enfin, nous devons, par cette raison, les *croire sur parole*, jusqu'à ce que nous puissions faire mieux; si toutefois, ce qu'ils nous disent paraît vraisemblable, et ne pas s'écarter beaucoup des vérités reconnues; quoique nous ne puissions encore nous les expliquer, dans l'état actuel de nos connaissances.

Après avoir ainsi établi la possibilité des phénomènes dont je parle , soit par les faits récens que nous a montrés notre jeune malade de Neufchâtel , soit par le raisonnement ; je dirai que, long-temps avant de connaître Estelle , j'avais observé des phénomènes analogues sur d'autres malades de l'espèce , et que j'en ai vu récemment encore d'assez nombreux. Je vais en citer quelques exemples avec la formule dont chacune de ces filles se servait ; car il est bon de savoir qu'elles ont un peu varié dans la manière de formuler la passe ; mais ce qui est bien remarquable , c'est que toutes , pour produire un effet donné , agissaient sur les mêmes branches nerveuses , sans avoir jamais étudié l'anatomie. Plusieurs d'entre elles même , répugnaient beaucoup à en recevoir les notions que j'aurai voulu leur en donner : afin d'obtenir moi-même de ces malades , des instructions plus précises sur leurs sensations intérieures et la manière dont leurs crises s'annonçaient , se formaient , se développaient et s'anéantissaient.

1.° Micheline Violet , étant dans l'état que j'ai désigné sous le nom de *somnambulisme actif*, pouvait à volonté se plonger en syncope ou léthargie. Pour le faire , voici quelle était sa formule.... *Elle se couchait à plat dos dans son lit ; elle croisait ensuite les avant-bras sur la poitrine et plaçait l'extrémité du médius de la main droite* (par exemple) *dans la fossette qui existe au cou , directement au dessus de la partie moyenne, un peu humorale de la clavicule gauche ; elle cherchait ensuite le point correspondant de l'autre côté du cou avec le médius de la main gauche ; et , quand il était trouvé , elle appuyait,* au moment où elle voulait déterminer la syncope, *le bout du médius gauche sur la fossette en question ; et , quelques secondes suffisaient pour obtenir l'effet désiré.*

On reconnaissait que cet état de lipothymie était opéré, à la chûte immédiate , et selon les lois de la gravitation, de toutes les parties ou membres qui, par leur position, n'étaient pas placés de manière à rester en pose. Cela fait , Micheline , à part une coloration légère de la face , ressemblait parfaitement à un corps récemment privé de vie. Toute sensibilité extérieure se trouvait éteinte : elle n'était impressionnable par aucun de cinq sens ; on ne pouvait plus s'en faire entendre : ou , si elle entendait , elle ne pouvait répondre. Il en était de même de toutes les régions où , dans toute autre phase de son mal , on pouvait se mettre en rapport avec la malade... Enfin il fallait *nécessairement* attendre que cet état finît spontanément. Alors (c'était en 1825) je n'avais point encore l'habitude que j'ai aujourd'hui de cet ordre de phénomènes ; je ne savais donc *que voir ce qui se passait et espérer* ; mais je ne savais ni tirer parti pour la science de ce singulier état , ni l'utiliser pour la malade ou pour d'autres.

2.° Alexandrine GUYTON dont j'ai parlé f° 86 a pu , différentes fois , au moyen de la *formule de Micheline* , entrer en syncope comme elle. Un jour même elle me fit grand-peur , et voici comment... Elle était au lit , et ses couvertures se trouvaient par hasard amoncelées sous les coudes , de manière à les soutenir contre la chute qui devait survenir , aussitôt l'entrée en syncope , par l'effet seul de la gravitation...... Alexandrine donc , s'étant procuré l'état de syncope d'après la formule précitée et ses bras étant retenus dans la position *syncopante* , elle y resta sans pouvoir en sortir , *ayant perdu ses forces tout à la fois :* comme on croit qu'il arrive à ceux qui se suicident par la strangulation ou la pendaison. Alexandrine n'en serait probablement jamais sortie , si un heureux hasard , que je puis dire providentiel ne m'eût amené près d'elle... Connaissant de prime abord les effets de la position dans laquelle je la trouvai , je n'eus rien de plus pressé que de lui décroiser les bras , et de les placer sur les deux parties latérales de son corps ; afin de détruire la position *syncopante* , et en même temps pour les réchauffer , car ils étaient déjà froids comme du marbre. La respiration était insensible , et les mouvemens du cœur se ralentissaient d'un instant à l'autre ; les pieds étaient froids à la glace , et toute la chaleur vitale semblait se concentrer à l'épigastre et au cœur.

Ayant donc décroisé les bras, j'employais l'insuflation pulmonaire, pour rappeler dans le grand foyer vital (les organes thorachiques) le mouvement et la vie qui s'éteignaient. Je réussis : et quelques minutes après, j'obtins de la malade des signes non équivoques qu'elle m'avait entendu. C'était par l'épigastre ; mais elle ne pouvait point encore me répondre. Bientôt le retour des forces et de la vie lui permit de m'expliquer tout ce qui avait eu lieu. Elle était encore en somnambulisme, et dans cet état, elle me fournit les curieuses remarques que je vais tracer ici en gros, me réservant de donner de plus amples détails, en faisant, dans un autre N.° de cet ouvrage, l'histoire intéressante de cette malade.

« Alexandrine, lui dis-je, que vous est-il donc arrivé ? — *Je ne sais, M. le Docteur, mais je me sentais mourir.* — Mais enfin, comment cela a-t-il commencé ? *J'ai voulu chercher des passes* (*) *comme vous m'aviez dit de le faire. Je suis tombée par hasard sur celle qui servait à Mickeline pour passer en syncope. Me trouvant sans souffrance dans cet état, je l'ai prolongé un peu plus qu'il n'aurait fallu; mes coudes arrêtés dans les plis de ma couverture, n'ont pu s'écarter, et quand j'ai voulu le faire, sentant que je m'en allais, je ne l'ai pu et je me suis trouvée sans force.... je me sentais mourir.* — A quoi pensiez-vous alors, Alexandrine ? *A rien, si ce n'est à moi ; je me voyais défaillir rapidement, et si vous n'étiez pas venu à mon secours, je serais morte bien certainement.* — Avez-vous calculé combien de temps vous pouviez résister encore à cet état léthargique ? *non.* — Pourriez-vous me dire à peu près ? *Dites.* — Une heure ? *Davantage.* — Deux heures ? *Encore.* —Six heures ? *Non; j'aurais succombé avant...*

Je n'en dirai pas davantage pour le moment sur cette curieuse malade, devant revenir sur son histoire, qui m'a présenté, sous le point de vue physiologique, des observations fort intéressantes, sur le sens intime et sur les rapports de sympathie qui existent entre nos divers organes.... Elle a lu et écrit, en état de somnambulisme ; et elle décrivait tous les phéno

---

(*) Soit, ce que j'appelle *formules magnétiques.*

mènes de la catalepsie avec une intelligence extraordinaire. Elle lisait aussi la pensée des personnes qui étaient avec elle, et voyait à distance : l'électrisation par étincelles à l'épigastre, au sinciput et sur un goître assez apparent, qu'elle portait à la partie moyenne du cou, la plongeait assez promptement dans le sommeil magnétique. Ce qui m'a fort étonné, c'est la disparition à peu près complète du goître au moyen de l'électrisation, qu'elle s'était prescrite étant en crise.

Cette jeune personne, institutrice dans une commune rurale, était souffrante depuis quatre à cinq ans : elle avait été obligée de quitter sa place d'institutrice à cause des palpitations habituelles et des suffocations qu'elle éprouvait et que l'on attribuait à un anévrisme. Elle vint à Aix malgré l'avis de ses médecins et de ses alentours, qui la regardaient comme incurable. Arrivée à Aix, vers la fin de février 1838, elle en repartit le 31 mai, parfaitement remise de ses palpitations ; n'ayant plus d'oppression ; et assez bien en général : ayant toutefois conservé la faculté de se mettre en crise, celle d'en sortir, de s'ouvrir les yeux pendant l'état de crise, de se les fermer, de lire avec le coude, la nuque et l'un des doigts de la main gauche ; et m'assurant, qu'avec une éducation magnétique bien ordonnée, elle pourrait parvenir à la guérison parfaite de tous les maux dont elle était atteinte à son arrivée à Aix ; et cependant, conserver la faculté de se mettre en crise elle-même par le Magnétisme, et de parvenir, par l'*approfondissement du sommeil magnétique*, au degré de lucidité nécessaire pour pouvoir lire à volonté (*).

(*) Cette jeune personne, lorsqu'elle lisait avec le coude, ou l'un des doigts de la main, y éprouvait une *douleur de brûlure* extraordinaire ; et le doigt ou le coude se gonflaient et devenaient rouges, luisans et tendus, comme dans un érésipèle ou un léger accès de goutte. C'est la première de mes malades à qui j'ai vu un semblable accident de *phlegons névralgiques*. Dès lors une autre malade m'a présenté une nuance de ce même phénomène, mais moins prononcée qu'Alexandrine.

Mais

Mais, je ne m'étendrai pas davantage ici sur l'histoire curieuse et intéressante de cette malade ; il me suffit de l'indiquer comme un exemple bien remarquable de la possibilité que l'homme a, dans certaines circonstances, d'agir *magnétiquement* sur lui-même. Toutefois, parmi les personnes chez qui j'ai reconnu cette faculté, je n'en ai jamais trouvé une qui le fît avec autant d'aisance, de promptitude et de facilité que Mlle Estelle L***, sur laquelle je ne m'étendrai pas non plus ici, renvoyant le lecteur à son histoire, et particulièrement aux F^os indiqués au commencement de cette note. Je renverrai également le lecteur à la Note N.° 25 pour connaître les diverses formules magnétiques trouvées par mes malades ; ayant consacré cet article au tableau général des lois et corollaires auxquels j'ai été conduit par l'étude des phénomènes nerveux dont nous nous occupons.

3° Henriette Bovaccat du Pin, Canton de Virieu, dont j'ai aussi parlé F° 86, m'a offert et m'offre encore en ce moment, les mêmes phénomènes. La décharge d'une bouteille de Leyde ordinaire, suffit pour la mettre instantanément en crise, et la plonger dans le *tétanos* ; il faut alors lui déroidir les extrémités au moyen des passes ou formules magnétiques, dont il est question à la Note N.° 23, et pour lors, elle se trouve dans ce que j'appelle *son état ordinaire de crise*, parce que c'est le plus fréquent. Il est caractérisé par un état de syncope, ou de sommeil apparent, dans lequel la malade offre un visage serein, la transposition de l'ouïe à l'épigastre et aux deux derniers doigts de chacune des mains et des deux pieds. Si on ne lui parle pas, elle semble dormir et ne dit rien ; elle est d'ordinaire alors couchée à plat dos et sans mouvement. Si on se met en rapport avec elle, elle répond avec vivacité, et beaucoup d'esprit, quand d'ailleurs elle n'est pas souffrante. C'est dans cet état qu'elle voit la maladie des personnes présentes, avec qui on la met en relation ; et qu'elle leur prescrit des moyens thérapeutiques appropriés à leur état. Je n'ai rien vu de plus piquant que ces sortes de consulta-

Y

tions. J'en citerai une qu'il m'a été permis de livrer à la publicité par le malade lui-même. Celui-ci ne lui avait rien dit de son mal ; et il a été aussi surpris que moi, de ce que cette jeune fille ait lu si bien dans son cœur, dans sa tête et dans son corps : de plus, il s'est fort bien trouvé de ses prescriptions (*Voyez Notes*, N.° 28). C'est aussi dans cet état de crise qu'elle est quelquefois ravie en extase, et transportée dans l'Empirée ; son visage s'anime et s'embellit pendant ces visions célestes. Elle converse avec les saints envers qui elle a le plus de dévotion, et semble quitter avec regret ce délicieux état, dont elle n'a plus le moindre souvenir au réveil.

Outre cet *état ordinaire de crise*, Henriette est sujette à en avoir de bien plus pénibles. Le glas funèbre et discordant des cloches la met dans des convulsions hystériques extraordinaires. C'est une vraie carpe ou une tanche dans une poile à frire. Un bruit inattendu, comme la chute d'une avalanche, la décharge d'une pièce d'artillerie de gros calibre, la grosse caisse d'un corps de musique militaire, la plongeaient aussi dans le même état, à son arrivée à Aix. Un cri d'alarme et de détresse, le tocsin et l'annonce subite d'un incendie, les cris effrayans *au feu... au feu*, *l'énervent*, dit-elle, c'est-à-dire, lui coupent bras et jambes et la laissent sans forces et sans énergie ; il y a même alors souvent un sous-délire et une diminution notable dans la *normatité* des fonctions intellectuelles. Telles étaient les principales phases sous lesquelles la maladie s'était présentée chez notre malade, avant de venir à Aix ; et sous lesquelles encore elle se présente au moment actuel, mais avec infiniment moins d'intensité. Celui dans lequel elle peut se plonger à volonté, en se magnétisant elle-même, n'est pas celui-là, qui est tout convulsif et très-douloureux ; c'est celui dont j'ai donné la description plus haut, et que j'appelle *état ordinaire de crise*. Une fois en crise, Henriette peut à volonté, passer de cet état, à celui dans lequel elle *va*, *vient*, *court*, comme le faisait Estelle ; état qui était regardé par Estelle et par nous, comme son *état ordinaire de crise*. Car, en s'y plongeant, elle disait : je vais me mettre *en crise*.

La seule différence d'Estelle à Henriette, c'est que la première s'y mettait d'emblée, tandis qu'Henriette ne peut obtenir ce même état que par deux opérations, dont une *l'endort* en lui donnant son *état ordinaire de crise*, et l'autre la réveille ou la laisse endormie magnétiquement à moitié ; en ne lui laissant de l'état somnambulique que, tout juste, ce qu'il lui en faut, pour se donner, comme Estelle, les forces et l'activité nécessaires dans la circonstance où elle se trouve ; activité et force qui sont à peu près ce qu'était son *état naturel ordinaire*, avant de tomber malade et dans sa primitive enfance.

Les *formules magnétiques* de l'une diffèrent un peu de celles de l'autre : mais l'une et l'autre agissent sur le même système de nerfs (la V et la VII paires cervicales principalement) (*Voyez Note N.º 23*). L'une et l'autre (Estelle et Henriette) ont trouvé d'elles-mêmes leurs formules, sans avoir pu s'entendre à cet égard et sans aucunes données anatomiques préliminaires quelconques ; et c'est, en s'en occupant dans leur état de somnambulisme. Micheline et Alexandrine y avaient réussi de même, en *y pensant*, et en en faisant la recherche pendant qu'elles étaient en crise.

D'après ce que je viens de dire, et l'analogie qui existe entre les phénomènes présentés par ces quatre malades, j'ai lieu de croire qu'elles ne sauraient être les seules privilégiées pour obtenir ce dont il s'agit, et que tous les somnambules (ou du moins la majeure partie d'entre eux) pourraient en faire autant, en y fixant leur attention. C'est ainsi que j'y ai amené Henriette, quelques jours avant un voyage qui devait la tenir éloignée d'Aix, pour près d'un mois ; et par conséquent, pendant un mois, loin de ses habitudes et des bains de piscine ; loin des douches écossaises et de l'électricité ; dans un pays qu'elle ne connaissait pas, et dans lequel elle avait beaucoup de choses curieuses à voir ; églises, monumens publics, charmans paysages, alentours délicieux ; enfin une ville, où tous les jours elle devait entendre de la musique militaire, des décharges au Champ de Mars, le son des cloches et des tambours. Le désir de faire ce voyage qui la flattait, et qui cependant était pour elle entouré de tant d'écueils, la détermina à *fixer son attention sur les moyens de se mettre en crise ;* le seul qui pût la soustraire aux dangers qui la menaceraient à chaque instant. Deux jours lui suffirent pour cela ; et je crois que le plus grand nombre, si ce n'est pas la totalité des somnambules, soit magnétiques soit spontanés, pourrait en faire autant.

Ce serait maintenant le cas de reparler d'Estelle et de ses *formules magnétiques*, pour les grouper ensemble ; mais cela nous mènerait trop loin, et je terminerai ici cette onzième note qu'il m'eût été difficile de faire plus courte. J'en demande pardon au lecteur, et je le renvoie aux notes ci-après N.ᵒˢ 22, 23 et 25, où je donnerai un précis des lois qui semblent régir, et le magnétisme animal et le fluide nerveux, ainsi que les phénomènes merveilleux qui dérivent de ces deux sources. Ce qu'on y verra, est le résultat de mes observations et de mon expérience. Je ne parlerai donc que d'après ce que j'ai vu et éprouvé : et j'ose garantir à quiconque voudra apporter à cette étude le même esprit, la même patience et la même ténacité que moi, qu'il *obtiendra tout ce que j'ai obtenu*, s'il y a parité de circonstances.

N.ᵒ XII.   (F.ᵒ 62).

« Singulière influence de M. le Comte Paul D**** sur Estelle « et sur une autre malade atteinte de catalepsie.... influence « réciproque de ces malades entre elles. »

Vers la même époque arriva à Aix, pour les bains, M. le Comte Paul D.**** officier supérieur de la Garde Impériale Russe ; lequel ayant ouï parler de mes deux malades, me manifesta le désir de les voir.

M. le Comte D.*** s'était autrefois occupé du Magnétisme avec le D' Pizzati, qui me l'avait adressé de Florence, etc. quoiqu'il n'en fît plus le sujet de ses études, il se souvenait de la grande puissance magnétique dont il avait joui, et en parlait avec une certaine satisfaction : il semblait jouir de cette réminiscence ; et il était curieux de savoir, jusqu'à quel point il avait conservé son ancienne PUISSANCE MAGNÉTIQUE.

Ce militaire était grand et élancé ; son corps, par suite de l'habitude qu'il avait contractée de fumer comme les Orientaux les trois quarts de la journée, et de l'excellent tabac, en exhalait l'odeur, de la tête aux pieds. Ses yeux étaient perçans comme ceux du lynx. Il n'était pas marié, sortait peu de chez lui ; où, la pipe à la bouche, il s'occupait continuellement de littérature, de voyage, de stratégie, et d'autres choses qui forment le sujet ordinaire des études de la classe supérieure et instruite des habitans de la Russie.

Je me prêtai volontiers aux désirs de M. D.*** et avec le consentement de mes deux malades et celui de leur famille, je les mis en rapport de société. Je fus, dès le premier jour, stupéfait de l'*immense pouvoir magnétique* qu'il exerçait sur elles. Son regard seul *pétrifiait* Estelle, et quelques *passes calmantes* faites en rond sur la région précordiale et sur l'épigastre, à la distance de cinq à six pouces, suffisaient pour soulager M.lle Isaure de douleurs atroces, dont le système nerveux pneumogastrique était le siége ; et qui, depuis bien des mois, n'étaient suspendues que pendant l'état de catalepsie, d'extase ; ou bien le sommeil ordinaire, qui était rare et presque toujours fatigué de rêves et de visions.

Ce qui m'a le plus étonné dans la *puissance magnétique* de M. le Comte D.*** sur cette dernière malade, c'est de lui voir *suspendre* par le *seul acte de sa volonté des rapports magnétiques*, déjà établis entre elle et moi, quand il *voulait agir sur elle par sa seule volonté*; et les *rétablir* à sa volonté ou à la volonté des autres.

J'étais le médecin de Mlle Isaure, depuis qu'elle était arrivée à Aix : son médecin me l'avait adressée, et je semblais posséder sa plus entière confiance : mais M. le Comte D.*** me l'eut bientôt enlevée ; ce qui dura jusqu'à son départ d'Aix.

D'où provenait cette force de sympathie ? je l'ignore. Mais le fait n'en est pas moins constant. Je l'ai vu se répéter plusieurs fois, et Mlle Isaure *m'entendait* ou *ne m'entendait pas, selon le bon plaisir* de M. D***. Et cela, bien certainement, ne pouvait être produit que par le *fait seul de la volonté* du dit M. D*** ; car il ne la touchait ni médiatement ni immédiatement. J'ai vu le phénomène en question se répéter maintes et maintes fois... Nous causions même par écrit, afin d'ôter aux assistans tout soupçon que la malade, bien qu'elle eût les yeux complétement clos pendant toute la durée de ses crises, eût pu nous entendre, nous comprendre par signe et se plier ainsi, par condescendance, à la volonté de son magnétiseur.... M. le Comte D.*** variait aussi le phénomène, *absolument à ma volonté*. il ne prononçait aucune parole, et il pouvait cependant, lorsque je lui transmettais mes ordres par écrit, les faire *exécuter* par la malade, *au moment voulu*, et *désigné par moi dans l'instant même ;* et si je venais à changer mes ordres, après les avoir donnés primitivement d'une autre manière, Mlle Isaure les exécutait, non pas comme je l'avais ordonné d'abord, mais bien comme je venais de le faire immédiatement.

M. le Comte D.*** m'avait parlé de cette espèce de *tours de force*, comme l'ayant exercé assez fréquemment jadis. J'étais fort curieux de voir comment il remplirait la condition d'un programme semblable auquel, je dois l'avouer, je ne croyais nullement alors, et auquel j'ai bien de la peine à croire encore aujourd'hui, malgré tout ce qu'en ont dit les magnétiseurs, malgré ce qu'on a écrit sur la *force de la volonté*, comme pouvant produire *seule* le phénomène en question ; et malgré tout ce dont j'ai été témoin moi-même maintes et maintes fois chez cette intéressante malade. D'après cela, on doit naturellement penser que j'apportai à l'expérience toute l'attention possible, pour *bien* voir ce qui se passerait, afin de découvrir (dans le cas où le phénomène viendrait à se réaliser), la loi qui le régissait ; et en tirer des inductions, qui pussent me servir à reconnaître, ou à justement apprécier la cause des modifications auxquelles, indubitablement, il devait être exposé chez les divers somnambules. J'étais donc *tout yeux et tout oreilles* ; et, l'on ne peut plus attentif aux gestes, aux regards et aux moindres mouvemens de l'un et de l'autre... cependant, *j'ai vu sans en pouvoir douter*, et à ma grande surprise, je l'avoue ; j'ai vu M. le Comte D.*** *annuler des rapports établis entre ma malade et moi : je l'ai vu renouveler ces rapports, ces sympathies; les suspendre de nouveau,* etc., etc., et cela en vertu d'un *seul acte de sa volonté*, ou bien c'était par l'effet d'une fascination, si l'on veut... produite par M. D***, fascination, dont l'essence et le mode m'étaient absolument inconnus, comme ils le sont encore ; mais qui opérait constamment son effet, lorsque ma pensée ou celle de toute autre personne de la société *passait par la volonté* de M. D***.

Ce phénomène ne saurait être expliqué, comme beaucoup d'autres, par la seule lecture de la pensée du magnétiseur, faite par son magnétisé (phénomène qui est beaucoup plus commun qu'on ne le pense dans l'état nerveux des *crisiaques*, soit magnétiques, soit spontanés)... En effet pour qu'il s'opérât, il aurait fallu que *non seulement* Mlle Isaure *pût lire la pensée de la personne qui agissait sur elle par le magnétisme, mais encore, que le magnétiseur paralysât par sa volonté l'organe qui, déjà établissait le rapport névropathique* entre elle et moi, *et que tout cela se fît simultanément*. Sans le concours de ces deux conditions, la solution du problème resterait incomplète.

Quoi qu'il en soit : que l'explication donnée de ce phénomène soit satisfaisante ou non, c'est un fait positif, qu'aussitôt que la volonté de M. D*** avait rétabli le rapport entre Mlle Isaure et moi, si je lui parlais ainsi : .... *mais, Mademoiselle, pourquoi ne m'avez-vous pas répondu quand je vous ai adressé la parole tout-à-l'heure ?* Elle me répondait aussitôt :... « Par une raison bien simple, Monsieur, c'est que vous ne m'avez rien demandé.... »

N.° XIII.   (F° 67).

Lettre de Mlle J***, tante d'Estelle. Du 9 7.bre 1836, écrite au moment de retourner à Neufchâtel.

« Monsieur,

« L'intérêt vif et touchant que vous portez à notre chère petite malade, m'engage à vous soumettre les réflexions qui m'agitent, au moment même où je dois rejoindre ceux que j'ai laissés à Neufchâtel. Tout ce que j'entends me fait croire, Monsieur, que vous pensez engager ma sœur à passer l'hiver à Aix. Cette idée me tourmente et m'effraye : d'abord, parce qu'il serait impossible d'y trouver un logement, où toutes les précautions nécessaires à l'enfant contre le froid fussent réunies ; puisque voyant la maladie de cette chère petite s'aggraver au moindre froid, nous nous sommes vus obligés, à Peseux, non seulement de faire placer de doubles chassis aux fenêtres de sa chambre, mais encore de les garnir de mousse, puis de chauffer le poële trois fois par jour et de mettre des bouilloires pour que la température de l'appartement fût toujours la même. Ceci ne vous surprendra pas, M. D., car vous l'avez vu par les plus grandes chaleurs, couverte comme elle l'était en hiver, sans en être incommodée. Vous avez pu aussi vous faire une idée de l'influence d'un coup d'air sur un corps aussi frêle, aussi délicat, puisque le premier qu'elle a ressenti à Aix, même en été, a fait rentrer la poussée des Eaux, et diminuer le mieux. Ensuite, je crois, Monsieur, qu'il y a plusieurs mois à Aix, où le mauvais temps doit empêcher de prendre la douche et les bains : ainsi, comme la voiture semble faire du bien à notre malade, il me parait, qu'après avoir passé un mois encore à Aix, on pourrait profiter d'une saison qui ne serait pas trop rigoureuse, pour la reconduire chez elle, passer les mois de no-

vembre

vembre, décembre et janvier : et que dès le mois de février, si l'on voit de ces beaux jours, avant-coureurs d'un printemps sec et chaud, l'on fera alors les préparatifs pour venir chercher le bon effet des Eaux et surtout celui de vos bons soins.

» J'ai pris la liberté de vous écrire, Monsieur, parce qu'ici je ne trouve pas ma sœur tout-à-fait libre. Depuis la mort de son mari, elle habite avec nous, nos cœurs ont adopté son enfant, et croyent y avoir des droits. Je vous le répète, Monsieur, il est impossible de trouver à Aix, un appartement qui remplace le sien, à moins de faire des frais que ma sœur sera bien aise d'éviter. Je crois aussi qu'il faut craindre l'ennui qui a une fâcheuse influence sur l'enfant. Depuis les mauvais temps elle commence à en éprouver : ainsi, pendant les jours si sombres de l'hiver, une vie de famille lui sera bien plus douce, et la distraction que lui procurent ses petits cousins et cousines, remplacera les jouissances de son âge, dont sa maladie la prive depuis si long-temps. Ma sœur disposée à tous les sacrifices, serait exposée à bien des angoisses. Il y a des circonstances aussi, où la présence du médecin est nécessaire à sa fille *sur le moment.* Vous pourriez être alors, Monsieur, à Anneci avec les vôtres. Représentez-vous ma sœur, loin des secours et des siens.... Comme elle serait péniblement ! ! !......... D'un autre côté, la santé de ma mère exige ma présence ; et moi, qui suis la personne qui séconde ma sœur, lorsqu'elle ne peut suffire à sa fille ; moi, je ne pourrais venir à son secours, ni la rejoindre. Je suis effrayée, Monsieur, à la seule pensée de la sentir seule, craignant que sa santé qui est quelquefois altérée, ne puisse supporter un troisième hiver de fatigues... semblable aux précédens.

» Ecoutez-moi, Monsieur ;... j'avais besoin de vous parler ; j'ai préféré le faire par écrit, afin que vous puissiez y réfléchir. Je ne vous donnerai pas la peine de me faire réponse, j'irai à la Douche en chercher une.... Recevez, Monsieur, les salutations affectueuses et dévouées, ainsi que l'assurance de ma considération distinguée. »   J. L***.

Z

Peseux, 31 décembre 1856.

» Monsieur,

» Après avoir trouvé tant de jouissance à vivre rapprochée de vous, pendant mon séjour à Aix, auprès de ma sœur et de mon Estelle,... après avoir emporté un souvenir si vivant de vos bontés envers nous ; j'ai dû plusieurs fois m'imposer le renoncement de ne pas vous témoigner ma reconnaissance pour moi et pour les êtres si chers qui, dans leur isolement, trouvent en vous les soins et l'attachement d'un père ; mais aujourd'hui, une inquiétude vague l'emporte sur la discrétion. Je franchis cette barrière devant laquelle j'ai si souvent reculé, crainte de vous dérober une partie de ce temps que vous employez avec une fidélité qui m'a souvent fait envie....

» Je ne sais.... d'après les lettres de ma sœur, il me paraît que la maladie de notre chère petite a pris, depuis mon départ, un caractère incertain : je vois que les maux de tête sont violens et suivis ; ensuite, qu'elle a fréquemment des accès de fièvre.... Puis je me dis, pourquoi M. Despine a-t-il changé presque complètement les moyens employés jusqu'à ce jour pour obtenir la guérison.... pourquoi serait-il obligé de *magnétiser Estelle ?* Le magnétisme est une chose dont j'ai entendu parler. mais que je n'ai jamais vue. La Suisse, mon cher M. D., qui suit le mouvement et l'activité du siècle pour tout ce qui est scientifique... (c'est singulier...) La Suisse aime le *statu quo* en médecine; aussi, tous les remèdes nouveaux y sont peu compris.... Il s'élève autour de moi un brouillard d'opinions différentes sur le magnétisme : les uns disent :... *Il peut faire du bien.* D'autres, *il peut faire du mal, en développant des agitations nerveuses,* etc. D'autres enfin ajoutent : *On peut rester somnambule toute sa vie.*

» Rien n'ébranle, Monsieur, ma conviction profonde, que, puisque vous employez ce moyen, il est nécessaire ; car je suis persuadée que c'est à vous à qui a été révélé le secret de cette maladie si compliquée, si longue, si pénible.... Mais j'aimerais à être éclairée là dessus. C'est donc à vous que je viens..... vous demandant aussi, à cet égard, de me parler avec votre franchise habituelle.

» Ma sœur me dit que vous l'assurez que, d'après ce qu'il vous est donné de voir, vous espérez toujours qu'un jour elle aura la joie de voir marcher sa fille,... mais, mon cher M. D., vous êtes père, et vous connaissez le sentiment si vif et si doux de l'amour paternel!!! Je me dis que, peut-être, vous craignez d'affliger une mère :... qu'auprès de ma sœur votre stoïque franchise faiblit, et ne peut se décider à lui ôter ce bandeau de l'espérance, que ne partage presque aucun des siens, et qui ne tombe, hélas (ou plutôt heureusement pour une mère), jamais entièrement.

» L'abandon avec lequel je vous parle, Monsieur, doit vous prouver ce que vous êtes pour moi : je vide mon cœur auprès de vous, sûre d'avance qu'il sera entendu et compris. Oui, Monsieur, vous comprendrez le besoin que j'ai de vous entendre. Il y a dans votre manière de voir les choses, un je ne sais quoi de si clair, de si calme, et en même temps de si actif, qu'à Aix même, mes momens de tranquillité étaient ceux où vous étiez auprès de nous....

» A la veille de commencer une nouvelle année, je ne puis vous quitter, mon cher M. D., sans vous exprimer les vœux que je forme pour vous.... Que le Seigneur vous comble de ses plus abondantes bénédictions ; qu'il vous couvre de sa paternelle protection, et qu'il conserve une vie si utile et si précieuse à tous ceux qui vous entourent, et surtout aux pauvres qu'amènent autour de vous leurs misères corporelles.

Recevez les salutations respectueuses et les remercîmens de ma mère, et croyez, Monsieur, que mon plus grand désir est de trouver l'occasion de vous prouver les sentimens d'estime, de respect et d'attachement que vous porte.... »

J. L***.

2

Réponse de M. Despine.

Aix-en-Savoie, le 10 janvier 1837.

» Mademoiselle,

» Nos lettres ont dû vous rassurer sur votre terreur du magnétisme... Aussi je ne m'étendrai point sur les merveilles dont nous sommes témoins chaque jour, dès le 31 décembre. Elles sont telles, Mademoiselle, que la maman d'Estelle me disait hier soir en la quittant à minuit.... *Maintenant, mon cher M. D., quand on me dirait qu'Estelle est allée prendre le coq du clocher d'Aix, je n'hésiterai pas à le croire....*

» Nous venions de faire une visite à Mlles D***. Il y avait nombreuse société : on y jouait.... Après les complimens d'usage, Estelle, qui nous avait conduits elle-même dans cette maison, se mit à taquiner M. le D^r X*** sur son incrédulité aux faits de magnétisme et de somnambulisme. Les questions et les objections du D^r ont été résolues avec toute la sagesse et toute l'intelligence du meilleur dialecticien ; et notre petite malade a soutenu sa thèse avec l'aisance d'un philosophe qui connaît parfaitement son affaire.

» *Il est possible qu'Estelle demeure somnambule toute sa vie...* Dieu seul lit dans l'avenir, Mademoiselle ; mais, quand bien même cela serait, ne vaut-il pas mieux la voir sauter, bondir, passer sur le dossier d'une chaise, se balancer en escarpolette, grimper sur les épaules des personnes présentes et faire mille singeries et tours de force *en dormant*, que de la voir *cul de jatte* le jour et la nuit, comme elle l'a été depuis plus de deux ans ?... Dût-elle même rester somnambule toute sa vie, ce serait déjà une grande affaire pour notre bonne petite malade, que de la voir gaie et contente, jouissant de toutes ses facultés physiques et morales, et n'éprouvant aucune douleur, aucun mal. Ce serait déjà une grande consolation pour ceux qui l'entourent, que d'avoir la certitude que *la paralysie n'est que momentanée* ; qu'on peut la faire cesser à volonté; et que, malgré que cet état maladif eût déconcerté tout l'art médical du *statu quo* helvétique, dont vous me parlez dans votre lettre; cet état ne dépend en aucune manière de *la compression de la moelle épinière, ni de son altération organique.*

Madame votre sœur vous a écrit qu'Estelle ne voulait pas qu'on sût à Neufchâtel qu'elle *marchait :...* elle a sans doute ses raisons pour cela, qu'elle n'a pas voulu nous dire; car elle a résisté à toutes mes sollicitations en faveur de sa chère tante Julie et de M. De Castella.... Toutes mes observations ont été sans succès; *ainsi, Mademoiselle, n'en dites rien, absolument rien quand vous écrirez à Madame L***; et que personne de votre maison n'en parle non plus en écrivant à* Aix. Vous pouvez dire, toutefois, que vous éprouvez beaucoup de plaisir en apprenant que la cure d'Estelle semble toujours marcher à bien, quoique lentement..... et autres choses semblables; en ne répondant qu'à ce qu'elle vous aura écrit de son traitement et de son état. Elle a cependant permis d'écrire à Nantes *qu'elle commençait à marcher,* mais en faisant défendre de ne rien en faire savoir à Neufchâtel.... .

» Jouissez donc en silence, Mademoiselle; faites part au bon M. De Castella, notre excellent ami commun, de nos succès et de nos *miracles.* Nous vous préparons, Madame votre sœur et moi, un narré historique qui sera des plus curieux pour l'art médical. Veuillez m'excuser auprès de M. De Castella, si je ne lui écris pas encore; mais veuillez lui dire aussi que, maintenant, je ne le tiens pas quitte des notes qu'il m'a promises sur le début du mal et sur ses antécédens. Je les attends même bientôt pour commencer mon histoire, qui figurera dans mon prochain rapport au Gouvernement, sur la Saison des Eaux.

» Cette affection sera donc amenée, je l'espère, à la plus heureuse solution : mais elle exige encore beaucoup d'étude, beaucoup de soins; un traitement qu'il serait fâcheux d'interrompre sans doute : et pour l'heureuse issue duquel il faut éviter jusqu'à l'ombre de la moindre contrariété. Soyez, au surplus, sans crainte, Mademoiselle, et sur l'enfant et sur la mère....

Car, *si les événemens futurs sont les secrets de la Providence*, il n'est pas moins vrai que *toutes les probabilités* sont maintenant en faveur de notre intéressante malade.... *Il n'est point vrai qu'elle ait été plus mal, depuis votre départ, qu'elle n'était quand vous vous trouviez à Aix....* Le mal seulement, s'est mieux caractérisé ; et ce que je vous ai dit dans le principe, c'est-à-dire, *que la paralysie de M*ᴵˡᵉ *Estelle n'était point une paralysie ordinaire*, n'a fait que se confirmer davantage, à mesure que l'affection a pris un caractère plus tranché.

» D'un autre côté, ma chère Demoiselle J***, ce n'est pas moi *qui ai voulu recourir au magnétisme*, mais bien Madame votre sœur, la maman d'Estelle, quand elle a vu de *ses propres yeux* chez Henriette Bourgeat, les heureux résultats du développement intellectuel et des suggestions instinctives des malades en somnambulisme. Je n'ai fait donc que seconder ses désirs, sans même beaucoup y compter, comme vous le savez très-bien. Estelle d'ailleurs, comme vous le savez aussi, y répugnait extraordinairement ... mais le succès.... des résultats inattendus... inespérés même, ont répondu à nos efforts !... ils ont dépassé (et déjà de beaucoup) toutes nos espérances !... Ils sont donc *plus qu'encourageans* pour continuer la même marche, puisqu'elle nous a si bien réussi.... et réussi mieux que tout ce qu'on avait fait jusqu'à présent.... qu'en pensez-vous ?...

» Veuillez agréer, etc, , etc.

Du 11 janvier.

P. S. » N'ayant pu mettre hier ma lettre au courrier, je viens aujourd'hui, Mademoiselle, vous faire part de notre promenade d'hier soir, au clair de la lune ; car il était huit heures passées, et le thermomètre de Réaumur, marquait quatre degrés au-dessous de zéro.

» Estelle avait été magnétisée à cinq heures et quart : dix minutes suffirent pour la plonger dans le plus parfait sommeil magnétique : et, vers six heures, elle fit elle-même sa toilette comme pour aller en visite au milieu de l'été. Un bonnet léger, le voile de tulle blanc de sa mère, ses petites babouches, sa robe brune, et par dessus son schal de laine (ne pouvant plus supporter celui de soie ni tout ce qui est de cette nature, sans fatigue). Elle a rejeté au loin son petit jupon de mailles en laine et alors, *armée* de ma montre en or et de celle de sa mère, toutes deux attachées avec une chaine d'or passée au cou, munie d'une pièce de 40 francs dans chacun de ses bas, et de deux grosses pièces d'or à chacune des mains ; ayant les yeux fermés et *cloués*, comme elle les appelle... Estelle s'est mise à faire le tour de la chambre, s'appuyant légèrement au dossier d'une chaise, et se faisant suivre de moi à deux ou trois pieds de distance, mais sans la toucher ; et ne paraissant prendre ces précautions que par motif de sécurité.

» Elle avait l'air de chercher quelque chose, mais nous ne pouvions deviner ce qui la préoccupait. Tantôt elle montait sur une chaise, tantôt elle se glissait sous la table etc. ; et si nous lui demandions ce qu'elle voulait : *laissez-moi faire*, disait-elle... *je sais bien ce que je fais.... les somnambules n'ont pas besoin du conseil des autres... surtout quand ils n'en demandent pas... Faites seulement ce que je vous dirai.... et surtout, je vous prie, pas d'observations....*

» Enfin elle trouve mon chapeau ! (C'est ce qu'elle cherchait dans les divers points de l'appartement où j'avais l'habitude de le poser.) Alors, ivre de joie, Estelle me l'apporte, me le place sur la tête et dit : *maintenant, allons maman ; prépare-toi. Mademoiselle* Amélie, *vite.... vite !...* Emilie, *prenez la sourdine, je vous conduirai tous... Suivez-moi... Quoique j'aye les yeux fermés* comme une boite, *vous verrez que les somnambules savent bien ce qu'ils font, et où ils vont... Allons, venez ; suivez-moi : je veux faire aujourd'hui toute ma tournée sur mes jambes... Maman, je ne veux pas que tu me portes, parce que cela te fatigue et t'oppresse... si j'en ai besoin, je te le dirai....* Après ce préliminaire, Estelle me prit par la main, elle donna l'autre à sa mère, et nous voilà en route....

« La promenade a duré deux heures et plus. Elle a fait des visites à ses doucheuses et à ses petites compagnes d'infortune qui étaient encore à Aix. Elle est venue chez moi ; y a feuilleté deux volumes de caricatures ; y a mangé du fromage bleu de Sassenage, et près d'une demi-livre de pain ; a demandé un verre d'eau fraîche qu'elle a bu tout entier. Passant devant la machine électrique, elle lui a dit : *Bonjour, madame la machine.... pas pour aujourd'hui... adieu... adieu... à revoir !... à revoir !...* En passant devant le presbitère elle a dit : *Maman, allons voir M. le curé... Je lui dois une visite... je sais qu'il est malade.* Après les complimens d'usage, on s'y est assis ; on y a causé une vingtaine de minutes, sur divers sujets, mais surtout sur le magnétisme, le somnambulisme, l'influence magique de l'er dans cet état ; de la montre d'or marchant bien, etc., etc. Puis elle a fait ses adieux de la manière la plus gracieuse, et vite on est remonté à S. Paul, ayant fait toute cette longue promenade à pieds.

En arrivant au logis, elle a voulu aller faire aussi sa petite visite à Madame Roussard, maitresse de la maison : nous y sommes restés jusqu'à onze heures, à causer, rire, badiner, faire différens jeux et *tours de force*. Estelle les provoquait ; et par conséquent y prenait la part la plus vive, comme le ferait un enfant des plus agiles et des plus clairvoyans, bien qu'elle eût toujours les yeux absolument fermés.

« A onze heures elle a voulu rentrer dans son appartement. Elle a continué à y faire la folle et toutes sortes d'espiégleries. Elle a mangé ensuite la moitié d'un saladier de céleri et de carottes rouges, assaisonnés au vinaigre et fort peu d'huile. Elle a bu par dessus un demi-verre de la sauce de cette salade, un verre de bière, avec autant d'eau ; en se servant, pour manger cette salade, de ses doigts comme de fourchette.... Peu à près elle s'est remise au lit, a demandé quelques passes magnétiques de la tête aux pieds ; et bientôt sont arrivés ses génies tutélaires, Azenini, Pansia et Zéalima : avec qui elle a causé une vingtaine de minutes, pour complimens de bien

venue

venue et d'adieux et pour régler son menu du lendemain, ainsi que pour les prescriptions médicales du moment.... Elle a annoncé que dans peu (et probablement beaucoup plutôt qu'on ne l'avait pensé d'abord) on irait à la Douche Ecossaise, pour laquelle *elle voulait aller et revenir à pieds, ainsi que le faisait dernièrement Henriette Bouracat, sauf à se faire magnétiser, pour donner de la vie à ses jambes, s'il était nécessaire.*

« En voilà bien assez pour un jour... n'est-ce pas, Mademoiselle Julie?... »

Pesaux, du 21 janvier 1857.

« Monsieur,

» Votre bonté et votre complaisance surpassent toujours les espérances de ceux qui s'adressent à vous : je viens de l'éprouver d'une manière bien sensible, en recevant votre lettre des 10 et 11 de ce mois, si claire, si détaillée, au sujet de notre chère petite malade. Elle a jeté dans mon être trop d'impressions diverses pour que je ne m'empresse pas d'accepter l'invitation que vous m'avez faite, de m'adresser directement à vous pour l'explication de ce qui dépasserait mon intelligence.

» Vous l'avouerai-je, Monsieur ; à la première lecture de votre lettre, j'ai cru avoir dans mes mains un conte de fée ; mais toujours je me suis dit : *Ce que tu as lu est une réalité, et ta chère petite Estelle est cette réalité*, etc., etc., et de sombres pensées m'ont occupée alors. Une seconde lecture réfléchie a chassé l'effet de la première. Je me suis réjouie en pensant qu'Estelle marchait.... mais cet état est tout mystère pour moi.... D'abord ces forces et ce mouvement qui s'évanouissent au réveil ; ensuite cet or qui lui est nécessaire !... Je ne sais, j'ai un vague souvenir d'avoir entendu une conversation sur le galvanisme, à laquelle je ne prêtai qu'une attention de convenance. Ce qui m'en est resté me fait croire qu'il y a quelque chose comme cela dans le cas d'Estelle.... Puis, cet appétit dans ses crises me

A a

paraît extraordinaire ; elle mange du fromage , de la salade , et en abondance ,... et elle dit *qu'éveillée, ces choses lui feraient le plus grand mal....* C'est pourtant, Monsieur, le même corps qui dort et qui veille ; c'est encore le même corps qui , en dormant, va et vient si légèrement vêtu : et qui , éveillé, est de nouveau paralysé, et auquel il faut flanelle , ouates , plumes , etc. Ah ! si vous saviez, mon cher M. D. , combien je voudrais vivre , seulement quelques minutes dans votre tête pr . . . des idées claires sur toutes ces causes et leurs effets.... O. . . .uillez, je vous prie, lorsque vos occupations vous laisseront un peu de loisir , faire tomber quelques rayons de lumière dans ce chaos qui m'absorbe ! ! !

» Il est toutefois un point du traitement auquel mon expérience et mon amitié pour Estelle, me permettent, je crois, de m'associer , c'est le traitement moral.... Ne pensez-vous point, Monsieur, qu'il est essentiel de ne jamais parler à Estelle de ce qu'elle dit ou fait en crise ?... D'abord le moi humain aime tout ce qui le met hors de la foule.... Or, craignons tout ce qui peut porter atteinte à l'*humilité*, à cette vertu qui ne s'acquiert que par le secours d'une force qui n'est pas en nous, et avec laquelle nous combattons les ennemis qu'elle trouve en nous-mêmes.... Ensuite l'*imagination*, cette faculté qui est si belle , et qu'il est si rare de voir embellie par des objets nobles, grands, célestes.... Redoutons tout ce qui peut la fixer sur nous-même, principalement dans l'enfance, où l'on est égoïste, même sans le savoir.... Pour l'avenir de l'enfant, je vous le demande en grace , Monsieur, priez sa mère et ses alentours de ne jamais lui parler de ce qu'elle dit ou fait en crise....

» En examinant l'état général d'Estelle, lorsqu'elle est en crise , une chose me fait plaisir ; c'est de voir qu'elle a les mêmes goûts que lorsqu'elle était en santé ; elle aimait le fromage, la salade ?... et elle en demande. Elle aimait à se promener ?... et elle se promène. Elle aimait les jeux ?... et elle joue : et, jusques dans ses réponses , on retrouve de cette résistance de caractère qui était son premier mouvement.... Mon oncle le ministre de Colombier est presque dans l'enchantement de la tournure que prend la maladie d'Estelle , ayant connu à Lyon le D' Petetin et Madame Ansard. J'ai vu M. De Castella , ainsi que vous me le recommandez. Je crois que facilement vous en feriez un adepte du magnétisme.... *Puisque vous écrivez à M. D. , dites-lui qu'il recevra sous peu les notes que je lui ai promises : dites-lui aussi qu'il me ferait le plus grand plaisir , en m'écrivant l'état positif de notre petite malade , en crise , et surtout son état de veille ; où en sont les fonctions naturelles , la sensibilité de la peau et des membres ; si le bout des doigts a repris son ancienne sensibilité , etc. , etc.*

Recevez , Monsieur , mes remercimens et mes salutations bien affectueuses. »

J. L***.

Réponse à Mademoiselle J. L.***.

Aix-en-Savoie, le 6 février 1837.

» Mademoiselle ,

« Je suis un peu en retard à répondre à votre obligeante missive du 21 janvier.... mais veuillez m'excuser , parce que marchant de merveille en merveille tous les jours , je voulais voir jusques à quand cela durerait.... et cela dure toujours ! ! !

» Je suis bien aise que M. De Castella entre dans nos vues et notre manière de voir sur le magnétisme. Il est de cette partie physico-médicale de la science , ce qu'il est de tous les phénomènes de la Nature qui ne sont pas dans nos habitudes journalières : il faut y apporter une sage critique : mais il serait aussi absurde de se refuser à croire des faits réels et bien observés par d'autres , qu'il serait ridicule de croire à tout ce qu'on a prôné à ce sujet.

» Quant à Estelle , continuant à marcher journellement de merveille en merveille , ainsi que je l'ai dit , il serait trop long

2

de vous donner tous les détails des curieuses scènes de son
nambulisme dont nous avons successivement été témoins, car
on en ferait des volumes.... Vous verrez tout cela dans le journal
que j'ai prié Madame votre sœur d'en faire ; mais pour le moment
il vous suffira d'apprendre ce qui suit.

» Estelle ayant témoigné à sa maman *le besoin qu'elle ressentait,
en elle-même, d'être à ma proximité de jour et de nuit, de peur,*
disait-elle, *que, quelque contrariété lui advenant, cela ne lui pro-
curât des convulsions : dans lesquelles,* ajoutait-elle, *elle pourrait
même succomber, sans de prompts secours....* Madame votre sœur
a dû prendre ses arrangemens en conséquence. Le déplacement
a été d'autant plus facile, que le remue-ménage journalier causé
par Estelle, dans des courses somnambuliques prolongées aussi
avant dans la nuit, ne pouvait convenir à la maison où vous
logiez ; dont l'existence, hors le temps des Eaux, est si tranquille, et si monotone...

» On est donc entré chez moi fin janvier ; et. dès ce moment,
nous nous sommes bornés *à adoucir et à calmer les angoisses,
mais à laisser prendre au mal son libre développement,* en le suivant pas à pas. Nous nous sommes donc étudiés à faire en sorte
que les *crises se régularisassent,* afin que nous eussions tous,
moins de soucis et moins d'embarras.

» Dès ce moment, nous avons vu paraître successivement
chez Estelle, la presque totalité des phénomènes décrits par
Petetin, et beaucoup d'autres qu'il n'a pas notés, ni même
observés, sans doute ; parce qu'il pourrait bien les avoir vus comme
des ombres ou des nuances de ceux qu'il connaissait ; mais les
avoir laissé passer comme inaperçus ou sans importance. Tous
les jours encore, Mademoiselle, nous en voyons de nouveaux,
soit de ceux que j'ai pu annoncer d'avance à Madame votre
sœur, soit de ceux que je n'ai pu prévoir, mais dont je lui montre,
au fur à mesure, des cas analogues dans les auteurs qui les ont plus,
ou moins bien expliqués. De cette manière je puis donner
à cette excellente mère, la solution de beaucoup de choses

qui, sans son bon sens et son intelligence supérieure, pourraient lui faire craindre que sa spirituelle Estelle ne devint un jour folle, hébétée, machine ou automate. Mais Madame L*** ne paraît en éprouver ni inquiétude, ni ennui, en voyant le sang-froid que me donne une longue habitude de ces phénomènes *galvano-électrico-physiologico-pathologiques*.... Ne vous effrayez pas de la longueur, ni de l'étrangeté du mot, ma chère Demoiselle J*** ; il faut bien, pour vous dépeindre des choses si extraordinaires, un nom qui soit extraordinaire aussi....

« Sans revenir donc sur les scènes que je vous ai décrites, et qui se sont répétées, du plus au moins, presque tous les jours, voici ce que nous avons vu dès lors.

« Vos Dames s'étant installées chez moi, je suis allé faire une course à Anneci ; et, profitant de ma voiture, nous avons, pendant le temps qu'elle a séjourné à Aix, fait plusieurs promenades dans les environs. Le 28 janvier, nous en avons fait une à S.t-Innocent : vous savez, Mademoiselle, que c'est un des plus beaux sites du Bassin d'Aix. Estelle, à cette époque, avait encore les yeux fermés pendant toute la durée des crises.... Eh bien, elle allait, elle venait, examinait tout, comme une personne qui aurait eu les yeux les mieux ouverts et les plus clairvoyans : cependant, c'était comme si le jour commençait à tomber. De plus, au retour, elle ne fut nullement fatiguée de sa course : elle était, au contraire, dans l'enchantement de sa promenade, et fort gaie.

« Le 2 février, à mon retour d'Anneci, j'ai trouvé notre malade ayant acquis la faculté de *s'ouvrir les yeux* à volonté ; de *s'endormir* à volonté également, et sans moi ; ainsi que celle de se réveiller tout-à-fait et de sortir de crise, quand elle le voulait.... Dès lors nous avons eu beaucoup plus de facilité, comme vous pensez bien, dans tous nos rapports domestiques.

« Le 3, j'ai proposé une promenade à S.t-Innocent d'abord, où m'appelaient des affaires ; puis à Chambéri, que ces Dames étaient bien aises de visiter. Dans cette course de 8 heures de durée, notre chère Estelle a pu aller, venir, agir, comme une personne bien éveillée et bien portante: aussi les personnes qui ne la connaissaient pas, ne trouvant rien en elle de plus extraordinaire que chez toute autre personne de son âge, riaient et se moquaient de nous quand on leur disait qu'Estelle *dormait*, ou qu'elle était en somnambulisme magnétique. Mais la sœur de Madame Rousseau; mais M. le Dr Boxran et son frère le chimiste; mais les Doucheuses, les porteurs, les habitués de S.t-Paul (*) et autres gens d'Aix et de Chambéri, auxquels Estelle était allé faire visite *à pieds et droite comme un grenadier*, marchant seule et d'un pas ferme et assuré, sans soutien d'aucune espèce.... Aucun ne voulait en croire à ses yeux.... et plusieurs de mes confrères, ainsi que d'autres personnes, disaient hautement.... *Bah ! M. Daserre a été dupe d'une mistification !... qui aurait cru qu'il s'en fût ainsi laissé imposer par une enfant ?*

Diriez-vous, Mademoiselle J***, que ce jour-là votre nièce est allée à S.t-Innocent et revenue à Aix; qu'elle a filé à Chambéri sans descendre de voiture: qu'elle s'y est promenée 2 heures; qu'elle y a fait de nombreuses visites, qu'elle a monté et a descendu plusieurs escaliers: a parcouru différens magasins pour y choisir elle-même les objets qu'elle désirait emplèter ; qu'elle est revenue ensuite à Aix, où nous ne sommes arrivés qu'à 9 heures du soir, par un froid de zéro ?... Et concevez-vous que tout cela s'est fait sans s'appuyer un seul instant contre les coussins de la voiture ; se plaignant plutôt du trop chaud que du trop froid, et sans se ressentir de la moindre fatigue.... Nous nous sommes souvent dit dès lors, Mademoiselle, que nous pourrions vous aller faire, si nous le voulions, une belle surprise à Neufchâtel.... Qu'en pensez-vous,... tante Julie ?...

(*) Quartier de la ville, où la famille L*** avait passé les premiers mois de son séjour à Aix.

Dites à notre excellent ami, M. le D' De Castella, que la sensibilité est, *en crise*, partout comme elle l'était dans l'état primitif de santé : qu'*après les crises*, la paralysie et l'excessive sensibilité du dos et de la poitrine reparaissent ; mais qu'après chaque crise, quoique revenant à son état maladif ordinaire, Estelle se trouve toujours avoir gagné quelque chose en force et en agilité, sans que ses autres facultés en éprouvent de la perte.... On pourrait dire, en quelque sorte, que la malade conserve toujours quelque chose de l'amélioration manifestée en crise ; de sorte que l'état de somnambulisme, tout état contre nature qu'il soit chez Estelle, est, par lui seul, pour elle, d'un avantage réel, en le considérant en lui-même et isolé de toutes les circonstances concomitantes.

» Hier, Estelle s'est occupée tout le jour à laver une collection de coquillages fossiles, à nétoyer les armoires et à les arranger elle-même, en en prenant des échantillons pour M. Fritz Dubois son parent.

» Quant au moral, rassurez-vous, Mademoiselle, *les somnambules sont généralement mus par l'instinct de la conservation individuelle :* et tout en faisant le nécessaire, ils ne vont jamais au-delà, et ne perdent point de vue les principes de morale innés dans l'homme, dont le sentiment de sa propre dignité et la délicatesse font la base, et qui trouvent leur régulateur, dans la bonne éducation.... *Le reste à une autre fois*, Mademoiselle, et veuillez agréer etc. »

Extrait d'une lettre de M. le Pasteur Landry à Madame L*** à Aix-en-Savoie.

Colombier, le 13 février 1857.

» ...... Tu sais, ma chère nièce, que l'histoire d'Estelle et de tout ce qui lui est arrivé est si publique, que les journaux français en occupent leurs lecteurs : voilà ce qu'on vient de me dire. Je n'ai pas vu le journal ; mais un ami qui l'a lu à Neufchâtel, m'a dit que ta fille y était nommée en toutes lettres.

« Ce qui lui arrive est bien extraordinaire, sans doute ; mais il m'étonne beaucoup moins que d'autres, parce que je me suis trouvé à portée de m'occuper de choses analogues. Lorsque j'étais à Genève, de 1800 à 1802, faisant ma théologie, M. le professeur Pictet nous parlait déjà du magnétisme comme d'une espèce d'électricité animale, dans les deux cours de physique, auxquels j'ai assisté chez lui. Un M. Pététin, médecin à Lyon, arriva dans la maison où j'étais en pension (chez le professeur De Rocca) avec une Dame Arnaud qui avait son fils dans la même maison. Elle avait été cataleptique, et avait autant occupé le Dʳ Pététin que ta fille occupe aujourd'hui M. Despine. Il s'était mis *par hazard* en rapport avec elle, en la visitant dans un de ses accès ; car tout ce qui se rapporte à ce sujet, n'était pas alors connu comme il l'est aujourd'hui. Il lui arriva une foule de choses qu'il n'aurait pas cru possibles, s'il ne les avait vues de ses propres yeux ; il les mit par écrit et les publia dans un livre qu'il apporta au professeur Pictet.

» Il nous les raconta en présence de la Dame qui ne savait pas que c'était d'elle-même dont on parlait. Elle était complètement guérie alors. J'étais jeune, et je fus frappé de ces faits, comme on l'est à cet âge. Depuis cette époque j'ai connu Mˡˡᵉ Sophie R*** qui dans la suite a épousé M. Henry S***. Elle habitait AUVERNIER avec sa mère ; et comme elle était notre voisine, je la voyais souvent. Elle nous a parlé fréquemment de Mesmer qu'elle avait été consulter à Strasbourg, et de tout ce qui lui était arrivé d'extraordinaire en crise. Une fois entre autres, on la crut morte. Elle fut ployée dans le drap mortuaire : et on allait la porter à la tombe ; car en France, on ne garde les morts chez eux (et avec grand tort) que vingt-quatre heures seulement : quand elle sortit de sa léthargie, qui avait duré 19 heures. Dès lors, elle en eut encore deux ou trois de pareilles, mais moins longues ; l'une de quinze heures et l'autre de onze. Elle jouissait d'une excellente santé en nous faisant ces récits.

» J'ai encore beaucoup connu et oui parler du magnétisme,

Madame

Madame M*** de Gélien, que son voisinage de M. le D' Patrax, élève de Mesmer, avait conduite à étudier sa doctrine. Je lui ai vu faire plusieurs expériences sur son fils Charles, alors très-jeune ; et elle en a fait aussi quelques unes sur moi-même. Nous sommes très-électriques dans notre famille. Dans mon enfance et souvent depuis, j'ai fait cent fois sortir par milliers des étincelles de mes cheveux, en me coiffant avec un peigne bien sec ; je prenais plaisir à me mettre sans lumière devant une glace, pour jouir de ce curieux spectacle. Tu n'ignores pas, ma chère nièce, que je suis *sourcier*, et que plus d'une fois la baguette s'est tordue dans mes mains, quand je voulais l'empêcher d'agir. De tout cela, je conclus qu'il ne faut point t'effrayer des phénomènes dont tu es journellement témoin, et qu'il y a lieu d'espérer qu'entre les mains de M. Despine, ce sera pour ta fille un moyen de guérison prompt et sûr. C'est à quoi tendent tous mes vœux.... Dieu veuille les entendre et les exaucer.... adieu.

Larry pasteur.

N. B. M. le D' Borrax de Lyon, médecin de l'hospice des aliénés, membre de plusieurs Académies et Sociétés savantes, avait vu Estelle à Aix pendant l'été de 1836, et y avait pris un grand intérêt. Malgré la ténacité du mal, il avait espéré une guérison, et avait fixé, en causant avec la maman d'Estelle. à trois ans environ, la longueur de la cure. Il avait vu aussi Mlle Augustine P*** dans ses accès d'extase et de catalepsie, et avait été frappé, comme on l'est toujours la première fois qu'on voit un phénomène inconnu, de l'attraction magique que l'or avait sur ces somnambules. Il m'avait prié de le tenir au fait de ce qui se passerait chez Estelle et chez Mlle P***. Je le fis en janvier 1837, par l'entremise d'un de mes amis de Lyon (M. Tarrafart père) qui m'écrivait, au commencement de février, ce qui suit :

B b

« Votre lettre, mon estimable ami, a causé beaucoup de
» surprise et de plaisir au D' Bottex : il a dû vous en écrire.
» Je l'ai entendu dire plusieurs fois.... *Il faut que je parte pour
» Aix, je veux voir cela.* »

M. le D' Bottex lui-même, sous la date du 10 même mois,
m'écrivait ce qui suit.

« J'ai vu par une lettre qui m'a été communiquée par mon
» collègue de l'Académie de Lyon M. Thiaffait, que vous
» n'aviez pas reçu une longue missive dans laquelle je vous
» parlais de diverses maladies nerveuses ; et, dans laquelle aussi,
» je vous remerciais de tous vos bons procédés, et de toutes
» les prévenances que vous aviez eues pour moi, pendant mon
» séjour aux Eaux.

» J'apprends avec plaisir que l'intéressante Mademoiselle
» Estelle va beaucoup mieux, et qu'elle vous offre une nou-
» velle observation fort remarquable de catalepsie et de som-
» nambulisme magnétique. J'espère qu'elle sera encore auprès
» de vous pendant la prochaine saison des Eaux et que j'aurai
» le plaisir de la revoir à Aix.

» Je vous ai parlé d'un jeune homme sujet à des hallucina-
» tions fort singulières ; et qui présente des symptômes nerveux
» fort graves, puisqu'ils tiennent tout à la fois de l'*hystérie*, de
» la *catalepsie*, de l'*épilepsie*, et de l'*aliénation mentale* appelée
» *hallucination*.... J'ai dit aux parens de vous le confier.... et,
» si vous parvenez à le guérir, ce ne sera certainement pas la
» moins intéressante de vos cures de maladies nerveuses.... (*).

» Si vous avez des nouvelles de notre intéressante malade
» de S.t-Marcellin, vous m'obligeriez beaucoup de m'en donner.
» J'espère que ses crises auront diminué sensiblement et même,
» qu'elles se seront entièrement dissipées.

» Adieu, et veuillez agréer, etc., etc.

(*) Ce malade ne vint pas à Aix et j'ignore ce qu'il est devenu
depuis l'époque où m'en parlait M. le D' Bottex.

Lettre de M. Despine au Dr Borrel, en réponse à la précédente.

Aix-en-Savoie, le 13 février 1837.

» Mon cher et bien honoré confrère,

» Je viens de recevoir votre amicale missive du 10 de ce mois, et je me hâte de vous en accuser réception en vous en témoignant toute ma gratitude. Vous avez vu par la communication que vous a faite, de ma part, notre ami commun M. Thiaffait, que je ne vous avais point oublié malgré votre trop long silence. Je regrette beaucoup de n'avoir pas reçu la longue épître dont vous me parlez ; mais le sujet sur lequel vous me donniez beaucoup de détails, m'offre trop d'intérêt pour vous en tenir quitte ; ainsi donc, j'ose vous prier de me la transmettre de nouveau, en indiquant sur l'adresse Aix-en-Savoie ; car, faute de cette précaution, beaucoup de nos lettres sont envoyées à Aix-en-Provence, d'où elles ne nous reviennent que fort tard et souvent même pas du tout.

» En attendant, mon cher confrère, je me hâte de vous répondre au sujet de votre commission ; j'ai trouvé, je crois, tout ce qui doit convenir à votre jeune homme : il faut qu'il vienne ; il verra, il choisira.... etc., etc., etc.

» Madame L*** et sa bonne petite Estelle ont été fort sensibles à votre aimable souvenir ; venez donc les voir ici, mon cher Borrel, car il serait trop long de vous écrire tout ce qui s'est passé depuis vous dans ce petit être, et surtout depuis qu'un heureux hazard que j'appellerai providentiel, a conduit son excellente mère au désir de la soumettre à un traitement par le magnétisme, dans le seul but de savoir : *si nous pourrions obtenir le somnambulisme ; et si, dans cet état, la malade ne saurait point indiquer des moyens plus efficaces que ceux qu'on avait employés jusqu'alors....* Eh bien ! cette petite Estelle, si frileuse ; et qui, entourée de duvets, d'ouates, et d'édredons, grelottait encore au milieu de l'été ; cette petite Estelle, qui marchait à grands pas, depuis deux ans, vers une paralysie universelle ; elle qui, depuis quinze mois gissait sans mouvement dans son lit, paralysée dès la ceinture en bas ; et qui avait été traitée par tous ses médecins, comme ayant sa *spinitis*, une maladie de Pott, une faiblesse radicale de la charpente osseuse du tronc, ou le ramollissement de la moëlle épinière. Elle qui, après quatre ou cinq mois de traitement fait à Aix, sous mes yeux et fort méthodiquement, par bains, douches, massage, liniment, étuves, brosse et électricité, était encore *cul de jatte*; et pouvait à peine exécuter quelques légers mouvemens d'extension, de flexion, d'abduction des pieds et des orteils.... Eh bien ! ce petit être si souffreteux, qui ne pouvait soutenir sa pauvre tête que sur des carreaux de plumes inclinés à 45 degrés, bien doux, bien matelassés.... ce petit être, dis-je, que vous avez vu si pâle, si étiolé.... ayant été soumis à quelques passes magnétiques le 22 décembre, pour *la première fois*, est devenue somnambule le 25. Le 30 elle s'assied sur son lit, et le 31 elle se lève, marche seule et vient offrir à Madame sa mère, placée en ce moment à l'extrémité de la chambre, une petite corbeille de fruits qu'elle avait fait préparer pour ses étrennes; s'assied sur les genoux de cette bonne mère (chose qu'elle n'avait pu faire depuis plus de deux ans)... la caresse, etc.

« Le lendemain (1ᵉʳ janvier) elle parcourt toute la maison. Le 3 elle se promène au jardin, n'étant recouverte que d'une robe légère d'été et de sa chemise de flanelle : elle court dans la neige au-pieds, par un froid de 7 à 8 degrés R. au-dessous de zéro; dit qu'*elle n'a nullement froid, tant s'en faut....* Le 10 elle me fait sa première visite chez moi et à pieds. Les 11, 12 et jours suivans, elle en fait plusieurs aux diverses personnes qui lui avaient témoigné de l'intérêt, etc., etc. , etc.

« Dans toutes ses crises, jusqu'au commencement de février, elle a eu constamment les paupières fermées et *clouées* (comme elle les appelle). Dès lors en s'étudiant elle-même *intuitivement*, pendant son sommeil magnétique, elle a trouvé le moyen de se faire ouvrir les yeux spontanément, et c'est *mécaniquement* qu'elle y est parvenue (si je puis ainsi m'exprimer) en se faisant elle-même des passes magnétiques , et en exerçant sur elle-même des *pressions méthodiques* et *spéciales* avec les doigts , dirigée par le seul instinct (car elle n'a aucune connaissance d'anatomie) sur les points ou régions de la face , où il existe des *nodus* ou ganglions nerveux , ayant entre eux des rapports de connexion ou de sympathie , dont la petite malade n'avait assurément jamais eu la plus légère notion.

» Depuis cette époque, mon cher confrère , Estelle a régularisé ses crises d'une manière fort remarquable. Elle se lève ordinairement entre 9 et 10 heures du matin , et va se coucher entre 9 et 10 du soir : agissant pendant ces douze heures de *crise active* de somnambulisme , comme si elle était dans le plus parfait état de santé ; au point que personne ne la croirait malade , en ne la voyant que dans cet état.... Mais quand la crise est passée , Estelle reprend sa paraplégie : elle redevient frileuse : c'est à peine si elle peut se tenir assise au lit , soutenue par des coussins ou des oreillers , et elle retombe dans toute cette impressionnabilité dermoïde , dont vous avez été témoin à Aix ; ce qui fait qu'elle ne permet qu'à sa bonne mère et au médecin , de la toucher le long du dos , et jusqu'aux orteils.

Cependant, mon cher Borrex , depuis qu'Estelle peut exercer ses forces musculaires , les membres frappés de paralysie ont pris un sensible développement ; le teint s'est animé. Elle a maintenant un *teint de lys et de roses* , au lieu d'un teint pâle et décoloré comme vous l'avez vu à Aix. Toutes les fonctions ont repris leur cours ordinaire , comme dans sa primitive santé. Elle mange de tout en crise , et avec appétit. Elle n'a plus besoin de laxatifs ni de *remèdes* comme antécédemment ; et quoique , après la cessation du somnambulisme , notre petite malade redevienne paraplégique comme auparavant , l'ensemble de sa santé ne laisse pas de gagner toujours quelque chose , après chacune de ses crises ; de sorte qu'en dernière analyse , nous devons finir par une complète guérison....

« Toutefois, mon bien estimable ami , si vous ne pensez nous venir voir qu'à l'époque de la saison des Bains , ne croyez pas que nous veuillons vous attendre pour guérir. En effet , si les choses continuent à cheminer comme elles ont fait depuis deux mois , vous pourriez bien être obligé d'aller chercher nos dames à Neufchâtel ; si vous pensez devoir douter des tours de force de notre Estelle ; et n'être convaincu, comme saint Thomas , qu'après en avoir été le témoin oculaire....

« Le croiriez-vous ? plusieurs de nos confrères d'Aix , n'osent même en croire à leurs yeux. L'un d'eux disait dernièrement à mon fils, *que le bon papa Despine s'en laissait imposer par l'espièglerie d'une enfant.* Mais M.me L*** qui sait bien certainement qu'il n'y a ici, ni hallucination , ni prestige , ni miracle , est d'un autre avis sur le *bon papa Despine...* Elle se rappelle également, avec bien du plaisir et la plus vive gratitude, les paroles de consolation que vous lui donnâtes l'été dernier , en examinant sa malade. Et , quoique les résultats probables ne fussent annoncés par vous que dans un avenir éloigné , elle ne vous est pas moins reconnaissante d'avoir soutenu son espoir : bien que vous trouvassiez chez son enfant des phénomènes nerveux aussi graves dans leur essence , qu'obscurs dans la nature du mal et dans sa cause. Si donc vous accompagnez , le mois prochain , le malade dont vous m'entretenez dans votre lettre, vous verrez , Monsieur et bien honoré confrère , que tout ce que nous sentons pour vous n'est rien moins qu'hallucination....

« Quant à M.lle Augustine P*** , dont vous me demandez de nouvelles, elle est ici depuis quelques jours. Elle m'avait été adressée par sa mère ; mais ayant cru, dans l'intérêt de cette jeune personne , devoir mettre à sa cure les trois conditions suivantes; 1.° que la malade viendrait loger chez nous ; parce que je suis trop âgé pour pouvoir suivre, hors de ma maison des maladies de cette espèce. 2.° que je serais complètem.

maître du traitement, et qu'on ne retirerait la malade qu'après sa complète guérison ; ou bien, quand je la renverrais moi-même ; 3.° qu'on lui donnerait une, deux ou trois Bonnes de confiance, si l'on voulait, au choix de la jeune personne ; mais que je ne voulais ici aucun individu de sa famille, qui pût me contrarier dans ma *maîtrise*, à moins que ce ne fût la mère de la malade elle-même. La maman n'a pas voulu y souscrire. Elle a fixé à *trois semaines la durée de la cure*, comme l'été passé ; elle l'avait d'abord limitée à huit jours, et ensuite à quinze. Mme P*** m'a écrit même à ce sujet des lettres assez saugrenues, et a ordonné à Mlle Josephine, sœur aînée de la malade, qui a dû l'accompagner dans ce voyage, de la confier aux soins de notre ami et collègue le Dr Vidal, qui la traite depuis huit ou dix jours. Déjà elle se trouve mieux ; et voici, en peu de mots, quel est son état.

En nous quittant l'an passé (*), Mlle Augustine se trouvait au mieux. Elle conservait cependant encore de légères réminiscences de son état extatique. Rentrée chez elle, on l'envoya chez des amis qui habitaient la campagne. Elle y resta la quinzaine et s'y trouva parfaitement bien, s'amusant beaucoup. A cette époque elle fut rappelée à S.t-Marcelin, ce qui la contraria ; et bientôt le mal a reparu avec sa première intensité.

« Pendant l'automne et l'hiver, MM. les Docteurs Roux, Chalvet et Achard lui ont successivement fait prendre des bains froids, des bains tièdes et des bains chauds. Ces prescriptions furent exécutées plus ou moins régulièrement, mais sans succès bien patent. Nous verrons ce qu'il adviendra de la cure actuelle.... Nous en avons tout l'espoir, à moins que, *comme il a été décidé par la maman* P*** que la cure d'Aix ne serait, cette année, que de trois semaines, *ni plus ni moins*, on ne veuille retourner à S.t-Marcelin au *vingt-unième jour*, guérie ou non

____

(*) Elle était arrivée à Aix le 20 juillet, et en était repartie le 5 août 1836, assez bien pour se croire entièrement guérie.

guérie (*). Adieu, mon cher M. Botrex : ma famille, très-re-
connaissante de votre bon souvenir, vous dit mille choses aima-
bles, et moi je suis pour la vie, etc., etc. »

Mlle Julie à M. Despine.

Peseux, le 18 mars 1837.

« Votre lettre a été reçue toujours avec le même plaisir. Il m'est
si agréable d'entendre parler de notre chère Estelle à vous, mon
cher M. D., dont les connaissances et l'habitude des maladies nerveuses me donnent une si grande confiance..... Par vous, Monsieur,
je vois un mieux manifeste : avec vous j'espère une guérison. Oui,
s'il plaît à Dieu, nous la reverrons un jour, cette chère petite, se
joindre aux jeux et aux courses des amies de son enfance.....

» Je vous dirai, Monsieur le Docteur, que l'on me parle beaucoup de l'état de notre enfant .... et moi, j'en parle aussi peu
que je le puis ; car le surnaturel s'augmente toujours et parcourt
bien vite tous les rangs de la société. S'il est doux de voir l'intérêt
général qu'on porte à Estelle, il est bien pénible, d'un autre
côté, de la voir devenir un objet de curiosité pour les uns et de
frayeur pour les autres ; et même encore un sujet de lutte entre
les gens de science.....

» J'ai eu du plaisir en lisant dans la lettre de ma sœur, que
vous aviez été peiné de voir dans les journaux un rapport sur sa
fille. Nous n'avons pu nous procurer cet article ; mais à Neufchâtel, il a fait le sujet de bien des conversations. On croyait qu'il
venait de vous : on était étonné que ma sœur y eût consenti......
et moi, tout en disant : *non, il n'est pas de Monsieur Despine*, j'avais
cependant une arrière-crainte ; mais aujourd'hui je puis me réjouir
en publiant hautement la vérité.....

(*) A son second voyage, Mlle Augustine est arrivée à Aix le
2 février 1837, et elle en est repartie du 15 au 20 avril.

Vous

» Vous aurez sans doute reçu la lettre de M. De Castella, qui vous aura dit, à vous, toute sa pensée. Vous aurez vu qu'il n'est pas partisan du Magnétisme ; puis, il croit qu'il y a beaucoup d'exagération chez Estelle.... d'exaltation.... puis encore, je ne sais quoi,... mais toujours c'est un mal ! .... Il disait par exemple, *Ce traitement peut guérir votre nièce : ce traitement est excellent entre les mains de M. D..... mais il serait fâcheux qu'il fût mis trop souvent en usage.* Nous sommes donc tous réjouis et contens de voir le mieux se soutenir et augmenter ; mais, je vous l'avoue, une chose me confond ; on me dit qu'elle n'a aucun souvenir de ce qu'elle fait, dit ou voit, en crise.... et dans les lettres qu'elle écrit, on la croirait dans son état naturel.... C'est elle.... On y trouve ses goûts, ses sentimens, sa mémoire... toutes ses facultés sont présentes. Que se passe-t-il donc dans cet être ?.... C'est là le mystère : c'est là où je dois m'arrêter,... et c'est justement là, où je voudrais pénétrer ! ! !

« J'ai reçu, il y a quelques jours une lettre d'Henriette Bourgeat : elle me dit qu'elle a encore quelques crises, mais qu'elles sont moins longues et moins fortes qu'à Aix. Elles ont augmenté par suite de quatre incendies qui ont éclaté successivement dans son village.

« Ma mère, Monsieur, ainsi que moi, nous n'avons point de termes assez expressifs, pour vous témoigner notre reconnaissance, pour tout ce que vous faites pour Estelle ; nous craignons seulement que votre bonté ne surpasse vos forces, et que votre santé ne se ressente des soins fatigans que vous lui donnez. Je vous en prie, mon cher M. D. , pensez à vous et recevez nos affectueuses salutations. »

J*** L***.

C c

Réponse.

Aix-en-Savoie, le 18 mars 1837.

» **Mademoiselle**,

« Ma lettre du six février se terminait par les mots : *Le reste à une autre fois....* Nous y voici donc à cette *autre fois.* Mais, avant de vous parler des merveilles dont nous avons successivement été témoins depuis lors, il faut que je vous remercie de votre missive du 8 mars, et que je vous dise, que nous sommes encore à attendre les notes promises par M. DE CASTELLA. Dites-lui, je vous prie, que nous ne l'en tenons pas quitte.... qu'il ne craigne pas de se compromettre, en nous avouant avec toute la franchise qui le caractérise, qu'il a cru à la maladie de POTT.... Il n'est pas le seul, et moi-même, j'en aurais fait autant, si je n'avais vu, dans mes cataleptiques, des accidens de paralysie paraître et disparaître instantanément, sous l'influence seule de l'électricité et du magnétisme. J'y aurais donc cru l'un des premiers, ainsi qu'à l'énergique vertu des cautères et des *moxas.* Car, malgré les doutes que je vous avais manifestés dans le début, j'étais loin de m'attendre aux résultats que nous avons obtenus dès lors.....

« Vous avez vu ici le Docteur BOTTEX de Lyon ; vous savez qu'il a examiné notre chère Estelle avec le plus grand intérêt, qu'il ne s'attendait guères à la voir sitôt sur pieds : et vous savez que, médecin de l'hôpital des aliénés à Lyon, et professeur à l'Ecole Secondaire de Médecine de cette ville, il s'est beaucoup occupé de maladies nerveuses ; il a même écrit un opuscule très-estimé sur les hallucinations, et les aberrations de la sensibilité, etc., etc. Vous savez encore, Mademoiselle, qu'ayant observé plusieurs fois Mlle AUGUSTINE dans ses crises d'extase et de catalepsie, tout en ne niant pas le fait, il n'était pas des plus croyans pour le reste.... En bien ! voici ce qu'il m'écrit sous date du premier de ce mois, en me demandant quelque chose au sujet

d'un jeune homme qui est somnambule, cataleptique et épi-
leptique, à la fois, et qu'il veut nous envoyer...

« Venons maintenant, dit-il, à votre intéressante Estelle : ce
» que vous m'en dites est tellement remarquable ; l'état de som-
» nambulisme produit chez cette malade un phénomène telle-
» ment extraordinaire, qu'il convient que vous publiez cette
» observation dans l'intérêt de l'art. On a cherché à expliquer
» par l'influence du Magnétisme Animal la plupart des faits tenant
» du prodige, qui se sont passés dans les temps anciens : chez
» Mlle Estelle, vous faites vraiment comme le Christ et ses
» Apôtres, car vous pourriez presque dire avec eux aux paraly-
» tiques ; SURGE ET AMBULA.

» Je regrette de ne pouvoir quitter Lyon en ce moment, mais
» bientôt je vous irai voir. Je veux être témoin des phénomè-
» nes vraiment merveilleux que vous produisez, pour ainsi dire,
» à votre volonté, et qui pourraient servir de base à un mémoire
» fort intéressant sur l'extase, la catalepsie, le somnambulisme
» et le magnétisme animal.... Les faits de catalepsie et de som-
» nambulisme sont déjà si multipliés qu'il est impossible à un
» esprit judicieux de les rejeter absolument ; mais il faut, je
» l'avoue, en être témoin, pour pouvoir en parler avec cer-
» titude et confiance ; de manière à convaincre le lecteur. Ce-
» pendant pour trouver les lois qui régissent le fluide électro-
» magnétique, il faut recueillir encore bien des faits et bien
» des observations.... Mais pour le faire d'une manière digne de
» l'objet et de la science, il faudrait n'avoir à faire qu'à des
» gens de l'art consciencieux et sans prévention comme vous....

« En voilà donc un à moitié converti, Mademoiselle, et j'espère qu'il finira un jour par l'être tout-à-fait, ainsi que notre bon
Docteur DE CASTELLA qui, sans crainte aucune, peut nous dire sa
franche manière de voir au sujet d'Estelle, et avouer tout ce
qu'il sait de sa maladie, et ce qu'il en voit actuellement, sans
compromettre la GRAVITÉ DOCTORALE.

« Je sais que la partie savante et éclairée du Clergé catholique a cru voir dans le temps, plus ou moins de mal dans le magnétisme : ou plutôt il a cru entrevoir des inconvéniens dans les actes, au moyen desquels on en dirige l'action. Les ministres de la Religion, chargés du dépôt de la foi et de la haute direction de la morale publique, ne sauraient être assez cauteleux et vigilans : et quelques ecclésiastiques même sont allés jusqu'à dire que le DIABLE s'en mêlait.... (*Voyez Notes* , N.º 26). Mais ceci a été le sort des plus grandes découvertes en physique dans les temps anciens et le moyen âge.... Ceux qui croyent en Dieu, sans avoir une connaissance assez profonde des lois qu'il a données à l'univers, peuvent peut-être regarder, sans y mettre de la méchanceté ni de la malice, le magnétisme animal comme l'œuvre de Satan ; et je crois que jadis les bûchers de l'inquisition ont souvent envoyé au Diable de malheureuses victimes, par cela seul qu'elles en savaient un peu plus que leurs juges ignorans, qui croyaient honorer la divinité par le plus ombrageux fanatisme , et servir la cause de l'humanité en condamnant à mort, par le supplice du feu, des hommes qui l'eussent bien mieux servie sans doute, si l'on avait su utiliser leurs talens et leurs connaissances....

« Mais, quand les Juifs de la synagogue, c'est-à-dire les Pontifes, les Docteurs, les Sages de ce peuple, choisi par la providence divine pour conserver les livres, qui sont le fondement de la foi ; et qui, par conséquent, devaient faire ressortir davantage la religion du CHRIST et sa philantropique morale, ont attribué à Belzébut et à Satan les miracles de Jésus, malgré les caractères irréfragables qui en prouvaient la sainte origine , et toute la véracité des miracles *sans pareils* opérés sous leurs yeux , et souvent, en présence de plusieurs milliers de témoins,.... pouvons-nous être étonnés que les philosophes modernes, qui ne croyent ni à Dieu, ni à Diable , et qui ne veulent aucunement guider leur raison par le flambeau de la foi, n'admettant rien de spirituel dans l'homme , nient tout ce qu'ils ne peuvent expliquer par le jeu matériel des organes des sens ?...... En disant, nous voulons voir de nos yeux, toucher de nos mains, opérer nous-mêmes !!! .... etc., etc. Que serait-il donc de nos connaissances en géographie, en histoire naturelle, en astronomie, etc., s'il fallait tout voir, tout toucher soi-même, et se refuser à toute preuve testimoniale de semblables faits ?... Quant à moi, ma chère D.^{lle} Julie, qui crois à Dieu et à ses œuvres merveilleuses et immenses, ainsi qu'aux lois qu'il a dictées à la *Nature*, j'admets tous les faits qui ont frappé mes sens, et qui ont frappé les sens des autres hommes ; lorsque ceux-ci, par leur caractère, leurs connaissances et la manière dont ils racontent les faits dont ils ont été témoins, m'offrent une garantie suffisante qu'*ils n'ont pas été dupes d'illusion, ni de méprise*.... Toutefois, sans croire que, dans le *Magnétisme animal* il y ait de la Diablerie, je suis d'avis que ce moyen ne doit pas être employé à tout venant, ni être abandonné aux mains ni aux caprices de tout le monde.... Je partage donc avec M. De Castella l'opinion que, non seulement *il faut en user avec discrétion*, pour que l'impressionnabilité nerveuse, qui s'acquiert par l'habitude et la fréquente répétition de certains actes, ne dégénère pas en maladie ; mais encore qu'il ne faut en user qu'avec discrétion et discernement : c'est-à-dire, que *les lois qui régissent les singuliers phénomènes du magnétisme animal* n'étant pas bien connues, *il ne faut aller que pas-à-pas* ; et ne passer à ce qu'on ne connaît point encore, que quand on est bien certain de ce qu'on a vu. Avec une toute autre conduite on ne ferait que des sottises....

« Voyez Estelle !!! Voilà qu'avec cette chère enfant nous ne faisons rien depuis vingt jours.... Rien, absolument rien.... Nous la laissons seulement agir selon ses impulsions instinctives... Voilà tout. J'en ai différentes fois témoigné mon ennui à Madame votre sœur !!!... parce qu'il doit paraître ridicule à une mère d'être chez un médecin, qui se borne à une apparente inaction. Elle s'y résigne cependant, sans observation ; parce qu'elle a compris qu'il faut laisser agir la Nature toute seule ; quand seule elle agit bien. Toute autre mère que Madame L.*** croirait peut-être que je lui fait perdre son temps et *son* *argent* par suite d'une méthode aussi peu active.... Mais quand le bien s'arrêtera, c'est alors que nous agirons de nouveau.

« Estelle vient d'avoir la grippe, nous l'aurions tuée, si nous eussions voulu la médicamenter de force. Elle va, on ne peut mieux, depuis trois jours, et le travail fébrile qui a eu lieu penpant la période de la grippe, n'a pas été sans avantage. J'espère que, dans un mois, nous aurons repris tout ce que nous avons perdu, et que, même, nous y aurons beaucoup ajouté encore. Estelle commence aujourd'hui sa treizième année. Elle sent elle-même que son éducation a été singulièrement reculée par sa maladie. Cette pensée l'afflige, mais elle pique son amour-propre. C'est d'un bon augure ; car c'est là un grand aiguillon, pour le physique et pour le moral.

« Ce qui vous confond, Mademoiselle, me confond aussi ; mais les faits sont là, présens ; et nous ne pouvons reculer en face de la vérité ; soyons seulement prudens, patiens et pleins de confiance dans celui qui dirige tout, et qui le dirige pour le mieux et selon les vues de son ineffable sagesse....

« Vous m'avez bien jugé, Mademoiselle, en pensant que je ne suis pas homme à entretenir le public d'un malade, sans son agrément ou celui de sa famille : moins encore à le faire, en nommant son malade en toutes lettres. La gazette d'ailleurs n'est pas le mode le meilleur, suivant moi, de rendre service à la science, pour traiter académiquement ces sortes de faits extraordinaires. Ils doivent être traités isolément et dans de bons mémoires didactiques. Veuillez toutefois vous procurer l'article du journal et me l'envoyer : son mode de rédaction peut me mettre à la piste de l'auteur.

« Agréez, etc., etc. »

Mlle Julie à M. Despine.

Peseux, du 30 avril 1837.

« Monsieur,

« Après avoir béni le Seigneur des succès qu'il a donnés à vos bons soins, à votre esprit d'observation et à votre persévérance, le premier besoin de mon cœur est de vous remercier. Hélas! si une direction toute providentielle ne nous eût conduits à Aix !!! quelle eût été l'existence de notre pauvre Estelle ?... Peut-être, nous l'eussions vue estropiée pour le restant de ses jours !... ou bien brûlée à petit feu, par des cautères, le fer rouge ou les *moxas;* car ici, qui eût eu jamais l'idée de lui administrer les remèdes qu'elle s'est prescrits; et qu'il lui fallait, puisqu'ils l'ont guérie ?... Aussi, chaque jour à Aix, ma sœur et moi nous nous félicitions de la sentir auprès de vous... et nous avons souvent admiré votre sang-froid, votre dévouement et cette activité d'action, qui jamais ne se rebute etc., etc.

J'ai voulu moi-même porter la lettre de ma sœur à M. De Castella.... *Le fait parle,* dit-il, *plus d'objection.* Il est étonné : mais il dit : *c'est une cure unique; c'est un cas positif et qui ne s'est jamais vu.*

M. De Castella m'a dit vous avoir expédié une lettre commencée depuis long-temps. Son fils aurait grande envie d'aller à Aix.... il en aurait le temps; je ne sais pourquoi il n'y va pas.... Nous avons plusieurs Docteurs à Neufchâtel qui, dit-on, sont à l'égard d'Estelle d'une incrédulité incurable; car, malgré le triomphe du magnétisme sur l'affreux état de ma nièce, ils ne veulent ni croire, ni approuver.... *Si elle est guérie,* disent-ils, *c'est aux Eaux qu'on le doit....*

» Ma sœur me parle de retour !... Je suppose qu'il est encore dans le lointain; mais enfin, s'il avait lieu pendant la Saison des Eaux, elle aurait de bonnes occasions par les voitures de retour de diverses personnes que votre réputation européenne attire à vos Bains. Ma mère, ma bonne mère surtout a été heureuse de lire cet article de la lettre de ma sœur :... *Estelle est donc en progrès de guérison,* s'est-elle écriée.... *puisqu'on parle déjà de revenir!* Il faut que je vous dise, mon cher M. D., que parmi mes alentours, il y en a plusieurs qui, depuis la maladie d'Estelle, avaient arrêté dans leur esprit qu'elle en mourrait... Eh bien! toutes vos bonnes nouvelles ne les faisaient point changer d'avis. Sa marraine même me disait encore il y a peu de jours : « Oh! comme je plains sa pauvre mère! » elle se flatte toujours!!!... Mais, viendra le moment aussi où » Estelle, *puisqu'elle prévoit l'avenir,* annoncera sa mort!!!... » Adieu pour lors à toute espérance.... et la blessure en sera » bien plus grave pour sa pauvre mère!!! » Mais, depuis que notre chère petite malade marche.... *tout est joie ici, tous partagent votre consolant espoir.*

» Adieu, Monsieur, je suis heureuse de penser que sans doute un jour vous viendrez nous voir à Neufchâtel, et que j'aurai le plaisir de vous y témoigner personnellement mon dévouement et ma reconnaissance.

J. L***

M. le D^r DE CASTELLA à M. DESPINE.

Neufchâtel, le 1 mars 1837.

« Monsieur et cher confrère,

« Il y a long-temps que je renvoie d'un jour à l'autre de vous écrire, pour vous donner les détails que vous m'avez demandés sur la maladie de notre chère petite ESTELLE; mes occupations m'en ayant empêché, je viens aujourd'hui, non pour vous donner une observation complète de la maladie rare et intéressante de notre jeune malade, parce qu'elle serait trop longue, mais pour vous en tracer les principaux traits seulement.

(Suivent les détails déjà relatés F^{os} 3, 4 et suivans).

Du

Du 25 avril 1857.

P. S. J'ai besoin de toute votre indulgence, mon cher confrère, pour oser reprendre ma lettre, et enfin vous l'adresser. La grippe en a été cause ; je l'ai eue moi-même, et elle ne m'a laissé aucun repos, ni pour mon propre compte, ni pour celui des autres : puis encore (et peut-être est-ce ici la principale raison) puis encore, dis-je, *l'attente du dénouement des phénomènes* que vous nous avez annoncé avoir été offerts par notre chère Estelle ! ! ! Aujourd'hui donc, qu'il y a une amélioration bien positive dans l'état de cette malade, j'ai l'honneur de vous transmettre l'abrégé historique que vous m'aviez demandé. Je vous prierai, à mon tour, de m'écrire ce que vous pensez de son état actuel et de sa guérison. Je désire conserver cette curieuse observation. J'en ai déjà fait un résumé à la Société des Sciences Naturelles de Neufchâtel, et je désirerais le compléter. Cette société y a pris un vif intérêt : elle verrait avec plaisir ce fait extraordinaire figurer parmi ses mémoires, dont le premier volume vient d'être publié. Je ne pourrai contribuer à cette publication qu'aidé de vous.... Embrassez pour moi notre chère petite amie, dont je me réjouis fort de recevoir des nouvelles. Dites-lui qu'elle serait bien aimable de m'envoyer encore *un de ses rêves* (*).

Recevez, etc., etc.

De Castella.

(*) C'est ainsi qu'il nommait une charmante petite lettre qu'Estelle lui avait écrite en somnambulisme.

D d

Réponse de M. DESPINE à M. DE CASTELLA.

Aix-en-Savoie, le 30 avril 1837.

« Monsieur et bien-honoré confrère,

« Votre lettre des 1 mars et 25 de ce mois, ne nous est arrivée qu'hier ; j'y réponds de suite aujourd'hui, non pour vous prouver que je suis plus diligent que vous (ou en d'autres termes) que je suis moins fatigué d'affaires que vous ne l'êtes vous-même, mon bien estimable ami ; mais bien, pour vous témoigner tout le plaisir que nous avons éprouvé, en vous sachant hors des pattes de la grippe , et qu'il ne vous était rien arrivé de fâcheux. Ne recevant aucune nouvelle de Peseux : ni directement ni indirectement ; nous avions lieu de craindre une déconfiture générale de tous nos amis, dans le bassin de Neufchâtel. Mais enfin , nous voilà tranquillisés sur votre compte , et je vais vous tranquilliser, à mon tour, sur l'état de notre petite malade , dont les progrès croissans vers la santé, vont toujours à grands pas.

« Je commencerais par vous remercier des précieux documens que vous m'avez transmis sur les premiers temps de l'indisposition de cette intéressante malade. Une grande partie déjà m'avait été fournie par Madame L***. Mais il y a dans ceux que donne un médecin, quelque chose de plus que dans les autres:... *On y lit sa pensée toute entière.* Et c'est quelquefois beaucoup, quand il s'agit d'écrire sur une maladie aussi extraordinaire que celle d'Estelle.

« Je viens de rédiger une notice historico-médicale assez détaillée sur cette intéressante malade. J'ai engagé mon fils à l'insérer dans son Bulletin annuel des Eaux , qui est sous presse : s'il en est temps encore. Dans tous les cas , aussitôt qu'elle sera imprimée , je vous en enverrai deux exemplaires , un pour vous , et l'autre pour votre Société des Sciences Naturelles. C'est un fait assez mémorable pour devoir en conserver le souvenir....

» Pour satisfaire donc, monsieur et très-honoré confrère, au désir que vous m'exprimez de connaître ce que je pense d'Estelle, et sur ce qu'on peut espérer de son état, je vous dirai :

1° Qu'elle vient de recommencer ses Bains dans l'Etablissement. S'étant mise *en crise*, elle y est allé à pieds, et elle en est revenue de même. Je vous dirai encore qu'elle a commencé, il y a deux jours, à essayer de notre grande piscine; et déjà ce matin, elle était si fort aguerrie à cet exercice, qu'elle s'est *lancée à l'eau*, comme un de vos premiers nageurs de Neufchâtel : elle avait deux boules de sauvetage, à la vérité; mais elle y a nagé comme un petit poisson pendant demi-heure : elle y a sauté et dansé : elle a parcouru différentes fois le bassin dans toute son étendue, tantôt en sautant à cloche pied, tantôt en marchant sur les deux.

2° Que son excessive sensibilité sur la région rachidienne et le coffre thorachique diminue graduellement; et qu'*en crise* il cesse tellement que le corps peut se mettre en arc, et se renverser en arrière maintenant, sans peine et sans douleur, quand on lui tient les mains; et de manière à ce que la tête et les pieds se touchent quand ils sont à terre.

3° Enfin, qu'elle *marche hors de crise* depuis quelques jours mais lentement, en faisant, tous les soirs quelques pas seulement; qu'elle mange maintenant de tout, sauf de la viande; et que, soit *en crise*, soit *hors de crise*, tous les actes de sa vie tendant à se rapprocher de l'état normal, nous ne pouvons plus douter que nous n'arrivions tôt ou tard à une entière guérison.

» Mais, mon excellent ami, je pense que vous n'exigerez pas que je vous en détermine ici l'époque précise, avec une rigueur mathématique; et cela, avec d'autant plus de raison, que la malade elle-même, dès le principe, ne nous a point caché que, *malgré que cela irait toujours de mieux en mieux*, en la laissant faire, *il ne fallait cependant pas penser qu'elle pût être radicalement guérie au printemps; car elle aurait*, disait-elle, *bien des crises encore, après son retour à Neufchâtel.*

» Voilà, mon bien estimable confrère, un *poisson d'avril* un peu long ; mais il faut espérer que, l'an prochain, Estelle ne vous en enverra pas de semblables. Elle voulait vous écrire aujourd'hui, mais une course sur ânesses se prépare, et notre jeune malade veut en profiter. Cependant elle n'a point oublié la reconnaissance qu'elle vous doit ; et Madame sa mère, ainsi que sa chère Estelle, s'unissent de cœur et de sentiment, pour vous l'exprimer par mon organe, vous renouvelant avec moi ceux de l'amitié la plus affectueuse.

» Dans ces sentimens, etc., etc. »

M. DERIVE à Mademoiselle Julie.

Châtelard en Bauges, le 15 mai 1837.

» Mademoiselle,

» Nous avons reçu, en même temps, de vos chères nouvelles et des lettres de Nantes : je vous remercie de tout ce que vous voulez bien m'écrire d'obligeant : je voudrais le mériter : mais, comme mon grand talent consiste à *laisser faire* la Providence, sans *violenter* la Nature, quand elle ne s'écarte pas des lois que lui a données son divin auteur, je n'ai d'autre mérite que celui de savoir utiliser le *talent* de la parabole Evangélique. Je ne suis donc que le *serviteur bon et fidèle*, mais rien de plus. Seulement, je me trouve heureux d'avoir pu l'utiliser en faveur de votre bonne petite nièce, et surtout d'avoir mis son excellente mère, par bientôt onze mois d'étude faite sous mes yeux, beaucoup mieux à même de diriger convenablement le traitement futur de notre chère Estelle, ainsi que son éducation ; car, Mademoiselle, bien que tout aille à souhaits ; bien qu'Estelle soit dans une très-bonne voie ; elle est loin encore de pouvoir être assimilée au commun des enfans de son âge.

» Vous nous avez parlé d'un journal dans lequel il a été question d'Estelle ; et vous nous l'aviez promis, mais nous n'avons rien reçu. Veuillez, Mademoiselle, au moins nous l'indiquer, et cela bientôt, pour que je puisse me le procurer à Paris, si vous ne pouvez me l'envoyer de Neufchâtel ; car, ainsi que je vous l'ai mandé il y a quelque temps, ce journal me serait utile pour rédiger l'observation : vû qu'il faut que je l'approuve, ou le désapprouve et que j'en relève les erreurs, s'il y en a.

« Estelle *ne veut pas s'occuper d'autre personne que d'elle-même*. J'ai été dans le cas de lui demander une fois, des renseignemens de cette nature ; car on m'avait écrit de Marseille à ce sujet ; mais notre petite espiègle m'a toujours répondu : *Est-ce qu'on me prend pour une sorcière ?* — Mais, ma chère Estelle, est-ce que tu ne le peux pas, ou si tu ne le veux pas ? *Oui, je le pourrais, si je le voulais ; mais cela me fait mal de penser aux autres, quand j'ai tant à penser à moi-même. Laisse-moi tranquille* (*) *et les autres aussi : qu'ils s'adressent aux somnambules mercénaires qui font du somnambulisme magnétique un métier, ils leur en donneront pour leur argent.*

« Vous savez, ma chère Demoiselle Julie, qu'Henriette Bougeat, Mademoiselle Marque, Micheline et d'autres m'ont déjà tenu le même langage.... Si, par exemple, vous étiez malades, vous, Blanche, Bonne Maman, Madame votre sœur.... je suis persuadé qu'Estelle ferait son possible pour répondre aux questions qui lui seraient adressées sur vos santés.... parce que vous êtes toutes, des personnes qui lui tenez au cœur : mais, pour toute autre, qui serait étrangère à ses affections, je crois pouvoir vous dire d'avance que ce serait inutile d'insister, parce que son caractère étant fort indépendant, on la fatiguerait en voulant *insister*, et on lui ferait beaucoup de mal. Nous voyons en effet combien influent sur son état maladif les moindres contrariétés....

(*) Mlle Estelle étant en somnambulisme tutoyait toujours M. D. ; hors de cet état, jamais. Cette observation a été fréquemment faite chez les somnambules cataleptiques.

Diriez-vous, ma chère Demoiselle Julie, que sa cure vient d'être retardée d'une quinzaine de jours, par un accident qui, pour toute autre, n'eût rien été ?...

Estelle a perdu, il y a quelques jours, en se promenant dans la prairie, *sa grosse pièce de crédit*.... Elle en a eu un violent chagrin : et malgré tout ce que nous avons pu lui dire à l'appui du proverbe *pluie d'argent n'est pas mortelle*, elle n'en est pas encore consolée. Sa maman, comme bien vous pensez, l'a bientôt remplacée par une autre ; parce que, Estelle *en crise*, m'avait dit que, quoique sa pièce ne lui fût pas indispensable pour guérir, *elle lui aurait été* fort avantageuse pour en accélérer l'époque. Eh bien, le plaisir de posséder cette seconde pièce, n'a pu effacer encore l'impression fâcheuse que lui avait causée la perte de la première ! ! !...

» Voyez, par ce petit échantillon, Mademoiselle, combien il faut peu dans ces sortes de maux, pour ralentir les progrès du bien, et même pour l'effacer entièrement.... et, combien il est difficile de calculer au juste la longueur d'un traitement dans les maladies de ce genre, bien que tout semble aller à souhaits. Amitié, honneurs et complimens de droit....

» Votre très-humble et très-obéissant serviteur. »

Fragment d'une lettre de Madame Elisa de R*** à Madame L***.

Nantes du 3 mai 1837.

» Chère amie,

»...... M. le Dr Gustave Monod de Paris, à qui j'avais com-
» muniqué une partie des détails que vous me donnez d'Estelle,
» vient de m'écrire : *qu'il est bien évident que l'on s'était trompé sur*
» *la nature de son mal, et qu'il n'y a point eu de lésion de l'épine*

» dorsale ; qu'Estelle paraît atteinte d'une affection purement nerveuse,
» et que la guérison parfaite est fort probable maintenant, quoique
» éloignée....

» Il semblerait que, dans son opinion, on ne devrait pas
» trop favoriser ces crises si extraordinaires, dont la Nature finit
» par se faire une habitude : il voudrait plutôt, qu'on les réprimât
» fortement.... mais.... où trouver la mère qui use d'un remède
» semblable ?...

» Du reste, ce n'est point une consultation qu'il me donne,
» il me répond en ami, et sur ce que je lui avais écrit.... Si
» l'état extraordinaire d'Estelle continuait, je vous engagerais
» pourtant, chère amie, à bien vous assurer, si le magnétisme,
» en favorisant et en exaltant les crises, est bien approuvé.... ou
» du moins, s'il est regardé comme non préjudiciable à la
» santé future de l'enfant....

N.° XIV.   (F.° 75 et 76).

« Estelle nous assure avoir beaucoup maigri.., Elle veut tou-
» jours que cela aille mal.... Cependant elle a manifestement
» grandi , et pris dans sa démarche quelque chose de plus fort....
» la différence de l'état de veille et de l'état de crise est à peine
» sensible et, quelque temps après avoir quitté Aix, les deux
» états paraissent vouloir se confondre. »

Notre malade grandissait à vue d'œil : ses chairs reprenaient
petit à petit leur coloris naturel et leur consistance, et nous ne
pouvions nous rendre raison de l'espèce d'entêtement qu'elle
mettait à soutenir, malgré nos assertions contraires, *qu'elle
maigrissait . et que sa santé n'allait pas mieux....* Cependant , lorsque , pour la convaincre , nous voulions prendre la mesure d'un
membre , elle y mettait de l'opposition.... Pour ne pas trop la
contrarier , nous feignions de la croire sur parole.... Toutefois . de

loin en loin je mesurais, tantôt un membre tantôt un autre ; et par conséquent, tour à tour, je prenais la mesure des bras, des poignets, des genoux, du gras de la jambe, etc., etc. Nous conservions avec soin ces mesures. La comparaison que nous en faisions ensuite secrètement Madame L*** et moi, nous prouvait de la manière la plus évidente chez notre petite malade, le développement successif et graduel de tous les membres.

« Cependant, la véracité d'Estelle nous étant bien connue, nous ne pouvions comprendre les motifs de cette ténacité à vouloir soutenir sa *première gageure*. En attendant donc que l'évènement, amenant sa conviction (si véritablement elle nous parlait d'après ses sensations), déterminât Estelle à avouer que son opinion était erronée ; je cherchai à me rendre raison de cette espèce de contradiction apparente.... et voici ce que j'observai :

Estelle *grandissait*, à coup sûr : elle *grossissait* aussi, et cependant, *elle maigrissait* : mais il faut s'entendre au sujet de cet amaigrissement. Le tissu adipeux sous-cutané qui, à l'arrivée de la malade à Aix, se trouvait comme empâté et dans un état de demi-anasarque, perdait graduellement, et d'une manière assez rapide, cette *adiposité*, cette *graisse d'étiolement* (si je puis m'exprimer ainsi) ce qui n'était dû, sans doute, qu'à ce que la petite malade ne *suait jamais*. La perspiration cutanée n'ayant pas lieu alors, rien n'étonne que la partie aqueuse du sang qui fournit à la transpiration, retenue dans le tissu cellulaire, ne s'y arrêtât comme de l'eau dans une éponge, et y restât en stagnation, faute de l'activité vitale nécessaire au système dermoïde, pour en opérer la transudation (soit son passage à travers la peau), ou au système des vaisseaux lymphatiques, pour l'absorber et la reporter dans le torrent de la circulation. Aussi, à mesure que la peau reprenait de la vie, et rentrait dans son état normal, Estelle perdait, tout naturellement, cette *graisse d'étiolement*, cette *boursoufflure* du tissu graisseux sous-cutané et *interstitiel* des muscles. Et alors, les veines de la peau se

dessinaient

dessinaient mieux ; les muscles se prononçaient davantage ; l'appareil osseux prenait un développement remarquable.... Tous les systèmes de l'économie enfin acquéraient de la vie : et tout, jusqu'aux traits du visage, annonçait, chez Estelle, le retour graduel à l'état ordinaire.... C'est ainsi que notre petite malade nous a paru successivement passer par tous les degrés d'un développement successif des systèmes de l'économie animale : de manière toutefois, que ceux qui étaient demeurés le plus en arrière semblaient acquérir davantage, et les autres moins, comme pour atteindre plutôt cet équilibre parfait de tous les systèmes organiques entre eux, dont la parfaite harmonie constitue LA SANTÉ.

Ce que j'ai vu chez ESTELLE, je l'ai retrouvé chez Sophie LA ROCHE, chez Henriette BOURGEAT, etc., mais surtout chez Sophie, dont le buste, quoique gissant à plat dans son lit, quand elle est arrivée à AIX, semblait modelé sur celui d'une des vierges de RAPHAEL. Il s'est ensuite écarté peu à peu de ces belles figures italiennes, au fur et mesure que s'avançait la guérison, et a fini par perdre la majeure partie de ces formes arrondies, et toutes gracieuses, qu'admiraient ses visiteurs, et que relevait encore la blancheur de son teint ; qui, avec la douceur angélique qu'elle avait habituellement dans son état naturel (*), inspirait l'intérêt tendre et affectueux qu'on prenait à cette jeune personne, du premier abord. Ces formes ravissantes ont disparu avec la paraplégie qui l'avait rendue cul-de-jatte pendant plus de quatre ans à Virieu ; mais elle a conservé encore les beaux traits qui caractérisaient sa physionomie : parce qu'ils n'étaient pas le résultat de la maladie, mais bien celui des formes données à la figure par les systèmes osseux et musculaire.

Cependant, comme pour le physiologiste et le médecin, le

(*) C'est-à-dire, lorsqu'elle n'éprouvait pas les angoisses cruelles qui signalaient ses crises.

E e

grand intérêt qu'inspirent ces sortes de malades prend sa source dans le mal lui-même , et dans ses phénomènes pathologiques, *avec lesquels on était jadis si peu habitué* ; et qu'encore , le phénomène spécial que j'ai signalé ici au sujet des fonctions de la peau , peut être d'un haut intérêt dans les études pathologiques de l'homme , j'en traiterai plus au long dans un autre N.o de mes OBSERVATIONS *de médecine pratique près les Eaux Minérales ;* et je renverrai le lecteur à la note , N° 25 , où je donne un aperçu des principaux *phénomènes physiologiques insolites* que présente la classe des maladies nerveuses , à laquelle se rapportent celle d'Estelle , l'Extase et la Catalepsie.

En attendant toutefois , je signalerai ici quelques phénomènes peu connus , qui me paraissent *se rattacher* à la *non-perspirabilité de la peau* ; disposition qu'on rencontre généralement chez les personnes atteintes de ces affections nerveuses graves , et que j'ai rencontrée chez toutes mes cataleptiques. Ils se lient de trop près à l'absence du travail normal de la dépuration cutanée , pour ne pas croire , que cet état de la peau ne soit un vrai phénomène pathologique des maladies de cette espèce : et par conséquent , qu'il ne doive entrer pour beaucoup dans les élémens maladifs de la catalepsie , de l'extase , etc. , etc.

Les phénomènes dont je veux parler sont :

1° La sécheresse et le crépu des cheveux : la chaleur *brûlante* presque habituelle que les malades accusent au sinciput : et le *clou* ou la *calotte hystérique* , qui les fatigue continuellement au point culminant de la tête.

2° La nullité d'odeur du cuir chevelu , ainsi qu'aux aisselles et aux pieds.

3° Le velu extraordinaire des jambes : bien supérieur à ce qu'il est dans le commun des femmes.

4° La presque nullité de croissance dans les ongles des pieds et des mains : et particulièrement dans les membres qui sont les plus affectés de paralysie.

Sophie La Roche n'a jamais été dans le cas de se faire les ongles aux pieds, durant les quatre années et demie qu'elle est demeurée cul-de-jatte chez elle, et constamment au lit. M.lle Henriette Marqus, de Vienne, ne se les faisait non plus jamais aux pieds, et fort rarement aux mains : et ce qui est assez remarquable chez cette malade, c'est qu'à peine était-elle dans le cas de se couper une fois les ongles à la main gauche (côté le plus affecté chez elle) qu'elle était obligée de le faire deux ou trois fois à la droite.

Il en a été de même, *du plus au moins*, chez toutes mes autres cataleptiques et notamment, chez Annette Roux, Henriette Bousquat, Estelle, etc.

Ce que j'ai vu chez mes malades, doit avoir eu lieu chez beaucoup d'autres, si même ce n'est pas chez toutes les personnes atteintes de la même espèce d'indisposition ; bien qu'il soit peut-être resté inaperçu chez plusieurs d'entre elles ; parce que le fait s'est présenté d'une manière trop constante chez mes cataleptiques, pour qu'il ne soit pas lié essentiellement à la nature de cette maladie : je suis par conséquent fondé à le croire l'un de ses symptômes pathognomoniques les plus caractéristiques. Le Docteur Petetin en avait déjà aperçu quelques traces, car il attribua la catalepsie de l'une de ses principales malades à l'emploi d'un cosmétique mercuriel, dont elle avait usé pour se noircir les cheveux quelques années auparavant : cosmétique, qui avait durci le cuir chevelu, supprimé l'abondante sueur qui y avait lieu auparavant et modifié le mouvement excrémentitiel, dont il était le siége chez cette malade (Voyez Electricité animale, f° 110).

N.° XV.   (F° 88).

« Dieu m'est témoin que j'ai constaté bien des fois sur notre « jeune Estelle, tous les faits dont il s'agit.... Je les avais déjà « reconnus chez beaucoup d'autres malades atteints d'affections « de cette espèce, etc., etc. »

2

J'ai dit dans l'introduction (F° 39 *et suivans*), que j'avais eu *le rare bonheur* de rencontrer dans ma clientelle des Eaux , un assez grand nombre d'affections nerveuses de l'espèce qui nous occupe , pour pouvoir étudier ces maladies sous leur différens aspects, et suivre leur allure sous l'influence de nos traitemens balnéologiques. J'ai dit encore qu'il s'était passé peu de saisons que nous n'eussions eu, mes confrères ou moi, l'occasion d'observer à Aix , les singuliers phénomènes de la catalepsie , du somnambulisme naturel plus ou moins développé, ainsi que toute la kirielle des variations de l'état nerveux qui s'y rattache. J'en ai indiqué les motifs, ainsi que les conséquences pratiques.... je vais maintenant présenter le tableau des cas les plus remarquables des maladies de ce genre qui sont venus à ma connaissance , et j'en ferai trois classes ou catégories.

La 1re comprendra les faits qui appartiennent à ma propre clientelle.

La 2e renfermera la nomenclature des cas observés par mes confrères d'Aix-en-Savoie, ou rapportés par des savans , Médecins ou physiciens étrangers bien connus et dont l'autorité est pour moi de toute garantie.

Dans la 3me enfin, je parlerai de divers faits , non classés encore d'une manière bien précise, à la vérité : mais énoncés ou décrits par des personnes étrangères à l'art de guérir ; tels que voyageurs , historiens , chroniqueurs, etc. , etc. ; qui sont connus par leur véracité ou leur excellente critique. Bien certainement, je n'appellerai pas tous ces faits isolés de la CATALEPSIE ; mais, ce sont des *affections nerveuses de l'espèce*, dont le degré d'exaltation , varié par les circonstances, procure des nuances plus ou moins prononcées de ces *phénomènes merveilleux* qui caractérisent l'état *physiologico-pathologique*, connu sous les dénominations de Catalepsie , d'Extase et de Somnambulisme ; soit qu'un semblable état se présente *spontanément*, et forme le SOMNAMBULISME NATUREL ; soit qu'il se présente *artificiellement et par provocation*, comme chez les crisiaques magnétiques : état tout spécial , mais que nous devons regarder comme n'étant qu'une espèce ou une variété du somnambulisme naturel , puisque dans *tous deux* , l'ÉTAT PHYSIOLOGIQUE est le même.

j'ai pris les types qui me servent de modèles , dans ma clientelle de préférence , parce qu'ayant dû les suivre moi-même , je puis mieux les juger... et j'ai reconnu : 1° que chacun d'eux offrait des *particularités individuelles* ou *spécialités* qui , bien qu'elles appartiennent à l'ensemble des phénomènes qui caractérisent la maladie commune à tous , ne sont que des *modifications* dépendantes de circonstances qui appartiennent · l'*individu malade* , telles que son tempérament, sa constitution physique , son moral, son éducation, ses habitudes domestiques, etc., etc. 2° J'ai reconnu encore qu'il y avait, chez ces malades , des phénomènes dont la constance et l'identité étonnent , malgré les *modifications individuelles* dont je viens de parler. 3° Que parmi ces phénomènes , il y en avait d'entièrement indépendans de la volonté ou des caprices des malades , tandis qu'il s'en trouvait d'autres sur lesquels la volonté et le caprice semblaient apporter une notable influence. 4° J'ai observé de plus encore que , chez la plupart des malades atteints de catalepsie , on rencontre un *facies* particulier et caractéristique , qui semblerait indiquer un type qui y *prédispose* : et c'est , à un tel point , qu'il est possible à l'homme de l'art qui en a un peu l'habitude , d'annoncer d'avance l'impressionnabilité plus ou moins grande au magnétisme de tel ou tel individu. La collection des portraits d'une trentaine et plus de malades de l'espèce , que j'ai eu l'occasion de voir , prouverait la vérité de ce principe avec la dernière évidence.

Chez ceux de mes malades où la catalepsie avait acquis son plus haut degré de développement , j'ai vu que, quand le *sommeil* , (soit l'état de crise) était parvenu au *summum* d'approfondissement et d'intensité , *la transposition des sens avait toujours lieu* ; c'est-à-dire, que les organes extérieurs des sens , ou les *organes de relation*, perdaient leur *impressionnabilité normale* à l'action des corps extérieurs , en même temps que le siège des perceptions *se changeait* ou modifiait... mais il faut bien remarquer que le *changement qui s'opérait*, quoiqu'il eut lieu instantanément, n'était pas le même chez tous ces malades. Chez l'un par exemple, c'était le sens de l'ouie qui éprouvait la translation; chez un autre, c'était le sens de la vue : chez quelques-uns, c'était ensemble le goût, le toucher et l'odorat : l'ouie restant intacte ou fort peu altérée ; chez quelques autres enfin, la transposition des cinq sens avait lieu tout-à-la-fois, soit *simultanément*, soit *successivement*, ou les uns après les autres.

On sent combien ces sortes de phénomènes doivent offrir de variations et de mobilité, si l'on considère la mobilité du fluide nerveux qui en est le *principal instrument* : fluide qui, jusqu'à ce jour, s'est échappé à toutes nos investigations et à toutes nos recherches mécaniques, physiques et chimiques : fluide impondérable de sa nature, mais qui n'en existe pas moins, puisqu'il se manifeste par *ses effets*.... par *des effets* toujours constans, identiques et réguliers......

Comme j'aurai à revenir sur ces divers objets, je ne veux pas m'occuper ici de discuter sur la *possibilité* ou la *non-possibilité* de cette transposition des sens ; ce serait inutilement perdre un temps que nous pouvons mieux employer.... Laissons ces disputes (qui deviennent oiseuses au point où en est la science) à ceux qui ne veulent croire que ce qu'ils ont expérimenté eux-mêmes et qui ont adopté pour devise cet adage si connu de l'orgueilleuse philosophie.

« Nul n'aura d'esprit que nous et nos amis.... »

Et, partant du principe que *tout ce que j'énonce en fait de phénomènes nerveux, est la pure vérité*, QUOI QU'ON EN DISE.... et que *tous les médecins de bonne foi, tant soit peu initiés aux études physiques, peuvent les voir aussi bien que moi*, quand ils le voudront ; comme l'ont vu les Drs PETETIN, FRANCK (Jh.), DUMAS, LORDAT, etc., etc., phénomènes que tout le monde pourra voir aussi *comme nous*, à circonstances et opportunité égales ; si l'on veut y apporter la même attention, la même critique, les mêmes soins pour bien observer.... Partant donc de ce *principe* comme *positif* et *in-contestable*.... Je vais passer au tableau dont je viens de parler. J'y ferai entrer, autant que possible, avec le nom des malades qui m'ont autorisé à les nommer, le sommaire des phénomènes offerts par chacun d'eux, les témoignages qui servent de garantie à la véracité de ces notices historico-médicales ; et en même temps les sources où elles ont été puisées, lorsqu'elles n'appartiendront pas à ma clientelle ; pour qu'on puisse y avoir recours au besoin.

TABLEAU des cas les plus remarquables de CATALEPSIE, *d'*EXTASE *et de* SOMNAMBULISME, *observés à Aix-en-Savoie, par le D*[r] DESPINE *père* (C. H. A.) *et autres analogues rapportés par les Auteurs.*

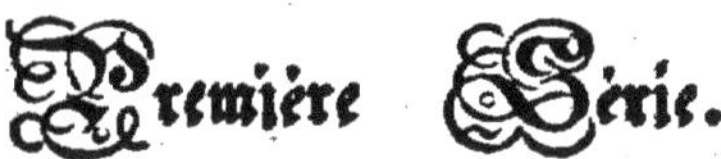

Première Série.

Cas appartenant à la clientelle de M. DESPINE.

MILLET FRANÇOISE dite *la Fille de Faverge.*

HISTOIRE. Elle vint à Aix pour les Eaux en 1820 ; elle était âgée de 33 ans, et habitait la montagne. — Constitution forte : vivant seule : travaillant à la toile sur le métier : d'un caractère bon et doux, mais original. — A 23 ans frayeur ; et quelques semaines après, catalepsie : on ne savait ce que c'était ; car, vivant seule et séparée de ses frères, elle se renfermait souvent dans la maison à la clef, et restait quelquefois plusieurs jours sans sortir, ce n'est souvent que le dimanche qu'on s'en apercevait, par son absence de l'Eglise ; car elle n'y manquait jamais. Elle resta une fois ainsi, toute une semaine en crise, sans boire ni manger ; on la crut — morte. Cela durait depuis quatre ans, lorsque le D' Revil de Faverge, homme instruit, et s'occupant beaucoup des sciences naturelles, fut appelé dans son village (Seytenex) pour une autre malade ; c'était en 1814. On lui parla de la *morte*, c'est ainsi qu'on l'appelait quand elle était en crise. Il alla la voir ; reconnut bientôt la maladie décrite par Petetin, quoiqu'il n'en eût pas vu encore dans sa pratique médicale et la fit venir chez lui, pour l'observer avec plus de soin et d'attention.

Phénomènes généraux. — Mort apparente. — Insensibilité. — Audition à l'épigastre et aux pieds. — Etat cataleptique permanent, sans mouvement aucun. — Respiration à peine sensible. — Au réveil, ne conservant aucun souvenir de ce qui s'était passé dans cet état, mais elle était fatiguée et *toute moulue*. — Visions fantastiques : telles que monstres à figures hideuses, sorciers allant au sabbat, ames du purgatoire, procession de petites figures portant des cierges allumés, etc., etc.

Phénomènes spéciaux. Pour la sortir de crise, il suffisait de la mettre sur son séant. — Elle soupirait alors, baillait, étendait les bras, se frottait les yeux et, vite *elle voulait se lever*, disait-elle. — La magnétisation avait, sur cette malade, une grande influence. Elle étendait les bras vers ceux du magnétiseur et les suivait à distance. (*Voyez* N° 19, Année 1820).

2° DE ROUSSILLON Mlle Annette, de Grenoble, née à Venise.

Histoire. Vint à Aix-en-Savoie en 1822 : alors âgée de vingt ans. — Constitution nerveuse. — Sensibilité extrême. — Education des plus soignées. — Rougeole contrariée dans son développement. — Fatigues physiques et morales. — Très-religieuse. — Peu répandue dans le monde, depuis les revers de la France, en 1813, 1814 et 1815. — Pertes de fortune. — Frayeur. — Affection nerveuse méconnue d'abord, puis traitée pour une fièvre *ataxique anomale*, que ses médecins ne voulurent pas classer.

Phénomènes

Phénomènes généraux. Tous ceux de la Catalepsie , de l'Extase, de l'Hystérie et du somnambulisme , *les plus développés*. — Influence manifeste du magnétisme animal. — Avantages marqués du traitement par la Douche Ecossaise , l'électricité, le calme et le silence, la bonne musique , etc. — Transposition générale de *tous les sens*. — Développement extraordinaire de l'intelligence. — La soie, les habillemens à fourrure, un barreau aimanté ; la cire d'Espagne , etc., etc., etc., présentent les phénomènes les plus tranchés de l'influence électrique et de ses divers états (le positif, le négatif , l'état de combinaison). — Régime végétal , abstinence de toute espèce de viande ; beaucoup de lait. — Caractère d'espiéglerie. — Emiplégique hors de crise : récupérant son état ordinaire et naturel , comme en santé , dès qu'elle est en somnambulisme.

Phénomènes spéciaux. — Lecture facile et rapide avec l'extrémité des doigts. — Plusieurs lettres écrites en somnambulisme ; l'une d'elles est *relue et copiée* sans lumière ; ou bien , les rayons visuels étant interceptés par un corps opaque , placé entre les yeux et ce qu'elle écrit. — Scènes mimiques fort curieuses, — Les murs de la chambre lui paraissent diaphanes comme du verre , et elle voit , à travers la muraille , les curieux qui viennent écouter à la porte. — Vue éloignée , appelée *double vue des Esprits*. — Elle fait l'histoire de toute sa maladie et trace le plan à suivre pour obtenir sa guérison. Dans l'état ordinaire , elle adore ses père et mère : en crise , ils la brûlent, et ne peut les souffrir auprès d'elle.

3°. ROUX Nanette , de Trévignin sur Aix.

Histoire. A Aix en 1822. — Tempéramment bilieux. — cheveux d'un rouge ardent. — Teint lentillé. — Caractère vif et emporté, mais réprimé par une éducation religieuse , et généralement mieux soignée que l'ordinaire des villageoises. — D'une bonne santé habituelle. — Obéissante , craintive , spirituelle et s'accommodant avec facilité aux convenances des autres. — Sachant lire et écrire. — Bergère des troupeaux de la maison , elle avait éprouvé souvent des frayeurs aux champs; et entr'autres deux fois de la part d'un garde-champêtre , qui lui lâcha son chien et la menaça de son sabre , pour avoir résisté à des propos outrageans qu'il lui adressait.

PHÉNOMÈNES GÉNÉRAUX. Les premières crises furent irrégulières ; mais bientôt elles se régularisèrent, et revenaient tous les soirs à la même heure. Elles débutèrent par l'état de *léthargie*, ou de mort apparente. Le D' VIDAL appelé , reconnut bientôt la *catalepsie* ainsi que le transport des sens à l'épigastre, qu'il avait vu peu de mois auparavant chez Mlle Annette DE Roussillon. Bientôt la maladie se développa et offrit insensiblement tous les phénomènes de l'Extase , du Somnambulisme et de la Catalepsie. Dès lors , chaque crise commença par la *scène du garde-champêtre* , et les reproches amers qu'elle lui adressait en *jurant*, et en lui faisant à haute voix le narré de tout ce que la chronique scandaleuse du lieu lui avait appris des méfaits de ce mauvais drôle.

PHÉNOMÈNES SPÉCIAUX. Confirmation de tous ceux que nous connaissons déjà par les deux cas précédens. —Spécialité de l'or pour calmer ses douleurs. — Phénomène singulier d'acoustique — Echo. —Effets magnétiques particuliers et variant selon les personnes qui l'exerçaient. — *Sa grenouille* (*) l'instruisait de tout. — Il faut lui *envelopper la tête d'un manteau noir*, pour qu'elle puisse lire avec le bout des doigts. — Instinct musical. — Vue éloignée. —Le galvanisme se manifeste à *sec*, par le seul contact de deux ou de plusieurs métaux. Chaine galvanique d'AVOGADRO et MICHELOTTI, etc., etc. —Langage particulier. — La boîte à musique lui causait un plaisir indicible, surtout quand on la plaçait sur un meuble creux de bois ou sonore.

4° VIOLLET MICHELINE , de la ville d'Anneci , *couturière*.

HISTOIRE. A AIX en 1823 et années suivantes. Agée de 21 ans.

(*) C'est ainsi qu'elle désignait la sensation particulière qu'elle éprouvait dans l'hypogastre et qui guidait son instinct.

— Constitution sanguino-lymphatique. Son affection nerveuse s'est développée par suite d'ennuis domestiques, de contrariétés et de frayeurs, vraies ou imaginaires, répétées. — Traitée sans succès aucun par divers médecins du lieu, dont un était au moment de lui amputer le sein gauche devenu extrêmement douloureux et d'une teinte rembrunie, mais sans engorgement ni skirrosité. — Ayant ouï parler de la guérison de *la fille de Faverge* et de Mlle *De Roussillon*, opérée sous mes yeux à Aix, elle vint me voir un jour pour me consulter sur son état et sur son intention de venir aux Bains. Je la pris à mon service, et cette fille m'a servi long-temps de sujet d'étude comparative pour les phénomènes cataleptiques, électriques, magnétiques, galvaniques et autres.

Phénomènes généraux. Nous avons vu de premier abord tous ceux de l'Extase et du Somnambulisme : ceux de la Catalepsie n'ont paru qu'à la fin de la première année ; ce sont les seuls qui manquassent chez Micheline, à l'état physique et moral des malades que j'appelle *cataleptiques* ; mais ils parurent tout à coup au moment même où un médecin étranger me disait : *mais, s'il n'y a pas de catalepsie, pourquoi nommez-vous ces malades cataleptiques ?...* « Parce que, disais-je alors, si ces phénomènes » qu'on regarde comme caractérisant la catalepsie, n'existent pas » encore, *ils arriveront sûrement* un jour.... »

Phénomènes spéciaux. — Grande impressionnabilité à la puissance magnétique. Une personne qui lui était antipathique, passait-elle à cent pas d'elle, *si elle la regardait*, elle devenait instantanément frappée de catalepsie et d'immobilité ; et on l'a vue ainsi plusieurs fois en automne, perchée au sommet d'un frêne qu'elle effeuillait — Le galvanisme lui était insuportable par son *trop d'activité*. — Les corps idio-électriques et le chat particulièrement la roidissaient comme une statue. — Eclair ou décharge spontanée du fluide électrique animal, soit une vive phosphorescence, partie de son corps sans détonation. — Abstinence de 3 mois. — Les plus fortes décharges de la bouteille de Leyde la fatiguaient moins que les plus faibles commotions galvaniques. — Une boîte à musique la fatiguait, tandis que l'orgue et la flûte lui faisaient un plaisir indicible. — Elle a trouvé *plusieurs formules magnétiques* pour alléger les souffrances du *clavus hystericus* et guérir son *trismus*. — Attraction et répulsion des membres paralysés. — Formule pour se plonger en léthargie. — Formule pour reconnaître à l'instant ses interlocuteurs, au sujet desquels, très-souvent, elle était en erreur; parlant à une personne et croyant parler à une autre. — *Evocation des ombres.*

Micheline VIOLLET et Nanette ROUX m'ont servi souvent de sujet comparatif d'étude pour apprécier la valeur électrique (positive ou négative) du fluide nerveux d'un individu. Ce sont les *deux seules cataleptiques* que j'ai trouvées sympathiser ensemble. En crise, ces deux malades avaient quelquefois un langage inintelligible pour nous, et avec lequel elles s'entretenaient ensemble et se comprenaient fort bien. — La soie, le verre et la résine la fatiguaient horriblement. — Une montre en mouvement la soutenait dans ses lypothimies et prévenait une léthargie profonde.

5°   **MARQUE** Mlle **HENRIETTE**, de Vienne en Dauphiné.

HISTOIRE. — A AIX. en 1830. — 21 ans. — Constitution nerveuse, caractère vif, aimant, mais jaloux; corrigé toutefois par l'éducation reçue dans un des premiers pensionnats de France, où elle était restée huit ans. — Contraste immense de son existence sociale, en quittant le pensionnat pour rentrer dans la maison paternelle. — Ses parens étaient de riches tanneurs, parvenus rapidement à la fortune, et dont les habitudes étaient la parcimonie et la rusticité. — Contrariétés domestiques continuelles. — Une affreuse frayeur (cachée à sa famille et qui ne m'a été révélée qu'en somnambulisme) est la première cause déterminante du mal. — Dès cet instant, paralysie graduelle, commencée par un des côtés du corps et qui l'a successivement envahi tout entier. — Cet accident prive peu à peu la malade de toutes ses jouissances sociales et domestiques. — Elle est obligée de renoncer à l'étude, au dessin, à la musique; talens où elle excellait. — Mélancolie et morosité. — La maladie est successivement soignée à Vienne et à Lyon; et confiée aux gens de l'art les plus experts. — On n'y voyait qu'un *état nerveux causé par un spinitis, ou une irritation de la moelle épinière sans caractère déterminé.* — Arrivée à Aix, adressée au Dr Vidal par le Dr Paunelle, il soupçonna bientôt quelque chose d'analogue à la Catalepsie. — Appelé en consultation, je partageai cet avis. Cependant rien n'indiquait positivement cette affection. — Il se passe même un an et demi sans que rien, chez Mlle Marque, puisse positivement indiquer la Catalepsie ou le Somnambulisme. Enfin, après cinq mois d'un second traitement par les Eaux, le Somnambulisme survient, déterminé par la magnétisation ; et avec lui bientôt tous ses merveilleux phénomènes ; et c'est l'effet du hazard, comme on va le voir.

Un jour qu'en causant avec la malade, je lui parlais du *magnétisme animal,* ce nom seul la fit rire aux éclats. — Elle le connaissait cependant, par quelques articles de journaux qui en avaient entretenu le public, mais elle n'y avait aucune croya...ce : et lorsque je lui en énumérai les phénomènes les plus remarquables, tels que ceux-ci : *endormir à volonté* par des *passes magnétiques,* sans toucher le malade : le *réveiller* de même : *voir sa propre maladie,* et *voir* celles dont sont atteints les autres, ainsi que les moyens thérapeutiques à y opposer : *prévoir l'avenir* dans certaines circonstances : *se transporter au loin,* et dire ce qui s'y passe : *lire* la pensée des autres ; et *lire avec le bout des doigts* le premier livre ouvert, etc., etc., etc. ; puis, *perdre au réveil le souvenir* de tout ce qui s'est dit ou fait pendant un état nerveux aussi extraordinaire, etc., etc.... Mlle Marque, à un semblable récit, se prit à rire, et me traita en badinant, de fou et de visionnaire. (C'était au milieu de septembre 1831). Elle me dit alors ironiquement.... « *Essayez, nous verrons....* »

Nous essayames; et cinq minutes me suffirent pour la plonger dans le plus profond sommeil magnétique. Dès le premier jour elle me donna, sur la cause de son mal, sur son développement, sur l'erreur de certaines médications, mises en usage *à tort ou intempestivement,* etc., etc., les plus curieux détails. Elle m'annonça la longueur du traitement que demandait son mal ;

la possibilité de la guérir, et ce qu'il y avait à faire.... Mais elle ajouta que sa guérison était bien éventuelle, quoique si fortement désirée par elle et par sa famille ; à cause des contrariétés domestiques auxquelles elle serait constamment en butte de la part de tous ses alentours, son père seul excepté ; ce n'est pas qu'il ne l'aimât beaucoup ; mais il était excessivement bon et se laissait mener par sa femme et ses enfans.... Effectivement cette intéressante malade est morte à Aix entre mes mains en 1834, à la suite d'une série de contrariétés domestiques, dont la dernière piqua tellement au vif son amour-propre, qu'elle y succomba.... au moment même où nous devions le plus espérer.

Phénomènes généraux. Chargé de sa cure à son arrivée Aix en 1831, je la trouvai dans l'état suivant. — Engourdissement et rigidité de tous les membres. — Elle avait les extrémités inférieures froides habituellement et comme *tétanisées*. La langue, retirée au fond de la bouche et contractée, ne lui permettait pas de s'exprimer autrement que par des monosyllabes prononcés lentement, et son écriture devenait de plus en plus méconnaissable. Mais la pureté de la diction, la concision du style et le choix des mots, n'avaient rien perdu. — Les fonctions animales, vitales et naturelles se soutenaient ; mais l'appareil locomoteur s'engourdissait toujours de plus en plus, malgré les Bains, les Etuves et les Douches ; les vésicatoires, les moxas, les cautères mis en usage avant de d'arriver à Aix, et réitérés entre les deux cures ; les potions antispasmodiques, les boissons calmantes, etc., enfin, les traitemens de 1828, de 1829, de 1830 et des neuf premiers mois 1831, dirigés d'après les méthodes les plus rationnelles, n'avaient pas produit le plus léger allégement ; et s'ils avaient ralenti la marche du mal de quelque chose, ce n'était pas appréciable d'une manière très-sensible. Aussi la rigidité tétanique des extrémités inférieures les avait-elle frappées d'un froid glacial, dont aucun moyen n'avait pu triompher encore. De là résultaient, 1° une résistance passive des diverses articulations de ces membres, qui les faisait se roidir contre les efforts qu'on voulait leur imprimer. 2° Une insensibilité telle de la peau, dès la ceinture aux orteils, que la malade n'y savait distinguer le froid du chaud. 3º Une tension si forte des pieds, par la contraction des muscles de la cuisse, du jarret et du gras de la jambe, que la station était impossible, parce que le talon ne pouvait porter à plat sur le sol. 4º La malade, enfin, ne pouvait faire aucun mouvement au lit : telle on la posait le soir, telle on la retrouvait le lendemain matin ; et si on lui disait : *vous avez bien dormi ?* « Non, répondait-elle... et j'ai grandement souffert toute la nuit... » Et l'on riait de sa réponse qui semblait sans fondement puisque, de toute la nuit, *elle n'avait bougé* dans le lit.

Le 15 septembre 1831 fut l'époque où j'employai pour la première fois quelques passes magnétiques sur cette espèce de *momie vivante*. L'effet en fut si prompt et si sensible, qu'il nous étonna tous: le développement des phénomènes instinctifs fut si grand et si rapide que, dès le premier jour, ce fut la malade elle-même qui dirigea son traitement.... Jamais nous ne nous en sommes mal trouvés : tandis qu'au contraire, lorsque par fois, nous croyant plus forts *de notre science hippocratique, que la malade mue par son impulsion instinctive*, nous changions ses prescriptions ; nous avons toujours mal réussi.... Nous étions donc dans l'erreur.

Pʜᴇ́ɴᴏᴍ. sᴘᴇ́ᴄɪᴀᴜx. Le mal avait commencé à l'époque de la frayeur : et ce qu'on appelait chez Henriette *avoir bien dormi*, n'était autre chose qu'un *sommeil magnétique* spontané, peut-être une *syncope* survenant tous les soirs. Elle arrivait à peu près à la même heure qu'avait eu lieu la frayeur primitive : elle s'était, sans doute, graduellement accrue par les moyens intempestifs dirigés contre ce mal extraordinaire (unique peut-être, dans les fastes de l'art) ainsi que par les contrariétés continuelles qu'elle éprouvait dans son intérieur, aigrissant son moral, fatiguant son physique, et qui la vexaient d'autant plus que, pendant ce *sommeil magnétique spontané*, elle appréciait à sa juste valeur tout ce qui se passait autour d'elle, sans pouvoir le manifester, et sans en garder aucun souvenir *au réveil*. C'est du moins ainsi *qu'elle s'en est expliquée*, quand elle a pu avoir des *rapports extérieurs* et converser avec moi ou toute autre personne, dans le sommeil magnétique.

Lorsque nous avons pu la consulter sur ses sensations intérieures dans cet état, en nous mettant en relation par l'épigastre, la nuque, l'extrémité des doigts, etc., il nous a été facile de parvenir à régulariser ses crises et à éviter les circonstances qui aggravaient son état, sans qu'on pût même s'en douter. — Nous obtînmes alors de la chaleur aux membres, du relâchement dans les muscles, et leur *retour à la vie*, sous le double rapport de la sensibilité et de la motilité. Les cours périodiques supprimés depuis long-temps reparurent, et tout marchait à souhait, lorsqu'une énorme brûlure, survenue accidentellement à l'un des genoux, vint interrompre cette marche progressive du côté du bien, intervertir les mouvemens de la *force médicatrice*, diminuer les *inspirations instinctives*, et rendre la maladie autant *humorale* que *nerveuse*. — Nous devions craindre tout d'un tel accident, et chez une telle malade.... Mais, interrogée sur les suites de cette brûlure, et si elle devait succomber à l'énorme supuration qui ne pouvait que suivre la chute des escarres.... Elle répondit affirmativement.... *Non....* mais *ce sera bien long... et je perdrai beaucoup de ma lucidité. Quant à la brûlure*, ajouta-t-elle, *j'en guérirai parfaitement, et je ne m'en ressentirai pas le moins du monde, deux mois après la cicatrisation....* C'est effectivement ce qui arriva, et qui justifia complètement sa prévision.

A l'époque où le sommeil magnétique et le somnambulisme étaient à leur apogée, voici les phénomènes les plus remarquables offerts par la malade.

1° Elle vit depuis l'Etablissement Thermal, où elle était au bain, ce qu'un curieux faisait dans sa chambre; elle le dit aux baigneuses qui la servaient, et elle en dépêcha une aussitôt pour dire à cet indiscret, de *respecter au moins sa correspondance.*

2° Sa famille avait envoyé en 1831 une personne de confiance pour la ramener d'Aix à Vienne ; et cette personne, sur des instructions erronées ou mal comprises, accusait l'hôtesse d'avoir

dilapidé

dilapidé le trousseau de la jeune malade. L'hôtesse fut indignée de l'inculpation : et Mlle Marqua se trouvant en crise dans ce moment, elle n'eut rien de plus pressé que de l'appeler en témoignage. Dans cet état, Henriette n'avait rien entendu du tripotage : mais l'hôtesse ayant porté les doigts à la nuque de la malade (point du corps où l'audition se manifestait le plus souvent à cette époque) et l'ayant interpelée pour rendre témoignage à la vérité Mlle M*** *rendit toute justice à l'hôtesse ; et elle révéla plusieurs choses secrètes relatives à ces hardes :* ce qui mistifia complètement, comme l'on pense, la personne qui la calomniait.

3° Interrogée par moi sur une négociation qui m'intéressait ; qui avait lieu à Lyon, dura quelques jours et dont je n'avais aucune nouvelle : la malade m'*indiqua jour par jour* ce qui se passait dans le lieu de la négociation, ainsi que toutes ses chances: c'est-à-dire les alternatives favorables ou défavorables qui avaient lieu ; au fur et mesure qu'elles avaient lieu, et enfin la réussite la plus complète de la négociation, ainsi que le retour de mon commissionnaire *aux jour et heure* précis, où il arriva.

4° Mlle Marqua me signala encore le genre d'aliénation mentale dont se trouvait atteinte une jeune personne que l'on croyait folle, et qui avait été traitée fort long-temps comme telle par les Drs Delarive et Coindet père de Genève, sans grands succès. Elle m'en indiqua l'origine et la cause, qu'ignoraient tous ses alentours : elle m'indiqua les circonstances qui avaient aggravé son mal, et celles qui devaient s'opposer le plus à sa guérison. Elle en indiqua les moyens curatifs, dont on fit d'abord peu de cas dans la famille, *qui ne croyait pas aux phénomènes du somnambulisme* et qui, sincèrement religieuse et éclairée, mais nullement initiée aux phénomènes physiologiques de ce merveilleux état, les eût plutôt attribués au Diable qu'à Dieu : cependant, après un long temps, et après avoir épuisé pour cette malade toutes les ressources et tous les moyens curatifs de la médecine Hippocratique, sans en obtenir guérison; on *recourut* enfin à ceux *qu'avait indiqué* notre sibylle Viennoise (c'était des moyens religieux et moraux). Aussitôt accomplis , la guérison la plus parfaite a eu lieu. On la regarda dans le pays de la jeune personne comme miraculeuse. — Il est inutile de dire que, dans l'état de veille, Mlle Henriette ne se souvenait de rien de ce qui était relatif à ses prescriptions au sujet de cette malade ; mais il est bon de savoir que sa présence seule la mettait en crise , qu'elles se faisaient peur l'une et l'autre , et qu'elles se traitaient réciproquement de *folles*.

Cette intéressante malade m'a plusieurs fois fixé, dans des cas douteux, sur l'éthiologie et la thérapeutique de certaines maladies : et m'a donné sur le choléra , des notions thérapeutiques coïncidant parfaitement avec ce que l'expérience a prouvé plus tard , en France , être le mieux approprié à garantir de ce terrible fléau, ou le plus propre à le guérir. Savoir : Bains chauds , régime, exercice , assurance ou force morale , comme *moyens préservatifs :* et , Bains de vapeurs généraux agissant sur la respiration, boissons toniques et chaudes , frictions, comme *moyens curatifs :* mais devant être employés dès le début.

5° L'électricité et le galvanisme avaient chez cette malade, autant d'influence que chez les quatre précédentes, et elle me signala , comme Nanette Roux, la *capacité galvanique* des métaux selon l'*échelle* d'Avogadro et de Michelotti (*Voyez F°* 128).

6° Elle voyait au travers des corps opaques et devinait la pensée : elle prévit que dans *tant de mois* elle devait avoir une maladie grave , mais dont elle ne mourrait pas.

Cette époque coïncida avec sa brûlure. Etait-ce cet accident même sur lequel se portaient sa prévision et sa pensée , ou plutôt, était-ce une affection humorale fébrile qui se préparait de longue main , et que prévinrent ou empêchèrent la brûlure et l'abondante supuration qui la suivit ?... C'est ce que je ne pourrai dire ; mais , je pencherais plutôt pour cette dernière hypothèse , parce qu'elle est plus médicale et plus rationnelle.

7° L'Ange tutélaire de Mlle Henriette Marqué était une des amies de son enfance, qui mourut pendant qu'elle était à Aix.

Elle apprit sa mort dans un songe. Elle lui apparaissait quelquefois dans son sommeil magnétique ; et , dans ses Extases.... Elle la consolait, soutenait son courage , ses espérances , et lui signalait les époques de sa maladie qui étaient les plus critiques. Elle pleurait souvent son EMMÉLINE.... Quant aux remèdes à faire , et aux degrés plus ou moins avancés de guérison , ils lui étaient indiqués par des visions fantastiques , des légendes emblématiques , des *Rébus* , des *Hiéroglyphes* , dont l'explication était par fois facile et sautait aux yeux , et d'autres fois exigeait une nouvelle crise , pour en recevoir l'interprétation de la part de son *génie familier* (*Voyez Note N°* 29).

6° L*** M*lle* ESTELLE , de Neufchâtel en Suisse.

HISTOIRE. (*Voyez F*o 1 de cet ouvrage et *suivans*).

PHÉNOMÈNES GÉNÉRAUX. A son arrivée à Aix , en juillet 1836 , paraplégie des plus complètes , survenue après une chute sur le dos deux ans auparavant. — Traitée sans succès par les *moxas* , les cautères , l'application du fer rouge. — Son état maladif avait plus de deux ans de date. — Cinq mois de séjour à Aix , et un traitement des plus méthodiques , par les Eaux , sous toutes les formes , avaient à peine amené un léger amendement , aidées même de l'électricité régulièrement administrée. — Le magnétisme , auquel répugnait la petite malade , et dont on ne faisait l'essai qu'en *désespoir de cause* , procure le somnambulisme le plus complet dès la 3me séance. Alors la Catalepsie et l'Extase apparaissent , et se développent avec rapidité , en montrant toutes les merveilles qu'en ont raconté les auteurs. — Dès ce moment , deux états bien distincts se montrent chez la malade , l'ÉTAT DE CRISE et l'ÉTAT ORDINAIRE. — Dans celui-ci , elle est comme auparavant , frileuse , paralytique ; le dos et le rachis sont si impressionnables , qu'elle ne veut pas permettre de les toucher. Elle ne peut faire aucun écart de régime sans en souffrir horriblement ; elle ne peut ni sortir de son lit , ni même s'y asseoir au-dessus d'un angle de 45 degrés.

Dans l'État de crise, elle cesse d'être frileuse : elle appète au contraire les bains à la glace. — Des bains de neige lui rendent tous les mouvemens, de la force et de la vie dans les membres paralysés : et, dès la huitième séance magnétique, elle se lève seule, elle s'habille avec dextérité, va, vient, saute et gambade comme dans l'état de la plus parfaite santé. Elle en a momentanément toutes les habitudes et peut impunément manger de tout, sauf de la viande. L'impressionnabilité du dos a disparu. — Mais, la crise passe-t-elle ?.... Aussitôt elle redevient paralytique, frileuse, etc., etc., et ne garde aucun souvenir de tout ce qu'elle a fait ou dit en crise, quoiqu'elle eût les yeux parfaitement ouverts.

Phénomènes spéciaux. — Développement extraordinaire de l'intelligence dans *l'état de crise*. — Le Rouge-ponceau la cataleptise ; le bruit discordant des cloches en fait autant. — Un chat la brûle même à distance et l'enraidit, ainsi que la soie et la pelleterie, s'ils la touchent. — Transposition de tous les sens dans différentes parties du corps, mais plus particulièrement à l'épigastre, au bout des doigts, au poignet et à l'épaule. — Lorsqu'elle lit *avec les yeux*, elle le fait plus aisément, si elle approche du livre ses deux mains, en dirigeant les doigts sur la feuille du livre qu'elle lit. — Elle a pu distinguer une fois, dans la plus profonde obscurité, tous les objets qui l'entouraient, et cela *sans être en crise*. — Elle se prescrit des *passes magnétiques spéciales*, pour obtenir un effet donné. — C'est la première de mes malades qui ait su se formuler des passes magnétiques pour se *mettre en crise*, les *prolonger* et en *sortir*. — Elle spécialise la *valeur thérapeutique* des différens métaux. — Elle regarde celle de l'or comme *immense* sur le fluide nerveux et les névralgies. — C'est la première de mes malades qui me signale une différence notable entre un corps cristallisé, et le même corps non cristallisé, etc., etc., etc. Estella enfin est un nouveau type dans l'ordre des névralgies ; son affection n'ayant été encore ni classée, ni décrite.

7° **VOISIN** Madame la veuve, née Créput de Lyon.

HISTOIRE. Agée de 26 ans, à Aix en 1825. — Veuve alors depuis 5 ans. — Son mari mort subitement de la rupture d'un anévrisme de l'aorte. — Chagrin extrême, et dès lors état maladif continuel avec les symptômes suivans :... Douleur vive à la pointe du cœur. Palpitations, mélancolie profonde, provenant de l'idée qu'*elle*, aussi, *était atteinte d'un anévrisme*. La maladie est désignée dans la consultation des médecins qui l'ont envoyée à Aix, comme une *péricardite latente*. Les bains chauds et les étuves de Lyon mis en usage pour exciter la sueur, l'ont toujours fatiguée. Les bains tièdes lui faisaient d'autant plus de bien qu'ils étaient plus tempérés.

PHÉNOMÈNES GÉNÉRAUX. — *Clou* et *calotte* hystériques. — Elle ne peut s'occuper à quoi que ce soit pendant cinq minutes. — Faiblesse des extrémités inférieures. — Le pouls a toujours été régulier — Frileuse au dernier point. — Le régime végétal lui convient ; elle déteste la viande. — Différence remarquable dans la sensibilité entre le côté droit et le côté gauche, dès le sinciput aux pieds. C'est le côté gauche qui était le plus sensible. — Physionomie au *type cataleptique*. — Névralgies faciales habituelles, alternant avec la douleur du cœur. — Etats divers décrits au Fo 137 et suivant. — Les bains de vapeurs et les douches chaudes la fatiguaient horriblement, etc.

PHÉNOMÈNES SPÉCIAUX. L'ensemble de cet état me donna la pensée que cette malade ne devait la majeure partie de ses indispositions, qu'au *défaut de l'innervation* et particulièrement à l'irrégularité de la distribution du fluide nerveux. En conséquence, la malade admise à la Douche Ecossaise, se trouva immédiatement soulagée. — Un filet d'eau froide dirigé sur le point douloureux de la région précordiale, le fit cesser à l'instant. — L'électrisation par aigrette et par étincelle sur le même point, dissipait aussi incontinent cette douleur, et *provoquait* le sommeil. — Je regardai cette *propension à dormir* comme une prédisposition au sommeil magnétique (en supposant une hypothèse semblable possible). Je ne connaissais alors le magnétisme que par théorie , et je n'y avais , je dois l'avouer, aucune confiance : mais le Dr Pizzati m'en ayant beaucoup parlé , l'occasion étant favorable , puisqu'il était à Aix , et qu'il devait nous quitter sous peu de jours , j'en profitai. Cet excellent homme y mit toute l'obligeance d'un ami : et la malade qui ne savait pas ce qu'on voulait lui faire , qui n'avait jamais entendu parler du magnétisme , et qui cependant était fort désireuse de guérir, y apporta de son côté tout l'abandon de la confiance , et la meilleure des volontés. C'était pour moi la première *leçon pratique* de magnétisme que j'aye reçue.

Ce fut le 25 août 1825, que le Dr Pizzati fit son premier essai magnétique, et dans moins de demi-heure il obtint le sommeil le plus complet. — Il y eut transposition de l'ouïe à l'épigastre , et successivement survinrent tous les phénomènes si rebattus de ce singulier état. — Rapport établi d'*emblée* entre le magnétiseur et la malade sans contact. — Rapport du magnétisé avec les autres personnes de la société, lorsque celles-ci touchaient le magnétiseur. — Elle ne voyait que le magnétiseur et celui ou ceux qui le touchaient , quoiqu'il y eût huit ou dix personnes dans la chambre. — Lui ayant *ordonné de se lever et de marcher*, elle fit des efforts pour le faire , mais ne pût l'exécuter. — Elle s'en impatientait ; et interrogée pourquoi?... *C'est que je ne puis me lever*, dit-elle, *j'ai trop sommeil.* — Au *sommeil magnétique* succédait le *réveil*, puis immédiatement après , un *sommeil naturel* d'une égale durée. — La magnétisation provoquait des palpitations musculaires sur le trajet parcouru par les *passes*. — Par fois il survenait strangulation, oppression, nausées, hoquet , éructations , borborigmes , etc. , etc. , et autres phénomènes spamodiques dépendans des organes soumis à la huitième paire , et tout cela cessait sous l'influence électrique de quelques étincelles, de l'isoloir ou de petites commotions. — La soie , le chat et les pelleteries n'avaient pas une action électrique bien mar-

...gnée chez cette malade. — La cause de son mal, son siége et les moyens curatifs sont ensuite indiqués par la malade elle-même. — Elle émet franchement son opinion sur tous les gens de l'art qui l'ont soignée, et assure que les BAINS FROIDS et l'ÉLECTRICITÉ sont les meilleurs moyens de guérison pour elle. *Ils agissent, disait-elle, en égalisant ses nerfs.*

8° OGIER, Madame la Comtesse, du Mans, habitant à Paris.

HISTOIRE. Elle est venue à Aix en 1819 et 1820 pour un *rhumatisme nerveux.* C'est ainsi qu'elle appelait une douleur dans les muscles couturiers, accompagnée d'une excessive sensibilité à la peau, sur tout le trajet de ces muscles, dès la hanche au genou. — Madame OGIER, âgée pour lors de 53 ans, éprouvait des douleurs plus ou moins vives au sinciput, qui étaient presque habituelles : des suffocations de poitrine, et un serrement au cou, pour lesquels elle avait consulté toutes les sommités médicales de Paris et du Mans, sans beaucoup de succès, et pour lesquels elle avait usé, dans l'établissement de TIVOLI, des bains, des étuves et des douches de toute espèce : avec les Eaux de Plombière, et de Barrèges : des Bains de petit lait, de lait et de gélatine, sans en obtenir plus d'avantages.

Cet état maladif habituel, durait depuis nombre d'années : il lui était survenu après un grand chagrin; celui de la perte d'une fille qu'elle adorait. Dès l'instant de la mort de cette jeune personne, dont la nouvelle lui fut apportée à cinq heures du matin, *tous les jours et à la même heure* (5 h. du matin), un, je ne sais quoi, semblait la frapper au cœur; un saisissement général lui prenait : il survenait une espèce de syncope ou sommeil, qui durait un quart d'heure environ..... après quoi elle en sortait, en éprouvant une légère secousse. — Elle baillait, elle étendait les bras, se réveillait avec un air étonné et disait :... *Ha ! j'ai eu ma suffocation... a-t-elle été longue ?... Mon Dieu que j'ai souffert !* — On en tenait peu compte, parce que cette malade avait, comme toutes les personnes nerveuses, l'habitude de tout exagérer.

Lorsqu'elle arriva à Aix, Madame Ocier me mit au courant de son état ; mais je n'avais pas rencontré dans ma pratique encore, d'affection tenant à la catalepsie, ni au somnambulisme. Je ne vis donc, dans l'accident nerveux que je viens de rapporter, rien, si ce n'est un symptôme de la maladie, tenant aux *névroses hystériques* ; mais qui, datant de 18 à 20 ans, serait difficile à détruire ; et qui, venant à heure fixe et trouvant la malade au lit, n'offrait rien de dangereux. En conséquence, nous ne nous occupâmes que des jambes, dont la faiblesse, à son arrivée à Aix (le 20 juin 1819), était telle qu'il lui eût été impossible de faire alors une cinquantaine de pas à pieds, sans le soutien d'un bras. Elle prit vingt-six douches, dix à douze bains tempérés, et repartit d'Aix le 21 août, avec une notable amélioration ; puisqu'elle pouvait, à son départ, se promener seule avec son ombrelle à la main, pendant un bon quart d'heure et même plus long-temps.

Phénomènes remarquables. Une chose m'avait frappé singulièrement chez cette malade, c'est qu'elle n'avait pas pu prendre une douche *sans éprouver une de ses suffocations* ; car, aussitôt que la colonne chaude de la douche la frappait à l'épigastre, ou à la partie du dos qui y correspond, il survenait perte de connaissance et relâchement général des muscles ; pouls contractif, serré et un peu plus fréquent : mais sans irrégularité ni intermittence. — Cet état de *suffocation* avait lieu sans paleur ni rougeur extraordinaires ; la malade semblait dormir ; l'alkali volatil, l'esprit de vinaigre ou l'éther mis sous le nez, ne produisaient aucun effet sur l'odorat : l'eau froide lancée avec force avec les doigts au visage, semblait seule avoir une action marquée pour accélérer le réveil. Si l'on plongeait la malade dans l'eau du *Bouillon* jusqu'au nombril, la crise de suffocation survenait aussi vite que sous la colonne chaude de la douche, etc. Les jours où la syncope était plus longue, Madame la Comtesse se trouvait mieux le restant de la journée, elle marchait plus aisément, et souvent elle

nous

nous a dit.... *je suis guérie maintenant.* En partant d'Aix à la fin d'août 1819, elle éprouva divers accidens de voyage : ce qui lui fit perdre une partie des fruits de sa cure et elle revint en faire une seconde l'année suivante.

Arrivée à Aix-en-Savoie le 4 juin, elle me présenta un amendement général sous tous les rapports, mais elle avait conservé ses *suffocations du point du jour;* quant aux douleurs rhumatismales des muscles couturiers et à la faiblesse des extrémités inférieures, l'amendement avait dépassé ses espérances; et Madame la Comtesse Ogin marchait presque aussi bien qu'autrefois.

J'avais alors en traitement Françoise MILLET (*Voyez* F° 227) dont l'état de catalepsie me servit de point de comparaison pour les *syncopes* de Madame Ogin. J'y trouvais de l'analogie; j'étudiai avec soin ces deux états, pour en bien connaître la nature; et l'occasion se présenta bientôt d'en reconnaître l'identité.

Un jour que la malade était à la douche, elle prit mal comme à l'ordinaire au moment où la colonne d'eau (à 34 degrés R.) vint frapper l'épigastre. Je me trouvais là par hasard; et, comme je savais que ces sortes de crises duraient de douze à vingt minutes, je me hâtai de faire mon expérience. La malade placée et étendue par terre, entourée des doucheuses et des femmes de service; toutes stupéfaites de ce qu'elles voyaient, et qui me crurent un peu *sorcier* (comme plus tard elles m'en firent l'aveu) je plaçai l'index de l'une de mes mains à l'épigastre; et, réunissant en cône les doigts de mon autre main, à la manière de PETETIN, je me mis à l'interroger sur son état, à voix très-basse. Elle me répondit immédiatement *à sa voix ordinaire :* m'expliqua ce qui s'était passé dans elle au moment où la colonne d'eau chaude l'avait frappée à l'épigastre; m'indiqua dans combien de minutes elle se réveillerait, et m'ordonna de la faire vite porter dans son lit... ce qui fut exécuté sur le champ. Nous arrivames même assez à temps, pour que M. TANNEGUY DU CHASTEL, un de ses parens qui l'avait accompagnée à Aix, pût être témoin du phénomène et constater *l'oubli au réveil* de tout ce qui avait été *dit* ou *fait* par sa cousine durant sa syncope, et pouvoir en rendre témoignage à l'occasion. Cet estimable chevalier a dès lors plusieurs fois constaté, chez la malade, cette transposition des sens de l'ouie et *l'oubli du passé*, dans ce qu'elle appelait *ses crises de suffocation*; tellement que, m'étant survenu d'arriver près de Madame la Comtesse Ocisa après le début de sa crise, de causer pendant sa durée avec elle, d'en recevoir des réponses pleines de sens, ainsi que les explications demandées, et de m'esquiver ensuite de l'appartement avant le réveil, M. T. De Chastel m'a assuré que Madame la Comtesse ne s'était pas même souvenue de m'avoir aperçu près d'elle.

Dès ce moment, je n'ai plus vu dans cette apparente Lypothimie, qu'*un état nerveux analogue à celui des crisiaques* cataleptiques *ou des somnambules* magnétiques, dont l'électricité, la magnétisation, les douches Ecossaises et le régime peuvent facilement triompher.... Mais, à cette époque, je n'avais point encore introduit dans notre établissement thermal la douche Ecossaise, ni les appareils à l'eau d'Alun, ni ceux à l'eau froide, ni les bains ou douches tempérées, ni les piscines, etc., et je n'avais pas encore eu les cas de névropathie si curieux de Mlle Annette de Roussillon, de Micheline Viollet, d'Annette Roux, d'Estelle, etc., etc., qui m'ont servi d'étude, et même de point de départ pour établir, sur des *bases* à peu près *positives*, une théorie applicable aux maladies nerveuses, que rien encore n'a démenti.

Madame Ocisa quitta Aix fort bien pour ses douleurs de rhumatisme; et elle n'y est plus revenue. Dès lors j'ai entretenu correspondance avec elle; pendant quelques années encore son état s'est graduellement amendé ensuite je l'ai perdue de vue.

9° **BERTHET Mlle**, de St-Bonnet-le-château, près St-Etienne.

Histoire. — Age 25 ans. — Tempérament bilioso-sanguin. — Grande vivacité. — Constitution nerveuse. — Vie remplie d'inquiétudes , de chagrins et de contrariétés. — Elle est venue à Aix-en-Savoie plusieurs années de suite , pour des spasmes , des contractions douloureuses : enfin , pour un *rhumatisme nerveux* (soit disant) , vague et anomal.

PHÉNOMÈNES GÉNÉRAUX. — Spasme suivi d'un état contractif des membres que rien ne pouvait vaincre. — Espèce de crampe des plus douloureuse. — Les spasmes étaient partiels : ils quittaient un membre pour se porter , *avec la rapidité de l'éclair* , dans un autre. Ils venaient assez périodiquement de 6 à 8 h. du soir. — Contractions quelquefois tétaniques , quelques fois opisthotoniques , d'autres fois emprosthotoniques ; souvent *trismus* , *torticoli* , aphonie ; d'autres fois tiraillement dans les extrémités supérieures et inférieures. — Hoquet , borborigmes : la malade n'a jamais perdu connaissance dans ses crises.

PHÉNOMÈNES PARTICULIERS. Les bains chauds , les douches , les étuves , etc. , ont toujours réussi les deux ou trois premiers jours de leur administration ; les jours suivans ils ne produisaient ni bien ni mal ; si on les prolongeait , ils aggravaient les souffrances , les spasmes , et enfin tout l'ensemble de la maladie. Les bains de piscine , les bains plus ou moins froids et la douche Ecossaise , donnés avec ménagement , ont toujours fait du bien ; mais ce qui, en toutes circonstances faisait cesser les spasmes , c'est l'ÉLECTRISATION. — L'aigrette et quelques étincelles suffisaient ordinairement pour détruire la crispation des doigts , du poignet et des orteils ; et si le spasme ne cédait pas , une décharge de la bouteille de Leyde en faisait bientôt justice ; et s'il se déplaçait , je parvenais bien vite à le dissiper complètement en le *pourchassant de poste en poste avec ma batterie électrique.*

10° TOLAISE Madame , Religieuse de Sᵗ-Pierre.

HISTOIRE. — Appartenant à une association religieuse , chargée de l'éducation de jeunes demoiselles ; âgée d'une trentaine d'années ;

ayant toujours beaucoup étudié, beaucoup travaillé, et suivi la partie morale et religieuse de l'éducation des jeunes élèves de son pensionnat. — Constitution nerveuse. — Tempérament bilieux: et *par suite* de ces circonstances, obligée de se contraindre cent fois le jour dans la position sociale où elle se trouvait.

PHÉNOMÈNES GÉNÉRAUX. Après une série de phénomènes anomaux que je regarde comme essentiellement nerveux, quoiqu'il y ait paru de temps à autres quelques mouvemens d'humeurs que je ne décrirai pas ici, parce que cela nous mènerait trop loin,.... la maladie s'est caractérisée comme suit.... De huit en huit jours, ou plutôt de sept en sept (avec quelques variations), Madame T*** éprouvait, quand elle est arrivée à Aix, un état fébrile très-marqué, que ses médecins avaient nommé *fièvre cérébrale*. Les accès étaient précédés des prodrômes; et l'accès une fois commencé, allait en augmentant pendant douze heures; temps, pendant lequel la malade perdait successivement les différens sens de l'ouïe, de la vue, etc., etc., etc., sauf le toucher. Parvenu à son apogée, l'accès décroissait graduellement aussi, pendant douze heures. Madame T*** était rendue alors à son état ordinaire (dans lequel elle est toutefois plus ou moins souffrante), en récupérant toutes ses facultés, à l'inverse de ce qu'elle les avait perdues. J'ai été témoin de l'un de ces accès, et voici comment les choses se passèrent.

PHÉNOMÈNES PARTICULIERS. Après quelques heures de malaises généraux et de céphalalgie, la malade devint sourde à sept heures du matin : elle voyait encore alors, et pouvait saisir au mouvement des lèvres de son interlocuteur, ce qu'il lui disait, même à voix très-basse ; et, par ce moyen, elle pouvait sans difficulté entretenir la conversation la plus abstraite. A dix heures, moins quelques minutes, la vue commença à se troubler, un quart d'heure après, elle ne voyait plus; et la surdité restait cependant à son même point d'intensité. A une heure un quart a commencé ce que la malade appelle son *délire*; c'est-à-dire, un état de somnambulisme actif, dans lequel *Madame T*** croit être dans son pensionnat; elle y donne des leçons à ses élèves; leur fait des reproches si elles le méritent; donne des louanges d'encouragement à d'autres et des avis à toutes*, etc., etc. Enfin, c'est une scène dans laquelle, sans bouger de son lit ou de sa chaise longue, la malade fait tout ce qu'elle ferait, si elle se trouvait sur le théâtre même de la scène. Ce délire dura trois quarts d'heure. Il y eut ensuite un *état d'absorption*, causé par l'intensité de l'accès; et alors paraissaient successivement des soubresauts partiels des membres; tantôt dans la moitié supérieure du corps; tantôt dans la région pelvienne jusqu'aux orteils; mais, toujours cet état était accompagné de douleurs intolérables au crâne et aux tempes, etc. De cinq à six heures du soir, il y eut retour du *délire*: puis le sens de la vue revint à une heure et demie environ du matin; et celui de l'ouïe, sur les six à sept heures; ce qui termina l'accès ou l'*état de pyrexie*.

Après l'accès, la malade resta fatiguée et *moulue*; il lui fallut un jour ou deux pour se remettre. Elle conserva le souvenir de tout ce qui avait eu lieu autour d'elle et de tout ce qu'elle avait dit ou fait pendant l'accès, *le temps du délire excepté*.

Dans le moment où l'ouïe et la vue se trouvaient abolis, le tact ne l'étant pas, il était possible de conserver avec la malade quelques relations par des *signes convenus*, appréciables par le toucher, comme de *frotter la main d'une certaine manière, de toucher tel ou tel doigt; de frapper sur la main ou en dedans, un certain nombre de coups*, etc., etc. Mais, en explorant avec une boîte à musique, les divers points du corps, où nous voyons d'ordinaire, se fixer momentanément la transposition des sens, chez les cataleptiques, quel ne fut pas notre étonnement? lorsqu'en plaçant la boîte sur la partie latérale droite de la tête, tout-à-coup la malade s'écria .... « Mais, Monsieur, je vous » entends.... C'est singulier !!! Ici, là (en indiquant les points » qu'elle voulait désigner) etc., etc., j'entends le battement » seulement, mais au front, j'entends la musique parfaitement bien

» et je distingue l'air.... » La boîte placée sous les orteils, produisit le même effet : mais l'étonnement de la malade fut extrême, lorsque, m'avisant de lui parler sur ces deux points, elle
m'entendit fort bien, et nous pûmes entretenir une conversation
suivie, quand partout ailleurs la malade n'apercevait aucun son.

MM. ses médecins, dans une consultation du neuf juin 1838,
regardent cette affection..,. « comme une *fièvre cérébrale*, reve-
» nant *à périodes fixes*, dont Madame T*** est atteinte depuis plus
» de douze années. Ces accès, disent-ils, sont composés pour *symp-*
» *tômes généraux*, de frissons, de chaleur et de sueur ; et pour
» *symptômes locaux* de surdité, de cécité la plus complète, de dé-
» lire et d'évanouissemens. Outre cette *affection fébrile à périodes*
» *fixes*, il y a, ajoutent-ils, un état *général d'altération fonction-*
» *nelle* de presque tous les organes. Mais le foie et la poitrine parais-
» sent les plus affectés. — Si l'on considère les antécédens, mada-
» me T*** a été malade gravement dans la poitrine d'abord ; puis
» dans les organes digestifs ; enfin, aujourd'hui, la tête est le prin-
» cipal foyer du mal. De sorte que, sous diverses formes, les trois
» centres principaux de l'organisme ont été successivement
» compromis dans cette affection ; et, dans ce moment peut-être,
» le sont-ils tous les trois ensemble.... »

Cela posé, ces MM. se font les questions suivantes :

1° Quelle est la nature de cette maladie ?

2° Que doit-on conclure de l'inutilité des remèdes employés
jusqu'à ce jour ?

3° Quelle nouvelle médication doit-on conseiller en semblable
conjoncture ?

Ils répondent à la première question,.... « qu'on a dû croire
» d'abord, que l'*affection cérébrale n'était que sympathique*. En con-
» séquence on a eu recours aux divers antispasmodiques connus,
» mais leur usage ayant été sans succès, on en est venu aux
» saignées générales et locales, aux laxatifs, et aux boissons
» rafraîchissantes et calmantes. Le résultat en a été un chan-
» gement de période dans les accès ; mais rien de plus, car on
» n'a rien gagné sous le rapport de leur intensité..... »

Ils répondent à la deuxième question.... « qu'il ne paraît pas
» que l'affection cérébrale dépende d'aucune altération des orga-
» nes thorachiques ni abdominaux, qui réagiraient sur l'Encéphale.
» Y aurait-il peut-être dans l'intérieur du crane un développement
» morbide et organique du cerveau ou de ses dépendances qui
» pût expliquer les variations qui ont eu lieu successivement
» dans les trois grandes cavités du tronc ?.... et qui , aurait
» sympathiquement produit les phénomènes morbides qu'a succes-
» sivement offerts la malade ?.... C'est une question qu'ils don-
» nent à résoudre. »

Ils répondent à la troisième des questions posées... « En envoyant
» la malade à AIX-EN-SAVOIE, *où l'on doit tout tenter* pour amener
» l'économie entière *d'un mode fonctionnel plus normal*, par le
» changement radical et complet du régime et des habitudes :
» l'influence hygiénique étant le moyen le plus capable de ré-
» gulariser l'organisme , et l'on se résume en disant : « *que dans*
» *l'état actuel des choses il n'est pas possible de résoudre parfai-*
» *tement ces trois questions : que l'on pense néanmoins pouvoir*
» *conclure que cet ensemble d'états maladifs, successifs ou simul-*
» *tanés , a pour cause quelque chose de profond, de général, et*
» *qui saisit la totalité de l'organisme et en trouble toutes les*
» *fonctions..... »*

Cette manière de voir est parfaitement rationnelle si l'on adopte
en médecine une méthode exclusive, et BOERHAAVE, BAUMES et
BROUSSAIS seraient tout aussi désappointés , dans leurs systèmes
humoriste, chimique et phlegmasique , pour traiter une affection de ce genre, que le seraient THOMASINI , BROWN et CULLEN ,
dans les leurs. STAHL et BARTHEZ nous donneraient peut-être une
théorie plus vraisemblable, sur l'ethiologie et sur la méthode
curative à employer dans cette curieuse affection...... Mais le
VITALISME aidé des leçons que renferment les précieux ouvrages
de PETETIN et d'AMORETTI sur *l'électricité animale,* doit triompher
d'une aussi grave maladie, si toutefois il n'y a pas de vice
organique dans l'encéphale, dans le thorax ou l'abdomen....

Mais, *j'ai peine à croire à un tel désordre*, quand je vois cesser complètement, et quelquefois même tout-à-coup, chez cette intéressante malade, tous les malaises qui se montrent pendant une certaine période de l'accès.

Plus tard, sans doute, je reviendrai sur cette singulière affection : mais, quoique je n'aye vu la malade qu'en consultation et au moment de regagner ses pénates, je crois pouvoir, sans crainte, prononcer sur la nature du mal.... et je dis, que ce n'est autre chose qu'une *affection nerveuse* de la classe à laquelle appartiennent la catalepsie et l'extase, si ce n'est même pas une *catalepsie masquée* sous une forme insolite qui, plus tard, se manifestera d'une manière plus franche et mieux caractérisée.

11º RIVIÈRE Augustine, d'une petite Commune près la Tour-du-Pin.

Histoire. — 22 ans. — Sujette à une succession de malaises, depuis l'âge de cinq ans : tels que, douleurs, palpitations, engelures, coqueluche, grippe, rougeole, etc., etc. — Réglée à 15 ans, d'abord cinq jours, réduits bientôt à trois ; mais toujours aux époques ordinaires. — Ayant été grondée à l'école, elle fut bientôt saisie d'une crise d'*opistotonos* et de crispation, soit roideur des membres : mais sans alternative de tension et de relâchement, comme on le voit dans l'épilepsie et la Danse de St Guy. Elle a passé 17 jours à l'Hôtel-Dieu de Lyon ; elle a été soignée à la Tour-du-Pin par les plus habiles gens de l'art, qui ont successivement employé la saignée, les sangsues, les vésicatoires, la morphine, les linimens, la glace, etc., etc., etc... mais le mal est toujours allé en croissant jusqu'à son arrivée à Aix, vers la mi-juillet dernière ; deux ans après l'invasion du mal.

Phénomènes généraux. — Ventre gros et tendu, souvent affecté de vents, de borborygmes, de convulsions hystériques : jambes enflées, douleur tensive dans l'hypochondre droit. — Depuis sept mois ses convulsions surviennent au son du tambour, au bruit

discordant

discordant des cloches, lors d'une surprise inattendue, ou de toute impression morale pénible. Le corps se *tétanise* alors, les bras se tordent, le cou se raidit : il y a aphonie par fois, et toujours cécité. La cécité toutefois n'est pas l'effet d'un état pathologique de l'œil ; mais bien de ce que, dans la convulsion, les yeux sont portés en haut et la paupière supérieure en bas, de sorte que la cornée et l'œil en sont entièrement recouverts. — La malade n'a jamais perdu connaissance ; mais très-souvent, si on l'interroge, elle ne peut ni répondre, ni faire des signes, ni se mouvoir ; et cela seulement, à cause de l'état convulsif où se trouvent les muscles de la tête, du dos et des bras.

Phénomènes spéciaux. Une bague d'or placée à l'un des doigts le déraidit bientôt ; et successivement les autres doigts, la main, le poignet. — Même chose se passe aux pieds. — L'électricité en aigrettes, en étincelles et en commotion, produit le même effet que l'or ; c'est-à-dire, qu'elle déraidit instantanément et complétement la partie à laquelle on en fait l'application. — Le 24 juillet (le jour même de son arrivée à Aix) six commotions de la bouteille de Leyde à travers le larynx, lui ont rendu la parole, qu'elle avait perdue depuis huit jours ; et ce soulagement a duré plus de six heures.

Elle nous a quittés à la fin du mois d'août : l'or, l'électricité, les Bains, les Douches Ecossaises et l'influence magnétique, en prévenant, atténuant, ou rompant les spasmes et l'accès, l'avaient presque entièrement rétablie, dans les trente et quelques jours qu'elle a passés à Aix.

12° SCHMITZ-BAUD, Madame Jenny, de Genève.

Histoire. Jeune femme de vingt-un ans et repasseuse de pièces d'horlogerie, dont j'ai déjà parlé f°s 134 et 135. — Après bien des épreuves qui ont navré son cœur et froissé toutes ses affections, elle s'est trouvée tout-à-coup atteinte de douleurs névralgiques des plus intenses, à la tête surtout, et nous a montré successivement toutes les merveilles de l'Extase et du Somnambulisme.

Cette curieuse histoire demanderait un grand développement et me donnera l'occasion plus tard, sans doute, d'obtenir la solution de différens problèmes, dont l'explication n'est encore qu'incomplète pour moi, malgré l'étude minutieuse que j'ai faite des maladies nerveuses de cette espèce. En attendant que Madame SCHMITZ-BARD revienne à AIX, je vais donner le précis de son histoire. C'est de cette curieuse malade, dont ont parlé divers journaux de Paris, sous la date du 29 janvier dernier.

PHÉNOMÈNES GÉNÉRAUX. Sensibilité exquise de la peau. — Impressionnabilité excessive à l'action du magnétisme animal. — Sympathie. — Antipathie. — Catalepsie. — Influence *métallique* et *rhythmique* de la montre. — Action sédative très-puissante de l'or sur les spasmes et les douleurs musculaires atroces auxquelles elle était habituellement en proie. — Dans ses visions fantastiques, *tout est en feu* en elle et autour d'elle : de là, terreur d'incendie, monstres respirant feu et flammes, etc. — Tous les phénomènes de l'état extatique. — AZAEL est son génie tutélaire. — Elle voit à distance et à travers les corps opaques. — *Lecture* de la *pensée*. — Prescriptions médicales pour elle et les autres. — Prévisions. — Elle LIT par l'arcade plantaire, par le poignet, par le coude. — L'ouïe se transporte instantanément au milieu de la main. — Qu'on y parle haut ou qu'on y parle bas, peu importe.

PHÉNOMÈNES SPÉCIAUX. — Une lumière ou phosphorescence s'est montrée plusieurs fois (*), là où se portent *ses lumières intérieures*. — Cinq états bien distincts constituent sa maladie. Savoir : une

---

(*) J'ai vu ce phénomène d'*électricité animale* chez trois de mes cataleptiques, Micheline VIOLLET, Annette ROUX et Madame SCHMITZ-BARD. Il s'est manifesté par un *éclair* bien sensible chez les deux premières : et, chez la dernière, par un *point lumineux*, ou petit globe phosphorescent ; parce qu'il y avait, sans doute, chez elle, moins de fluide électrique accumulé que chez les deux autres.

crise douloureuse, la catalepsie, un état d'absorption, le sommeil magnétique, et enfin le somnambulisme en action, qui renferme l'état extatique et toutes ses merveilles, etc.

La musique à cordes de boyaux ; celle à ressorts métalliques, lui plaisent quand elles sont douces et pleines d'harmonie. Le son discordant des cloches, le bruit de la grosse caisse, celui du tambour, toute impulsion forte imprimée à l'atmosphère : telle que celles que causent des décharges d'artillerie, une avalanche, le tonnerre là, fatiguent beaucoup. Par contre, le murmure d'un petit ruisseau, une voix douce et mélodieuse l'endorment, etc., etc. — Influence bien différente des corps idio-électriques et des corps an-électriques ; du soleil, des couleurs et des métaux : du verre, de la porcelaine et de la poterie ordinaire.

Après avoir passé les mois de septembre et d'octobre à Aix, Madame Scaurz rentra à Genève vers le milieu de novembre : et voici ce que m'en écrivait M. son père, sous date des 16 et 23 décembre dernier.

« Monsieur,

« J'ai reçu votre lettre du 7 du courant, dans laquelle je retrouve les mêmes marques de bienveillance et d'intérêt que dans vos précédentes.... Cela me dédommage un peu des dédains, des ironies amères, des démentis injurieux auxquels je suis en butte depuis long-temps.... et, lorsque je ne cherchais que du soulagement physique et moral pour ma pauvre Jenny.... j'avais l'air, disait-on, de vouloir tromper les personnes auxquelles je m'adressais.... Notre bon Docteur même, qui, dans toutes les circonstances antérieures nous avait donné tant de marques d'intérêt, et auquel je m'empressais de donner les curieux détails que vous connaissez, pour lui témoigner de quelque manière, digne de lui et de ses connaissances en physique et en médecine, combien était vive notre reconnaissance pour tous les bons soins qu'il avait prodigués à notre chère malade avant son départ pour

2

Aix, m'a répondu le 13 novembre, après être resté un mois sans venir la voir....: « Monsieur, C'est inutile de m'en dire » davantage, je ne vous crois pas.... »

Un fer aigu, mon cher M. Despine, m'aurait traversé le cœur, que je n'aurais pas souffert davantage ; aussi, malgré mes cinquante ans, je sentis le feu de la colère me monter au visage et de là passer jusques dans mes veines...... Je le quittai brusquement, et je rentrai chez moi pour me mettre au lit : bien résolu de ne me plus mêler de rien, et d'attendre que le Dieu des miséricordes vînt mettre fin à mes chagrins, et aux cruelles souffrances de ma pauvre fille.... Vous la connaissez, cette chère enfant, mon cher M. Despine !... et vous savez, si le mensonge entra jamais pour quelque chose dans ses maux, que les ignorans appellent *des maux imaginaires !...*

Cependant, très-souffrante dans ce moment-là, elle me fait dire de ne pas m'aller coucher sans l'embrasser.... Dans cette position, quel est le père qui n'aurait pas volé dans les bras de son enfant ?... Eh bien, mon cher M. Despine, le croiriez-vous ?.... Eh bien, j'étais si fort aigri par les adieux de M. le Docteur que je balançai un instant ! ! ! Cependant je me décidai ; de grosses larmes humectaient mes joues... j'entrai, je me plaçai à quelques pieds du lit de la malade... bientôt elle m'appelle et me dit : *Papa, va chercher M. le D*^r *Julliard, je veux lui montrer les phénomènes de ma maladie ; il ne les connaît pas.* J'obéis sans mot dire, et j'allai chercher M. Julliard.... Chemin faisant, je lui dis avec assez d'humeur.... *M. le D*^r*, on ne paye pas pour voir cela, si vous n'êtes pas satisfait cette fois-ci, du moins vous ne regretterez pas votre argent.*

« Nous montons chez moi ; je bats briquet, j'allume ma lampe, je la place sur mon pupitre, je remets à M. Julliard papier, encre et plume, et je sors : il écrit quelques mots ; je le rejoins, et nous rentrons dans la chambre de la malade. Elle demande alors qu'on lui couvre la tête d'un jupon, d'une robe et d'un manteau de couleur foncée ; il était deux heures du matin ;

elle indique à chacun la place qu'il doit occuper dans la chambre. Enfin, après une heure de souffrances, elle appelle A....
A...., dit-elle, *voilà ma lumière.* — Alors, toute trempée de sueur, ma fille sort de son lit ; tout était dans la plus profonde obscurité dans son appartement ; elle va s'asseoir sur la chaise longue où était M. Julliard. Elle tenait le papier qu'il avait écrit, ployé dans sa main ; elle le met à terre, le déploye sur le plancher, met les deux pieds dessus et lit *à haute voix* ce que notre cher D^r avait écrit.... M. Julliard s'écrie : *c'est bien cela!* quitte sa plume, va lire le papier à la cuisine où était une petite lampe, déploye de nouveau son papier, le relit, touche pour s'assurer si l'encre n'avait point été préparée.... Il a vu, il a entendu, et cependant il doute encore ; il suppose que c'est à l'aide du phosphore que ma fille a lu ce qu'il avait écrit lui-même.... Cette dernière se met alors à chanter, et à dire à son ancien D^r les plus jolies choses du monde.... Le ton de dérision et d'ironie de celui-ci, avait un peu changé.... et je jouissais vraiment en le voyant désappointé ; mais, mettez-vous à ma place, mon cher M. Dupau, je ne suis pas un savant, je le sais : mais je ne suis pas non plus une bête : et si l'on eût voulu me tromper, je n'eûsse pas été si long-temps la dupe d'une fourberie.... croyez-le....

« Ici commence une suite d'observations dont je me fais un plaisir de vous transmettre le détail, vous autorisant à en faire l'usage que vous jugerez convenable ou utile à la science. Je ne vous entretiendrai cependant que de ce que j'ai vu ; le reste, vous le trouverez dans le journal que l'on vous prépare et que vous recevrez bientôt.

« Dans la nuit du 22, MM. Julliard et Chaponnière ont répété l'expérience du 15 et ils ont obtenu les mêmes résultats. — Le 10 décembre au soir, ma Jenny me prie encore d'aller chercher M. Julliard. Je le lui refuse net. Cette contrariété augmente sa crise. — Elle entend alors par la paume de la main droite et la plante des pieds. — Après deux heures d'horribles souffrances, elle m'envoie appeler son compère M. Dorsival, que nous comptons au nombre de nos vrais amis ; elle entendait toujours par la paume de la main droite : elle prie M. Donaval d'écrire un billet, et après avoir fait enlever la lumière, elle en fait lecture, au grand étonnement des spectateurs.

« Le 11 décembre, M. Jullian vient à minuit et me propose d'aller avec lui chercher M. le D' Coindet. Je le lui refuse en disant : « je n'offre pas un spectacle au public, j'ai assez « de mes chagrins ; mais, Monsieur, je vous autorise à y aller « vous-même de ma part, si vous le voulez.... » Il y va à une heure du matin, et bientôt il arrive avec MM. les D'' Coindet et Maunoir, et ils commencent leurs essais par bander les yeux à ma Jenny. Elle entendait alors par la main droite : pour s'en assurer, ils lui parlent aussi bas que possible ; ensuite l'un de ces D'' lui parle et l'autre lui met les doigts dans les oreilles, les serrant de manière à la faire crier. Néanmoins elle *a lu*, elle *a entendu*, elle *a répondu* et ces MM. n'ont pu s'empêcher de dire qu'ils *étaient maintenant* parfaitement *convaincus de la réalité de ces phénomènes vraiment incroyables*.

« Je ne vous dirai rien, Monsieur, de toutes les marques de doute, de défiance qu'ils ont données à notre égard, ainsi qu'à celui de notre pauvre malade qu'ils ont brusquée, fatiguée, contrariée au dernier point, au lieu de l'aborder avec douceur, intérêt et amitié comme vous, et comme je pense que doivent le faire tous bons médecins. Il y en avait assurément assez là pour la troubler et empêcher *ses lumières* de paraître ; mais Jenny a de la force dans le caractère : elle voulait faire voir à ces MM. que tout ce qu'on avait dit à Genève de votre *bonhomie* et de votre *crédulité* était faux, et que vous n'avez jamais énoncé un fait, *quelque merveilleux qu'il paraisse* aux gens qui n'en savent pas davantage, sans que ce que vous en disiez, ne fût la vérité même.

« Le mercredi 12 décembre, je restai à côté de Jenny jusqu'à une heure du matin : alors elle m'ordonna d'aller chercher trois personnes, M. Landra graveur, M. et M'' Constantin. Cette dernière lui avait écrit un billet et *elle voulait*, disait-elle, *lui répondre de bouche* : quant à M. CONSTANTIN, c'était pour qu'il lui jouât une valse qu'elle nomme *Le Souvenir*, parce que la première fois qu'elle l'entendit, c'était son mari qui la jouait ; et M. LANNEA enfin, pour le prier de faire ses excuses à Mme son épouse, d'avoir vomi de la soupe aux griottes derrière sa porte. *Mais elle était si souffrante de son malaise*, ajouta-t-elle, *qu'elle n'avait pu aller plus loin.* Nous nous sommes alors souvenu que ce dernier fait s'était passé il y a 16 ans ; Jenny en avait alors cinq.

« A l'arrivée de ces trois amis, elle entendait par la main droite : elle prie M. LANNEA d'écrire un billet ; il le fait, et elle l'a lu aussitôt, comme de coutume, *avec les pieds* dans l'obscurité la plus profonde : au grand étonnement et à la grande satisfaction de ces trois personnes.

« Le jeudi 13, à la même heure de la nuit, elle m'appelle encore et me dit : *Papa va chercher M.* FAIDY (peintre) *et M.* MARTIN (peintre aussi) demeurant tous deux dans la même maison que moi, un étage au-dessous. Je lui observe que ces MM. dorment à l'heure qu'il est, et qu'il ne faut pas les déranger. Aussitôt elle me répond : *M.* FAIDY *est couché : mais M.* MARTIN *ne dort pas, car il dessine en* ce moment de petits amours dans un nuage; *va les chercher, papa, je veux leur montrer les merveilleux phénomènes de ma triste maladie ; et cela, pour les remercier de ce qu'ils veulent bien supporter sans murmure tout le bruit que nous faisons chaque nuit depuis six mois, au-dessus de leur tête.* J'obéis à ses ordres, me souvenant pour lors de vos exhortations si formelles *de ne jamais la contrarier*...... Je descends donc, je frappe à la porte de M. MARTIN ; aussitôt il arrive tenant sa lampe à la main... et je lui dis : « mais !... M., vous n'êtes » pas encore couché ? » *Non, mon cher Monsieur* BAUD, me répond-il : *qu'y a-t-il d votre service ?...* « Puis-je, sans indiscrétion, voir ce » que vous faites ?... » *Oh ! oui, je dessine, venez voir...* J'entre dans son cabinet, et je vois, à ma grande surprise, qu'il *dessinait* les petits amours, *que ma fille avait vu depuis son lit.* Je prie M. MARTIN d'écrire quelque chose et de monter avec moi pour le faire lire à la malade. Il ouvre un livre, et en copiant un vers, il oublie la particule *et* ; arrivé à la porte de M. Faidy, je frappe, il saute à bas de son lit et il vient m'ouvrir : je le prie de s'habiller, parce que ma Jenny m'a témoigné le désir de lui parler. Il s'habille promptement et monte chez moi avec M. Martin.

Arrivés dans l'appartement de ma fille, je *les mets en rapport* avec elle... Aussitôt elle dit, en riant, quelque mots à l'oreille à M. Martin qui en a l'air étonné ; et elle ajoute à demi voix, *Ah ! ça ! petit ami, prends garde de ne pas la gâter....*

Je propose à M. Faidy d'écrire quelque chose, mais il me répond que cela n'es; pas nécessaire, et que l'écrit de M. Martin lui suffit : alors nous emportons la lumière et quelques minutes après, Madame Schmitz lit le petit billet de M. Martin, comme à son ordinaire, en lui observant qu'il s'y trouve une faute... ayant oublié le mot *et*.

« Je vous observerai ici en passant, mon cher M. Deleuze, que la musique douce et mélodieuse a sur elle une grande influence ; elle calme l'irritation de ses nerfs, et dans cet état elle obtient beaucoup plus promptement *sa lumière*.

« Le vendredi 14, à minuit et demi, elle m'ordonne d'aller chercher M. le D[r] D'Espine de Genève et M. Moulin graveur, l'un de mes amis qui, dit-elle, *porte un grand intérêt à ses maux.* Je vais chez M. Moulin qui vient avec moi chercher M. votre parent, auquel vous aviez eu la bonté d'écrire, au sujet des phénomènes que vous aviez vus à Aix, et dont vous avez une si grande habitude. Je savais qu'il désirait s'instruire et vous ; mais, je ne sais pourquoi, d'après votre lettre, il n'était pas encore venu chez nous.... M. D'Espine nous répond qu'il va venir. En effet, il arrive, amenant avec lui M. le Dr Charonnier. Le rapport que vous trouverez ci joint de mon ami Moulin, contenant les détails de ce qui s'est passé dans cette séance, me dispense de vous les donner ici. Ce rapport et celui de quelques autres témoins, tous désireux de rendre hommage à la vérité, vous fera sans doute plaisir ; c'est pour cela que je vous les envoie ; car, sans

la.

le témoignage de ces braves et honnêtes gens et vos instructions si formelles, je n'aurai pu éviter de passer pour un menteur, ou pour un superstitieux ; et l'on aurait immanquablement tué ma pauvre fille, en la soumettant à toute sorte d'essais, d'épreuves et d'expériences.

« Le samedi 15 décembre, elle s'est levée somnambule et fort-gaie. Elle est venue près de mon lit me caresser la figure et nous faire quelques passes à son frère et à moi : mais lorsqu'elle a touché la camisolle de sa mère, elle a poussé un cri, et elle a retiré promptement sa main en soufflant dessus, comme si quelque chose l'avait brûlée.

« Dans la nuit du 16 au 17, outre les phénomènes ordinaires, Jenny a découpé fort joliment du papier, et même avec de fort mauvais ciseaux. La découpure représente trois arbres de différentes espèces. Entre deux de ces arbres, elle a fait le tombeau d'Azaela (c'est ainsi qu'elle s'appelle en crise, comme vous savez). Il se distingue du restant du sol qui est représenté fort sinueux par une petite croix. Elle a ajusté aussi, en somnambulisme et les yeux fermés, des cordes qui manquaient à sa guitare ; elle les a montées, et a mis l'instrument parfaitement d'accord.... Elle a joué ensuite, chanté quelques romances, choisissant de préférence, parmi celles dont elle avait l'habitude, les plus tendres et les plus mélancoliques ; quelquefois elle les compose en jouant. Tout le monde observe que dans l'état extatique, rien n'est plus délicat, rien n'est plus discret que ce qu'elle dit. Toutes ses paroles sont belles et choisies.... Je l'ai vu plus de trente fois dans cet état, et je ne pouvais me lasser de la voir, ni de l'entendre. Les sons expressifs de sa voix m'ont souvent arraché des larmes.... Je faisais de vains efforts pour les retenir.

« Le 18, elle n'a pas été aussi fatiguée de visites, et *sa lumière* s'est montrée si abondante, qu'elle a lu facilement *aux pieds* tout ce qu'on y présentait. Dans la nuit du 18 au 19 décembre, elle a eu la visite de MM. les Drs Julliard, D'Espine et

K k

Chaponnière, avec un M. Meamier de Lausanne, qui s'occupe du magnétisme. Ce dernier se trouvait un jour au cercle de lecture et entendit MM. Julliard et Chaponnière raisonner sur les phénomènes qu'offrait ma Jenny. Il se mêla à leur conversation et s'est ensuite offert à magnétiser notre malade ; ce qu'il a fait aujourd'hui pour la première fois, après le départ de MM. les Drs qui n'y croyent pas. Mais je puis vous assurer, mon cher M. Despine, qu'elle a été sensiblement mieux dès lors. Ce M. Meamier connaît votre fils et m'a promis de vous communiquer toutes les observations qu'il fera sur la singulière maladie de ma fille.

« Le 22, MM. les Drs Julliard, D'Espine, Chaponnière et autres, devaient se réunir à la maison, pour renouveler les expériences du 15 avec M. Meamier..... Ces MM. n'étant pas venus, les expériences promises par ma Jenny n'en ont pas été moins faites, et avec la même réussite que les autres. Elles ont eu pour témoin M. Bally régent à Plain-f.... is, qui la veillait cette nuit-là.

« Tout-à-coup la malade a demandé à faire l'expérience qu'elle avait promise à MM. les Drs ; nous lui avons donné des gants, et bandé les yeux. Alors en riant elle a dit avec un petit ton de malice.... *Ah ! si ces MM. veulent encore me mettre des bas... je les attraperai bien... ah ! je les attraperai bien... je lirai par le ventre.....* M. Bally lui ayant remis un petit billet plié en quatre, la malade a fait emporter la lumière, et a prié de faire de la musique.... Sa jeune sœur prit sa guitare et je jouai sur le violon une petite valse. Bientôt elle s'écria « *Bravo, papa, j'aurai bientôt ma lumière.....* » Et, peu de minutes après, elle lut le billet de M. Bally, à sa grande satisfaction et surprise : et celui-ci s'écria aussitôt : *Ha ! Monsieur, le cœur me bat...*

« Ma sœur mariée hors de la maison, présente à la séance, n'avait pas encore vu sa nièce en crise, elle fut aussi étonnée que M. Bally, de tout ce qu'elle voyait et entendait. Mais elle le fut bien davantage, lorsque Jenny l'appelant lui parla comme

suit..... « Ma tante , tu as écrit à Madame TISSOT.... Ta lettre
» n'est pas partie; tu lui parles de moi !!!.... Cette Dame , ah !
» elle a une maladie incurable... Cependant on pourra la soulager.. »

« Veuillez, mon cher M. DESPINE, nous écrire quelques fois :
cela console notre pauvre malade et soutient nos espérances.
De mon côté, je vous continuerai la note de mes remarques ,
les dates et tout ce que je pourrai recueillir sur une maladie
aussi étrange. Vous priant de me croire , avec les sentimens de
la considération la plus distinguée et toute la confiance d'un
père.

Votre très-humble et très-obéissant serviteur.

BAUD.

Rapport de M. DORSIVAL.

« Dans la nuit du 10 au 11 décembre 1838 , M. BAUD est venu
frapper à ma porte à 2 heures du matin et me dit : « ma fille
» veut te voir ainsi que ta femme pour te rendre témoin des sin-
» guliers phénomènes de sa maladie. » Ayant peine à croire tout ce
qu'on nous en disait , nous nous hâtons d'arriver dans la chambre
de la malade. M. BAUD nous mit en rapport avec la malade
en lui parlant dans la paume de la main droite. Je lui remis
un billet écrit par moi ; elle fit emporter la lumière , plaça le
billet sous ses pieds ; et , après quinze minutes au plus , elle
lut très-distinctement tout ce que j'avais écrit : on rapporta la
lumière pour vérifier le fait.... et , pleinement convaincu de ce
que nous avons observé, je me plais à en rendre témoignage ici ,
et à remercier le Dʳ DESPINE d'AIX de la découverte qu'il a faite
du mal de Madame SCHMITZ, et du moyen de la guérir.... Je
le prie d'agréer mes respects et mon obéissance.

Emile DORSIVAL.

2

Rapport de M. Laudel.

« Dans la nuit du 12 décembre 1838, M. Baud horloger, place du Mollard, N.° 123, est venu me chercher à une heure du matin pour me rendre témoin des phénomènes curieux de la maladie de Madame Jenny Scherz sa fille. Nous étions quatre personnes étrangères à la famille. Je me suis mis en rapport avec la malade en lui parlant dans la main ; et assez bas pour qu'une personne très-rapprochée de moi, ne pût rien entendre. Elle répondit à toutes mes questions : deux MM. de la société faisaient musique ; ce qui m'a paru produire un grand et heureux effet sur la malade, à en juger par l'état d'extase et de bonheur où je la voyais, pendant tout le temps que la musique a duré. Je l'ai priée ensuite de me lire un billet de deux lignes que j'avais écrit chez moi et que personne n'avait vu. Elle fit emporter la lumière : et, dans l'obscurité la plus profonde, je lui remis mon billet. L'on continuait à faire musique : et, quelques instans après, je ne fus pas peu surpris de l'entendre lire mon billet qui était à ses pieds et que je repris immédiatement après.

J. Laudel.

Rapport de M. Moulin.

Genève, le 15 décembre 1838.

« Mon cher ami Baud,

« Conformément au désir que tu m'as témoigné d'avoir un rapport circonstancié de ce que j'ai vu chez toi dans la nuit du 14 au 15 de ce mois, pour l'envoyer à M. Despine d'Aix, je commencerai par réclamer ton indulgence et la sienne au sujet du style de ma lettre, parce que je ne suis qu'un pauvre ouvrier sans littérature.

« Tu te rappelleras donc que le 14 au soir, me trouvant au cercle de l'Espérance (ma société habituelle) je m'entretins avec toi de la maladie de ta fille, et des choses étonnantes produites chez elle par le magnétisme. Je te témoignai le désir de voir des scènes pareilles, si cela ne nuisait pas à la malade. Tu me répondis que tu consulterais ta fille en crise, et que, si elle y consentait, tu t'empresserais de venir me chercher : nous nous quittâmes à onze heures du soir et je rentrai chez moi bien disposé à passer la nuit dans mon lit : mais, voici ce qui se passa. A minuit, l'ami Baud vint frapper à ma porte, en m'engageant à le suivre. « De retour chez moi, me dit-il, j'ai trouvé » ma fille en crise, soit en somnambulisme magnétique, et elle » m'a parlé d'*aller chercher M. le Dʳ D'Espine, ainsi que M. Moulin mon ami, que je venais de quitter ; et avec qui je m'étais entretenu de sa santé, et qui désirait la voir....*

« A mon arrivée au domicile de la malade, je l'ai trouvée dans son lit et je lui ai demandé (dans la main droite où se trouvait l'ouïe ce jour-là) si ma visite ne la gênait point ?.... *Les amis de mon père sont les miens.... et leur vue m'est toujours agréable*, me fut-il répondu. — Je lui demandai ensuite dans quelle partie de son corps elle se sentait des douleurs ?.... *Dans la tête et la poitrine*, dit-elle ; *cela me brûle*. — Après quelques autres questions, auxquelles elle a parfaitement répondu, elle a manifesté le désir d'avoir M. le Dʳ Julliard et a prié son magnétiseur (M. Braun, pharmacien de cette ville) d'aller le chercher, à quoi ce dernier répondit... « que le Docteur était malade, et que ce serait une chose inutile... » Elle s'est dépitée et a insisté de plus belle : ledit M. Braun a aussitôt répondu qu'il allait satisfaire à son désir.... *Oui*, répondit aussitôt Madame Schwarz, *va et je te suis !...* Il nous quitte en effet, mais en nous affirmant, quand il fut sur le pallier, qu'il n'en ferait rien, vu l'inutilité de la démarche ; et qu'au contraire, il allait se reposer ; ce qu'il fit en effet. Mais, au bout de quelques instans, la malade s'écria.... *Ah ! le méchant, il m'a trompée ! il n'y va pas !!!*

« Peu après sont arrivés MM. D'Espine et Charonnière ; elle n'avait fait demander que le premier, qui jugea convenable de s'adjoindre M. le D' Charonnière. Celui-ci fut le premier à elle et lui fit plusieurs questions ; et entr'autres celle de savoir si elle le connaissait ? — *Oui*, dit-elle, *vous êtes M. le D' Charonnière*. Vint ensuite M. D'Espine qui lui prit la main, et lui demanda si elle savait son nom ?... *Oh Oui*,... *M. le Docteur*, répondit-elle, *il m'est bien cher ce nom-là*, *vous vous nommez* D'ESPINE.

« MM. les médecins l'ont ensuite priée de leur lire un petit billet ; ce à quoi elle a consenti, en demandant préalablement un peu de repos, *afin que sa lumière pût bien se fixer* ; et au bout d'un quart d'heure environ, elle a annoncé que la lumière lui venait aux pieds, et qu'elle priait M. Charonnière de découvrir son lit aux pieds et d'y placer lui-même le billet : aussitôt *elle l'a lu couramment*.

« Il paraît que ces MM. voulaient faire des essais ou des études sur la malade : car ils touchèrent les pieds et aussitôt ils ont fait disparaître la lumière ; qui, en quelques instans, est venue se porter à la main. — Les mêmes D'' lui ont proposé plus tard de lire une seconde fois. Elle y a consenti ; mais, à condition *qu'on ne la toucherait pas* et qu'on *lui ferait de la musique*, afin que *le calme que celle-ci lui donnerait rendît sa lumière plus nette*. Pendant cet intervalle, j'ai vu, ainsi que MM. les D'', *une petite flamme bleuâtre* qui s'est échappée du lit de la malade, et qu'ils ont qualifié du nom de *phosphorescence* : quelques secondes après, j'ai encore vu, à l'un des pieds de la malade, une petite étoile lumineuse que je leur fis remarquer, et qui s'éteignit aussitôt. Après ces expériences, la lumière n'étant pas venue assez nette, vu qu'on ne laissait pas à la malade le calme qu'elle avait demandé, elle n'a pu lire le second billet de ces MM., qui, disait-elle, était écrit trop en fin.... Nous nous sommes ensuite retirés tous, à quatre heures trois quarts du matin.

Ton ami.

MORLIN.

13° **MABBOUX Jeanne** de Dingi, Province d'Anneci.

HISTOIRE. L'affection dont je vais parler, n'est pas une *Catalepsie*; ce n'est pas du *Somnambulisme* ni du *Magnétisme*; c'est tout simplement une de ces névroses que, pendant long-temps, on a appelé *fièvres topiques*. Mais la marche du mal, l'inutilité pour sa guérison des moyens anti-pyrétiques, dont on use en général dans ces sortes d'affections, sa guérison presque instantanée, au moyen de l'*Electrisation*, et les sensations, qu'éprouvait la malade pendant que l'électricité dissipait son mal, venant se rattacher au système de l'*électricité animale* de PÉRÉTIN qui, suivant moi, jette un si grand jour sur la pathologie et la thérapeutique des maladies nerveuses, etc., etc., etc.......
Toutes ces circonstances me font un devoir de signaler ici ce cas bien remarquable. — Il s'agit ici d'une pauvre femme de la montagne, qui n'avait de sa vie entendu parler de l'électricité. — Vivant l'été dans les chalets, uniquement occupée des soins de son troupeau et de la fabrication de son beurre et de ses fromages, et le reste de l'année, des travaux domestiques de la bonne villageoise, mère de famille.

Jeanne MABBOUX de Dingi-St-Clair, près d'Anneci, vallée de Thône, était âgée de 52 ans. Très-sanguine, ayant eu quatre enfans qu'elle avait allaités; et n'ayant point encore subi la révolution de l'âge critique, lorsqu'elle fut atteinte en 1823 de la maladie dont il s'agit. Elle avait eu à 43 ans une dartre à la main droite: à 46, des pertes abondantes, et à 48, une douleur au bras et à la jambe droite. Elle était d'ailleurs d'une excellente et forte santé, se livrant à tous les travaux de la vie rurale. C'était enfin une villageoise forte et robuste, n'ayant jamais été alitée qu'à l'époque de ses couches. — Remplie d'intelligence et de bon sens, mais douée de toute la simplicité et de la bonhomie d'une personne qui n'a jamais perdu de vue le coq de son clocher et qui remplit religieusement tous ses devoirs.

En juillet 1823, elle fit une maladie assez longue *au châlet*. Ses cours périodiques furent dérangés, mais ils revinrent bientôt à leur régularité ordinaire. Cependant il lui resta des céphalalgies, des tiraillemens dans les yeux et des douleurs vives, mais vagues, sur différentes régions de la tête, au sinciput surtout. Elle se fit appliquer un vésicatoire entre les épaules et des sangsues aux jambes et derrière les oreilles ; mais sans grand succès. Au commencement de décembre, elle vint consulter mon père à Anneci. Elle avait quitté son châlet depuis deux mois. Elle venait d'avoir ses règles comme de coutume, mais avec un peu moins d'abondance.

Elle se plaignit à mon père d'une douleur vive dans l'œil droit, venant à heure fixe, augmentant graduellement dès les dix heures du soir jusqu'à minuit, puis diminuant graduellement ensuite. Mon père considérant cette affection comme une *fièvre nerveuse topique* qu'il avait souvent rencontrée dans sa longue pratique (*), lui prescrivit ce qu'on prescrivait alors en semblable cas, et ce qu'on prescrit encore aujourd'hui pour l'ordinaire, savoir : des *vésicatoires*, des *sangsues*, des *pédiluves*, des *laxatifs*, une *boisson amère et fébrifuge*; enfin du *kinkina sous plusieurs formes*, afin de combattre la *périodicité* du mal et le guérir, en en prévenant le retour.

Les moyens dont on fit usage produisirent peu ou point d'effet, et la malade revint à Anneci vers la fin du même mois

---

(*) Mon père avait alors 88 ans : mais il avait conservé toute sa tête, toute sa mémoire ; et ses longs souvenirs étaient une véritable encyclopédie de pratique médicale. Il avait eu une des plus brillantes carrières que l'on puisse avoir *en province*, ayant été appelé à traiter des personnes appartenant au plus haut comme au plus bas échelon de l'ordre social ; depuis le prince jusqu'au dernier *de ses sujets*. La médecine faisait encore ses délices à cet âge avancé ; et pour lui, s'occuper de tout ce qui appartenait à l'art médical et faire la médecine des pauvres, étaient un véritable besoin.

de

de décembre. Son mal alors était plus intense que jamais et continuait à suivre la même périodicité, et de deux jours en deux jours l'accès était plus violent.

Les 21 et 22 décembre, l'accès prit à 7 heures du soir et la douleur fut si violente, que l'œil droit semblait à la malade, sortir de l'orbite. La chaleur qu'elle y ressentait était excessive, et la fatigue telle, qu'il lui eût été impossible de se tenir sur pieds et elle fut obligée de se jeter à plat ventre au lit. La chaleur était brûlante au sinciput, malgré que la température de l'atmosphère fût de 6 à 7 degrés au-dessous de zéro à cette époque de l'année, et ce ne fut qu'à minuit que le mal commença à céder.

Mon père voyant que tous les anti-pyrétiques avaient été sans succès, s'était décidé à établir un séton à la nuque, et me fit appeler *ad hoc*. — En examinant la malade, que je voyais pour la première fois, je crus reconnaître chez elle *beaucoup plus d'irritation nerveuse que d'acrimonie humorale*, et je ne vis dans cette cruelle maladie qu'une *névralgie périodique*, fort intense à la vérité et qui, commençant à un point déterminé comme le *tic douloureux*, s'étendait ensuite à toute la machine; mais toutefois, de la nature des névralgies ou névroses, classe d'indispositions pour la guérison desquelles (d'après ce que j'avais vu dans mes cataleptiques Mlles De Roussillon, Viollet et Roux, sur l'avantage de l'électrisation), j'étais fort désireux d'essayer l'électricité, en ayant conçu le plus grand espoir.

Dans ces conjectures, je proposai à mon père de *différer de quelques jours* l'ouverture du séton et de voir ce que produirait l'électrisation dont je m'étais déjà servi utilement à Aix dans plusieurs névralgies, et la malade s'apercevant de l'approche de ses accès, une vingtaine de minutes avant l'invasion, par une horripilation légère, des pandiculations, des baillemens, etc. Mon père ayant d'ailleurs adopté mon avis, je lui recommandai de se rendre chez moi dès qu'elle s'apercevrait des premiers signes avant-coureurs; et par conséquent, un quart d'heure au moins avant le début de sa fièvre.

L l

Jeanne Massoux promit de n'y pas manquer et de venir le jour même. Cependant, elle n'arriva qu'à sept heures et demie du soir, et je crus que l'accès avait manqué, ou avait été différé par quelques circonstances accidentelles. Mais il n'en était pas ainsi : et l'accès avait été fidèle à son heure.... mais la malade n'avait pu venir plutôt chez mon père à cause de diverses affaires imprévues qui l'en avaient empêchée ; et sur l'observation que je lui en fis, voici sa réponse. *Ah ! Monsieur*, me dit-elle, *ne me grondez pas : depuis demi-heure je souffre horriblement.... et si j'avais retardé au quart d'heure encore, il m'eût été impossible de venir chez vous.... Je sentais déjà mes jambes fléchir sous moi ; et je n'ai pu arriver ici qu'avec peine, à l'aide de deux bras... bientôt, je serai forcée de me mettre au lit....* Son fils, étudiant en philosophie, mon père et deux domestiques étaient présens à l'expérience.

J'aurais voulu prévenir la névralgie : mais elle avait déjà paru... je me décidai donc à l'attaquer vigoureusement.... Je plaçai la malade sur une chaise à la portée de la machine électrique : j'adaptai au bouton du conducteur, un fil de fer qui servait de mandrin à une sonde élastique que j'avais sous la main ; je le plaçai près du trou sourcilier, où la douleur était le plus intense, et je fis tourner la machine au fils Massoux. Mais, quelle n'est pas ma surprise, lorsque je vois que je n'ai pas tiré des étincelles pendant une minute, que le mal commence à céder.... Il semble bientôt fuir sous le *souffle de l'aigrette* et disparaît du trou sourcilier pour se porter à la tempe... ce que la bonne femme m'indique en disant : *Monsieur ? le mal est venu là ; je l'ai senti poussé par le souffle de feu que vous dirigez contre lui.*

Nous électrisons la tempe de la même manière. Le mal fuit encore, mais cette fois-ci, c'est dans le cuir chevelu qu'il va se nicher. Nous l'y pourchassons en continuant l'électrisation par étincelles : et, comme *il cheminait en serpentant*, la malade exécutait avec la tête divers mouvemens que je ne savais d'abord à quoi attribuer. Je lui demandai donc ce qu'elle faisait et pourquoi elle le faisait ? Aussitôt elle me répondit :.... *Mais, Monsieur, ne voyez-vous pas que je poursuis mon mal où il va. Il court devant les étincelles qui sortent de votre machine.... et je le poursuis jusqu'au bout, parce que je le sens diminuer à mesure qu'il avance....*

La douleur parcourut ainsi, en serpentant, toute la tête ; après avoir été chassée du trou sourcilier, de la tempe, du cuir chevelu, elle passa au trou sous-orbitaire, à la nuque, puis au côté gauche de la tête, en suivant une marche à peu près semblable, etc., etc., etc. Enfin, dans moins de trois quarts d'heure d'électrisation par les seules aigrettes et les seules étincelles, la malade voit son mal cesser graduellement et finir par disparaître tout-à-fait.

Ce qui me frappa le plus dans cette opération, c'est ce qui eut lieu au moment où le mal disparut...... Après demi-heure d'électrisation, la douleur avait cheminé dans tout le cuir chevelu et s'était approchée du grand trou occipital. Il semblait là résister davantage à l'électrisation. *Tout à coup la malade secoue la tête*, à peu près comme le font les oiseaux quand ils se sont lavé le bec en le plongeant dans l'eau, et s'écrie au même instant.... *Ha ! le voilà loin.* — « Comment, le voilà loin, » lui dis-je ? » — *Oui, Monsieur.* — « Quoi donc ?... votre mal ? — « Eh oui, Monsieur. — « Vous ne souffrez donc plus ? » — *Non, Monsieur.* — « Où est-il allé votre mal ? » — *Oh ! Monsieur*, dit-elle, *il est entré dans ma tête par là*, en m'indiquant la région du grand trou occipital. — « Et de là, repris-je aussitôt ? qu'est-il devenu, » *Eh ! mon Dieu, je n'en sais rien, mais il a disparu complétement, il s'est fondu, je crois, dans mes cervelles.* — « Mais, » ma bonne femme, examinez-vous bien : s'il est entré en dedans, » il s'y trouve sans doute encore ;... Voyez donc et dites-moi » si vous ne l'apercevez nulle part. » — *Oh ! nulle part, Monsieur, nulle part....... et il a disparu complétement dès que je l'ai senti passer par là... maintenant toutes mes forces me sont revenues.*

La nuit fut parfaite, le sommeil admirable, et le lendemain Jeanne Massoux vint me faire part qu'elle se trouvait au mieux, la tête toutefois restant un peu lourde : mais que ce n'était rien en comparaison de ses maux passés. Je voulais qu'elle restât quelques jours encore à Anneci, pour prendre une séance d'électrisation tous les soirs, vu que je m'attendais bien à quelque retour. Mais la malade se trouvait si bien, qu'elle voulut à toutes forces s'en retourner chez elle pour porter *la bonne nouvelle* à ses enfans. Je lui prescrivis de revenir dans la quinzaine pour nous donner de ses nouvelles, de se garantir la tête du froid par un petit bonnet de soie, vu qu'elle éprouvait au sinciput un froid habituel ; et depuis long-temps, une douleur semblable au *clavus hystericus* augmentant dans ses accès, de manière à former une *large calotte* qui descendait jusqu'aux oreilles,... et elle partit. Au milieu de janvier suivant, elle est venue nous donner de ses nouvelles et nous raconter ce qui s'était passé depuis son électrisation.

Pendant une semaine entière, nous dit-elle, elle s'était trouvée presque sans aucun ressentiment de son mal ; ensuite ses accès avaient reparu et étaient devenus insensiblement plus forts, mais jamais avec leur précédente intensité. Le mouchoir de soie et l'électrisation du premier jour avaient entièrement dissipé la *calotte hystérique*. Je lui demandai à rester cinq ou six jours en ville pour se faire électriser tous les soirs et même dans le courant du jour, si elle s'apercevait que son mal s'annonçât de nouveau. Elle y consentit, et dès le soir même nous l'électrisames comme la première fois. Le succès fut beaucoup plus prompt... et nous continuames les trois jours suivans avec un succès toujours croissant. Quelques étincelles suffirent pour arrêter le mal le second jour, et pour le prévenir le troisième. Le quatrième jour, Jeanne MABBOUX n'éprouva pas le plus léger ressentiment de sa fièvre topique, et, dès le lendemain matin, jugeant sa guérison complète, et ne pouvant plus tenir au desir de rentrer dans sa famille, elle nous quitta brusquement et parfaitement guérie.

Dès cette époque, au printemps de la même année, elle me fit souvent donner de ses nouvelles, toutes plus satisfaisantes les unes que les autres, et dès lors je l'ai perdue de vue.

Cette névralgie, n'est, comme je l'ai dit plus haut, ni une *catalepsie*, ni du *magnétisme*, ni du *somnambulisme*, mais elle me paraît d'une immense portée dans l'étude, l'analyse et la thérapeutique des affections nerveuses. La simplicité des mœurs de la malade et les circonstances concomittantes, ne peuvent laisser aucun doute sur sa véracité et sur la réalité des sensations qu'elle disait ressentir. En conséquence, si nous pouvons comparer à quelque chose de connu, ce qui s'est passé chez Jeanne MABBOUX, *sous l'action de l'électricité*, ne devons nous pas trouver ici un phénomène analogue à celui qui a lieu dans la bouteille de Leyde.... Lorsque *les deux armures sont en équilibre* elle ne produit aucune commotion, aucune secousse. Si elle est chargée *en dehors* ou *en dedans*, il y a *secousse* au moment où l'on établit une communication entre les deux armures ; plus la charge est *grande*, plus la secousse est vive ; plus le verre (soit le corps qui isole les armures) est mince, plus est grande la *tension électrique*, et plus est vive la *décharge* qui rétablit l'équilibre ; et, par conséquent, plus est *douloureuse* la secousse pour la personne qui l'éprouve.

Maintenant si nous appliquons à la tête de Jeanne MABBOUX ce que nous venons de dire de la bouteille de Leyde, nous y verrons un principe inconnu, ou *quelque chose* qui cause des douleurs atroces : *douleurs de tension*, plutôt que douleurs inflammatoires ou de fluxion. Ce *quelque chose* dont nous ne connaissons pas l'essence, mais qui fuit devant l'aigrette et devant l'étincelle électrique, qui parcourt successivement toutes les régions extérieures de la tête, et finit par disparaître au bout de demi-heure en laissant à la malade la sensation d'une *chose qui est entrée dans sa tête...* est certainement un phénomène remarquable ; car dès cet instant *toute douleur a cessé* chez notre malade. Il y avait donc là, à n'en pas douter, une surcharge de *ce quelque chose* ; et cette surcharge était toute en dehors du crâne. Dans mon hypothèse, le cuir chevelu serait *l'armure de cette bouteille de Leyde animale vivante* ; les méninges constitueraient l'armure *intérieure* et le cerveau serait l'organe générateur de ce *fluide animal si subtil qu'il ne peut tomber sous nos sens*, et sur lequel agit, d'une manière si marquée le fluide électrique. Aussitôt que l'équilibre a été rendu par *la fusion de ce qui était*, sans doute, *de trop en dehors*, dans *ce qui était en trop petite proportion en dedans*, la névralgie a cessé comme par enchantement.

Il me semble qu'on peut conclure de là que tout moyen propre à rétablir cet équilibre doit amener la solution de ces maux cruels, qui sont si variés dans leurs formes, si douloureux dans leurs effets ; et qui, de tout temps ont fait le *désespoir de la médecine*, faute d'une bonne théorie pour s'en rendre raison ; *le désespoir des médecins* qui, faute de théorie, se jetaient de nécessité dans le vague de l'empirisme ; *le désespoir* enfin *des malades* auxquels, pour *tout soulagement souvent*, on se contente de certaines paroles *vagues de consolation*, leur disant : « *Prenez patience :* » *ce ne sont que des maux de nerfs : on n'en meurt pas : ils s'usent à* » *la longue. Calmons... calmons... calmons... par des adoucissans,* » *une bonne hygiene et des potions, et vous verrez que tout ira* » *bien... »* Sans faire la réflexion, *que fait très-bien le malade lui-même*, qui sent ses maux, ses souffrances et la nullité de l'art souvent pour les combattre : sans faire la réflexion, dis-je, que, *si le temps use le mal*, le mal de *son côté use aussi le malade* ; et que, *s'il ne le fait pas mourir prématurément*, il ne le mine pas moins sourdement *pour l'ordinaire*, et empoisonne *toujours* sa triste existence.

A l'appui de la théorie que je viens de poser au sujet de la guérison *merveilleuse* de Jeanne MABBOUX, je citerai les *formules magnétiques* dont j'ai parlé dans l'histoire d'Estelle (F° 61) et pour lesquelles je renvoie à la *Note N°* 11 , qui me semble s'y adapter parfaitement. Je citerai, également à l'appui, diverses *pressions*, qu'on peut exercer sur des nodosités nerveuses et des points superficiels de la peau, par où passent certains nerfs de la face, pour arrêter, suspendre, modifier et même dissiper entièrement certaines névralgies faciales légères sur lesquelles je reviendrai plus tard. J'ai fréquemment observé cela dans le cours de mes recherches sur les névralgies , et sans doute beaucoup d'autres médecins l'ont observé comme moi ; mais rien que je sache n'a été écrit encore ou publié à ce sujet. En attendant qu'on le fasse , je vais raconter ce qui eut lieu sur le fils même de Jeanne Massoux, le 15 janvier 1824 , dans la séance d'électrisation donnée le même jour à sa mère ; opération pour laquelle il n'était venu à d'autre intention qu'à celle de faire tourner la machine.

M. Massoux fils, étudiait en philosophie alors : il était âgé de 17 à 18 ans, grand , fortement constitué et était devenu sujet à la migraine depuis quelques mois, par suite de la grande application qu'il mettait aux études abstraites dont il s'occupait. Le 15 janvier 1824 , étant donc venu pour aider à l'électrisation de sa mère , il se plaignait à nous d'une vive douleur au front, avec chaleur assez forte. Cette chaleur n'était point appréciable au tact , ni au thermomètre ; mais elle augmentait beaucoup si le malade secouait la tête ou s'il la tournait vivement sur son axe. Comme la pression *auriculo-occipitale* exercée avec mon pouce (placé sous l'oreille) et le médius (placé à l'occiput) faisait disparaître la douleur du front, du côté où elle était exercée ; et cela alternativement à droite ou à gauche, et des deux côtés à la fois , si je le faisais des deux côtés simultanément : je ne doutai plus, dès lors, que cette chaleur et cette douleur ne fussent essentiellement nerveuses et analogues au clou hystérique, ainsi qu'à la migraine, sur lesquels j'avais souvent obtenu le même effet. Je pensai donc pouvoir employer avec avantage , l'électricité sur le fils , comme je venais de le faire sur la mère Massoux. J'avais observé cependant que la double pression *occipito-auriculaire* n'ôtait pas entièrement des deux côtés le mal du front , comme elle le faisait quand on n'opérait que d'un seul côté. La douleur s'en allait bien presque entière, mais il restait dans la partie , un certain malaise obscur et comme *l'ombre* du mal antécédent.... Je pensai alors à l'électricité et je vis aussitôt, à

ma grande surprise, ma prévision se réaliser et le mal disparaître à l'instant. Dix fortes étincelles sur la bosse frontale droite
suffirent pour emporter la douleur du côté droit et dix fortes
étincelles administrées de l'autre côté, emportèrent la névralgie
du côté gauche. Je terminai l'opération par une cinquantaine
d'étincelles tirées sur la suture sagitale, et mon malade se trouva
guéri (*).

J'auraisbeaucoup trop à faire si je voulais continuer sur le même
pied l'histoire de tous les malades qui m'ont offert, du plus au
moins, les singuliers phénomènes nerveux dont nous nous occupons.
Comme ces cas ont été fort nombreux dans ma pratique D'Aix-
en-Savoie, qu'aucun ne se trouve parfaitement identique, mais
que les uns et les autres m'ont cependant présenté les principaux
phénomènes qui caractérisent le singulier état de la Catalepsie,
de l'Extase et du Somnambulisme, plus ou moins nuancés :
le lecteur me permettra de les réunir par groupes, qui compren-
dront chacun les cas dont la *physionomie* offre le plus de ressem-
blance.

L'importance de l'objet, et *les circonstances où nous nous trouvons* m'obligent à nommer les personnes dont je cite l'histoire.
Balottés, comme nous sommes, entre le trop de crédulité et le
scepticisme des incrédules, il faut qu'au besoin on puisse consulter sur la véracité des faits signalés ici, les individus même
qui en ont été le sujet.... J'en ai cependant excepté les personnes qui, par des considérations particulières, ayant voulu
garder l'*incognito*, ne m'ont autorisé à ne les désigner que par
une initiale.

Lorsque la Catalepsie et *ses variétés* étaient confondues avec
l'*épilepsie*, la *sorcellerie*, l'*hérésie*, la *folie* ou l'*incantation*.....

(*) Les faits que j'ai recueillis relativement à l'influence de la
pression auriculo-occipitale et de l'électricité sur les névralgies faciales, sont très-nombreux ; mais je ne m'étendrai pas davantage
ici à ce sujet, devant y revenir plus tard.

et que ces maladies étaient réputées incurables, ou condamnables au feu.... on eût pu taxer d'indiscrétion un médecin, qui se serait permis une semblable licence.... mais au siècle où nous vivons, la science, l'humanité, la charité, la religion même réclament hautement qu'on secoue les vieux préjugés qu'on pourrait encore avoir à ce sujet; et que la RAISON l'emporte sur eux dans l'intérêt général de la société. Si, toutefois, des personnes égoïstes s'en formalisaient et m'en faisaient le reproche, je leur répondrai, avec l'indépendance d'opinion qui me caractérise et la conviction qui fit les martyrs, par ce vieux adage....

Amicus PLATO ; *sed magis amica veritas*...

Beron Mlle Anna, de Lyon.
Claivaz Mme, de Martigny.
Favaz Mlle Nadine, de Seyssel.

PHÉNOMÈNES *principaux.* — Catalepsie, spasmes hystériques, crises irrégulières de somnambulisme avec *transposition* complète ou partielle des sens. La maladie était aggravée par les bains chauds. La crise était provoquée souvent par la seule ingestion des alimens dans l'estomac : ou bien en douchant l'épigastre et le dos avec de l'eau chaude à 34 degrés RÉAUMUR.

De St-Jean Mlle, de Lyon.
Cadier Mlle, id.
Finet Mlle, id.

J'ai vu ces trois malades à Aix. Elles étaient à peu près rétablies, lors de leur arrivée aux Bains ; mais elles offraient encore plusieurs *réminiscences* de l'état nerveux passé : tels que le *facies* des cataleptiques, le *clavus hystericus*, etc., etc.

M m

Devinaud Mlle, de Chambéri.
Thonin Mlle, de Thorens.
Durand Mlle, d'Anneci.
La Saizaz, du Châtelard en Bau.
Héritier Mlle,   id.
Noel-Bordelin la mère, d'Aix.

La Roche Sophie, de Virieu.
Bourgeat Henriette, du Pin.
Gottin Alexandrine, id.
Picat Mlle Aug. de St-Marcelin.
Bron Mlle Laure, de Grenoble.

Ces six malades appartiennent à la clientelle de Joseph Despin mon père, qui en a écrit, dans le temps, l'histoire en détail. Toutes ont offert des phénomènes plus ou moins prononcés de la Catalepsie, du Somnambulisme et de l'Extase ; des spasmes hystériques, le *globus*, etc., etc. ; mais à cette époque, on ne soupçonnait pas la transposition des sens, ni les merveilles que nous ont depuis signalées Petetin et le Magnétisme.

Cas de Catalepsie bien constatés, avec *Extase*, *Syncope*, *Somnambulisme*, *Léthargie*, *Transposition des sens* à l'épigastre, aux doigts et aux orteils ; obéissant au commandement, et souvent à la volonté tacite des personnes en rapport avec elles. — *Influence* de l'or calmant les névralgies affreuses que ces malades ressentaient : attraction, répulsion. — Elles trouvent toutes des *formules magnétiques* propres à diminuer, prolonger ou adoucir leurs *crises douloureuses*. — Les corps idio-électriques les brûlent — Le magnétisme, l'électricité et l'aimant agissent sur ces malades d'une manière fort remarquable.

V*** Mme , de Genève.
P*** Mlle Anna , de   id.
P*** Mlle Adèle , de   id.
P*** Mme , de Grenoble.
D*** Mme , de Genève.
D*** Mlle Elisa , de Londres.
M*** Ar.....tte d'Aix.
P*** Mlle , de la Tour-du-Pin.

Etat d'hystéricie , compliqué de faiblesse *émiplégique* ou *paraplégique* et des premiers symptômes qui caractérisent l'état de catalepsie : cessant , aussitôt que les malades sont placés sur le *tabouret isolant* de la machine électrique ou soumis à l'action du magnétisme , de l'électricité ou de la Douche Ecossaise. — Douleurs locales ou *points hystériques* , variant de siége , de formes et de position , selon les circonstances , mais ayant lieu surtout au sinciput ou à la pointe du cœur , et toujours sans perte de connaissance.

Thiraud Mlle , de Grenoble.
Dumoulin Mme de Montfleury.

Fièvre cérébrale hebdomadaire , datant de plusieurs années. Traitée sans succès par le quinquina et les moyens ordinaires : et guérie à Aix par un traitement combiné des Eaux, de l'Electricité et du quinquina.

Dr Mont-Bellet M. , de Paris.
Thomson M. , de Londres.
Le Grand M. , de Lyon.
Blanc M. Pierre , de Sallanche.

Atteints d'affection nerveuse tendant au somnambulisme et à la catalepsie. — Influence marquée de l'électricité et des passes magnétiques sur ces malades. Les cas de cette espèce sont plus rares chez l'homme que chez la femme. Il en est de même de l'impressionnabilité au *magnétisme animal.*

Marron Adèle, de Neufchâtel.
Grosbach Emilie, de id.
Farrichi Mme, de Vevey.
Gallice Marie, du Châtelard.
Charbonnier Laurence, de id.
Richard Nanon, de Sevrier.
Bocquin Antoinette, d'Aix.

Impressionnabilité extraordinaire au magnétisme. J'ai pu paralyser, chez ces malades, partiellement ou généralement, l'appareil cutané..... et l'appareil musculaire.... accumuler sur *l'un ou l'autre;* ou bien, sur *l'un et sur l'autre,* et à volonté, la sensibilité et l'action vitale, par des *passes magnétiques* de telle ou de telle espèce; les suspendre à volonté, partiellement ou généralement, par d'autres *passes magnéques;* donner des spasmes et des crispations tétaniques, la danse de St-Guy; endormir ou réveiller à volonté : donner, *à volonté aussi,* une aphonie instantanée, le *trismus;* transporter subitement le spasme d'un membre à l'autre, etc., etc.

Seconde Série.

Cas appartenans à la clientelle de mes confrères d'Aix-en-Savoie, ou rapportés par des savans, médecins ou physiciens étrangers bien connus.

Petetin. Voyez son *Electricité Animale.* Paris 1808, où l'auteur décrit une quinzaine de cas observés par lui ou par des médecins de ses amis, dont l'autorité et le témoignage sont irréfragables.

Franck Joseph. Voyez son **Praxios** *Medicæ Universalis* **Præcepta.** — Edition de Turin. **Baldini** 1821. Appendix. *De Catalepsi ad caput* xiv, f° 90.

Entre autres cas, **Franck** décrit les visites qu'il fit, dès le 13 mai 1816 jusqu'en 1817, à Louise **Baerkmann** de Wilna avec plusieurs médecins de la même ville, en donnant les détails les plus circonstanciés sur les expériences qu'ils firent ensemble près cette curieuse malade. (*Voyez Notes N° 5o*).

Joseph **Franck** était alors médecin-en-chef de l'armée autrichienne et médecin de l'Empereur. Il fut témoin chez la malade dont il s'agit, 1° de l'état *extatique* et de l'expression toute céleste des chants qu'elle frédonnait dans cet état : 2° De l'état *cataleptique* des membres ; 5° De la transposition du sens de l'ouie à l'*épigastre* sur l'*os frontal,* au *sinciput* et à l'*occiput;* ainsi que de l'influence diverse des métaux, et des corps *idio* ou *an-électriques.* Il fut aussi témoin de l'*attraction* et de la *répulsion* qu'exerçaient certains corps sur la malade ; et de cette *attraction* ou *répulsion,* agissant *même* au travers des corps opaques, tels que murs, cloisons en planches, etc., etc.', etc. : de l'influence douloureuse et pénible qu'exerçait l'électricité du chat sur cette malade, ainsi que de l'aversion naturelle que les femmes nerveuses ont pour ces animaux et ceux à poils longs et laineux.

Franck constata de la manière la plus évidente l'*instinct des remèdes* dont jouissent ces sortes de malades, le besoin qu'ils éprouvent qu'on s'intéresse à eux, qu'on compatisse à leurs maux, et la vive affection qu'ils portent aux personnes qui leur témoignent de la bienveillance, ou un intérêt affectueux partant du cœur.

Les sens du goût, de la vue, de l'ouïe, de l'odorat et du toucher furent tous successivement explorés par ce célèbre professeur, et leur transposition sur diverses régions du corps, le mieux constatée : tous ont présenté des anomalies et leur transposition plus ou moins complète. Louise Baerkmann avait aussi, comme Estelle, son génie tutélaire qui lui suggérait ce qu'il fallait faire pour guérir ; ou qui la mettait sur la voie d'en découvrir la méthode et les moyens curatifs.

Les médecins qui aidèrent Joseph Franck dans ces observations et dans ses recherches, furent le Dr J. Baerkmann beau-frère de la malade et les Drs Sniadecki, Niskowski, Barankiewicz, Homolicki et Herbeski : et, avec eux, tout ce qu'il y avait de plus savant et de plus distingué à Wilna.

Foissac. M. le Dr Foissac, dans l'ouvrage qu'il a fait sur le *Rapport* ou *Compte rendu* à l'Académie Royale de Médecine de Paris par le Dr Husson, au sujet des questions nouvelles élevées sur le Magnétisme animal, rapporte une foule de cas où les *phénomènes du somnambulisme, de l'extase et de la catalepsie*, déterminés par le magnétisme, se sont montrés d'une manière plus ou moins remarquable. Il a eu la sagesse d'élaguer tous les faits qui n'étaient pas péremptoires, ou d'une véracité *sautant à l'œil* du moins clairvoyant. C'est un ouvrage d'autant plus précieux pour l'étude de ce genre de phénomènes, qu'il s'y trouve une analyse des principaux ouvrages qui ont été publiés sur la matière par Mesmer, Thouret, De Lauzanne, Deleuze, D'Eslon, De Jussieu, De Puysegur (les frères) Bertrand, Virey, Husson, Georget, Richerand, Rostan, Petetin, La Tour, Guéritaut, Dumaz et Prost, dans sa *médecine éclairée par l'observation et l'anatomie pathologique*; Delpit, Marcard, Koeler, Schmidt, le Baron de Strombeck, les Drs Barrier, Korow, Filassier, Andral, Patrot, etc., etc., etc.

C'est donc le premier ouvrage dont le jeune adepte en magnétisme doit se nourrir et que le jeune médecin, au sortir de l'école, doit lire, étudier et relire encore, avant de se livrer à la pratique de l'art difficile de guérir.

Le Dr Foissac, après avoir parlé de l'état de la science sur le magnétisme *au moment actuel* et des progrès que la physiologie et la pathologie ont faits à cet égard, depuis un demi-siècle : après avoir fixé les *points scientifiques* qui peuvent désormais *servir de base* à quiconque voudra s'occuper de cette branche de l'art de guérir, remonte aux temps passés et prouve que, dans les premiers âges du monde, on a *fait du magnétisme* sans s'en douter. Les Egyptiens, les Hébreux, les Grecs, les Perses et les Orientaux, les Romains, les Gaulois, etc., etc., etc. et successivement tous les peuples du moyen âge ont eu leurs mystères, leurs oracles..., des devins, des guérisons merveilleuses, etc., etc.... Et, dans les temps modernes, ne retrouvons-nous pas quelque chose d'analogue au magnétisme et aux phénomènes qu'il produit chez les personnes nerveuses et irritables, ou qui ont des idées religieuses exaltées au delà des bornes que prescrit la Raison, dans les *Trembleurs des Cevennes*, dans les *Convulsionnaires de St-Médard*, dans les *illuminés* de Gassner, dans les *possédées de Loudun ?* etc., etc.

Il serait trop long de vouloir analyser cet ouvrage, car il faudrait le reproduire lui-même.... Mais on peut y voir la série nombreuse des auteurs qu'il y mentionne, dont la plupart ont figuré avec éclat en leur temps dans la médecine, dans les sciences et dans la philosophie, et dont les œuvres sont remplies de faits inconnus de la jeunesse du jour, qui se pique trop peu d'étudier ce qu'ont connu les anciens, par la lecture de leurs livres et la méditation de leurs travaux.

Les cas d'*impressionnabilité nerveuse* de l'espèce sont beaucoup moins rares qu'on ne le pense communément ; mais, tous ne le sont pas au même degré ; et même, telle personne, qui est susceptible de cette impressionnabilité, offre des différences notables chez elle-même, selon son âge et les époques de la vie où elle se trouve :

selon même encore le plus ou le moins bon état de sa santé *actuelle.* De là vient cette variabilité excessive des phénomènes, soit dans leurs espèces, soit dans leur intensité, qui étonne. De là vient encore que le médecin et le physicien instruits jugeront le même phénomène bien différemment que leurs confrères ou collégues qui n'auront pas le même degré d'instruction : et que, même parmi les personnes instruites, plusieurs saisiront des nuances que d'autres, moins habituées à ce genre de faits, ne sauraient apprécier. Il *résulte de* ces faits, que le vulgaire ignorant *n'y voit goutte,* ou ne voit que sortilége, diablerie, ou miracles, dans les phénomènes les plus simples du magnétisme et du somnambulisme, comme encore dans ceux que présentent quelquefois la phosphorescence des corps et leur électricité naturelle.

J'ai dit que les cas de l'espèce sont beaucoup moins rares qu'on ne le croit communément, et je pourrais citer à ce sujet ma correspondance avec plus de cinquante de mes collégues de Paris, de la Province ou des pays étrangers qui, m'adressant chaque année des malades à Aix, ont vu souvent chez ces malades les mêmes phénomènes que moi ; plus ou moins nuancés, il est vrai : mais toujours assez apparens pour pouvoir les juger... et les croire appartenir au même ordre de choses, ou régis par les mêmes lois.

J'ai recueilli par ce moyen une grande quantité de faits, et je me plais à en rendre hommage aux médecins et aux personnes distinguées, à l'obligeance desquelles je dois quelques monographies fort curieuses, dont la comparaison m'a beaucoup aidé à reconnaître plusieurs des lois fondamentales qui semblent régir la marche ordinaire du fluide nerveux, dans les animaux vivans, et qui en laissent *modifier la direction* par le magnétisme, dans certaines affections nerveuses. (*Voyez à ce sujet les Notes,* Nᵒˢ 22 et 25).

Je citerai en particulier ici le nom du Dᵣ CHATELAIN, de Neuveville au Canton de Berne, qui m'a fourni l'histoire d'Anneli FRISCHKECHT ; celui du Dᵣ MOTTARD de St-Jean-de-Maurienne, qui m'a donné celle de Jeanne REY de Mont-Aimon ; ceux des Dᵣˢ HUSSON, KOREFF, FOISSAC, CHAPPELAIN, BERTRAND, FOSSATI, LERMINIER,

LE ROY DES BARRES de Paris ; ceux des D₀₀ BOUCHET, GILIBERT, BOTTEX, JOURDAN, de Lyon ; ceux des D₀₀ GAGNIÈRES de St-Vallier ; *Pietro* MANNI, RICOTTI, BERRUTI, TARELLA et TESSIER, de Rome et d'Italie ; LORDAT, BROUSSONNET et KUNOLTZ de Montpellier ; PIZZATI et LAZZERINI de Florence ; DE LA GRYE, BARRIER, BILON, FOURNIER, COMBET, REYMOND Alphée, ROUBAUD, S. EYMARD, JUVIN, BRETON et autres, des divers départemens français qui nous entourent ; CARRON du Villard, LACHENAL, PÉRISSOUD, HYBORD, GUILLAND de Savoie ; DUFRÈNE, BOENSOD, CLAIVAZ, PRÉVOST et MERCIER de l'Helvétie, et beaucoup d'autres encore ; sans parler de mes confrères d'Aix, qui ont été souvent témoins des phénomènes merveilleux, produits par l'électricité et le magnétisme, chez mes malades ainsi que chez les leurs.

Je m'arrêterai donc ici, en renvoyant mon lecteur, soit à la *Gazette salutaire* qui, de 1773 à 1776, cite un grand nombre de faits de cette espèce ; soit à la *Gazette Médicale* de Paris, qui en cite un plus grand nombre encore, depuis la résurrection du MAGNÉTISME en France : joignant aux faits décrits, la critique la plus sage et la plus judicieuse. Cette conduite fait le plus grand honneur au médecin chargé d'en diriger l'esprit et d'en rédiger les actes ; parce qu'il s'est toujours montré impartial, et ne s'est jamais laissé aller aux fades plaisanteries, aux sarcasmes ironiques, ou aux personnalités offensantes, qui se trouvent dans certains autres journaux ; lesquels servent peut-être en cela quelques intérêts particuliers, mais qui, bien certainement, n'avanceront jamais la science dans la voie du perfectionnement ni dans celle des découvertes utiles, en agissant ainsi.

Troisième Série.

*Cas ou faits rapportés par les historiens, les voyageurs et autres
chroniqueurs dignes de foi, ayant plus ou moins de rapport
avec les phénomènes du Somnambulisme et de la
Catalepsie.*

LE TARENTISME. Voyez à ce sujet tous les pathologistes et les
historiens du moyen âge.

LE TARENTISME DES ABYSSINS. Espèce de Tarentisme de l'Abyssinie
dont l'épouse de PEARCE fut elle-même atteinte. (Voyez le *Voyage en
Abyssinie* de Nathaniel PEARCE). Londres 1831. — Revue encyclopé-
dique. 1831 octobre. f° 191.

LES JONGLEURS INDIENS et l'ÉTAT EXTATIQUE des Brames. (Voyez le
Voyage de BAURET de Nantes, chirurgien de la Marine française,
prisonnier de guerre au Bengale, après la rupture du traité d'Amiens.
Moreau aîné. Paris. 1825. Chap. XI, f° 148).

LES POSSESSIONS des temps actuels, attribuées au Démon dans
l'Inde, et décrites par les Missionnaires. (Voyez *Lettres Édifiantes*.
Édition de Toulouse 1811, Tom. XI, f° 54, Tom. XII, f° 136,
Tom. XVII, f° 139).

PROCÈS EN SORCELLERIE dans les 16° et 17° siècles. (Voyez *les Causes
célèbres étrangères*. Tom. II, f° 523 et suivans).

LA PUCELLE d'ORLÉANS. (Voyez l'*Histoire des Ducs de Bourgogne de
la Maison de Valois* par DE BARANTE. 2° Édition 1825. Tom. X,
f° 90 et suivans).

LES URSULINES de Loudun et le procès d'Urbain GRANDIER. (Voyez
le *Mémoire* du R. P. SURIN sur ce sujet, imprimé en 1828).

S¹-AUGUSTIN. Voyez son livre *De la Cité de Dieu*, et la Vie des
premiers cénobites.

L'Extatique de Caldaro dans le Tirol (Marie Moal). (Voyez son histoire imprimée en italien. — Novarre , chez Henri Caotti 1834).

De Lixcat Mme. (Voyez *les Mémoires de* Mme De Genlis sur le 18e siècle. 1825. Paris. Tom. VIII , f° 105). — Mme De Lixcat jouissait de la faculté de résoudre en un clin d'œil les problèmes les plus difficiles et les plus compliqués des mathématiques et des nombres. Cette faculté était innée chez elle , et n'était point le résultat de ses études en arithmétique ni en algèbre, qu'elle n'avait jamais connues que de nom.

L'Etoile (Gazette de France), le Journal des villes et des campagnes, le Journal des Débats et autres , ont souvent cité des faits extraordinaires de somnambulisme et de catalepsie qui ont trait aux phénomènes nerveux de l'extase et du magnétisme. (Voyez ces Journaux et en particulier le Supplément du Journal des villes et des campagnes du 11 mai 1837). — Le N° 4 entre autres , en parlant des mémoires du Marquis de St-Simon , cite un *fait incroyable de la vision d'évènemens futurs* et qui sont effectivement arrivés : quoiqu'à l'époque de la prédiction , ils ne fussent pas même présumables.

Martin le visionnaire, qui a tant occupé Paris et la France pendant quelques mois, paraît avoir été dans le même cas que la pucelle d'Orléans : mais, plus heureux qu'elle , il a vécu quelques siècles plus tard !...... (Voyez le supplément du Journal des villes et des campagnes du 20 juin 1837, N° 15).

Gazette piémontaise. Celle du 28 décembre 1824, N.° 155, et celle du 15 janvier 1825, N.° 7, parlent d'un militaire allemand, nommé Charles Haac , qui était traité dans l'hôpital de l'Académie-Joséphine, à Vienne en Autriche, en juin 1823. Agé de 38 ans, il tomba en catalepsie, après une violente frayeur, et il a présenté les phénomènes les plus extraordinaires de mort apparente , de catalepsie et d'abstinence. Il a eu des accès qui ont duré 3 , 4 , 5 et même 6 mois de suite.

Mlle M'Evoy (Marguerite), de Liverpool en Angleterre, a offert des phénomènes d'autant plus curieux sur la transposition des sens et particulièrement sur celui de la vue , que les Anglais, en général *esprits forts*, sont peu croyans pour des faits de cette nature. Le Révérend Thomas Glowxr en a donné en 1817, en anglais , une histoire fort détaillée : et le fait a été publié dans le Journal de Thomson. Le Journal de physique de Paris (même année 1817) s'égaye, à ce sujet , aux dépends du Révérend Thomas Glower, et raisonne à perte de vue pour prouver que ce n'a été là qu'une mystification. J'ignore si l'auteur de l'article a lu l'ouvrage de R^d Glower (écrit en anglais , comme je l'ai dit plus haut); mais moi, qui en ai fait faire la traduction sous mes yeux , par mon fils qui avait connu à Liverpool le D^r donnant ses soins à Marguerite M'Evoy, je puis assurer que cette dernière n'a rien fait de plus merveilleux que ce qu'ont fait tous les jours, mes cataleptiques , sous mes yeux , et beaucoup de magnétisés très-lucides. Je dirai de plus , que tous les raisonnemens théoriques de la personne qui a fait l'article du Journal de physique tombent à plat devant ses faits ; puisque ces faits résultent du phénomène de la transposition des sens, comme il a lieu chez les somnambules et les cataleptiques : chose qui , *toute physique qu'elle est* , et toute soumise qu'elle soit aux lois générales qui régissent dans l'Univers tous les êtres créés , n'en est pas moins en dehors de tout ce qu'en connaît encore le commun des hommes.

Double vue des Ebrides. Ce phénomène a été trop souvent rapporté par les voyageurs et les physiciens , pour qu'on ne doive pas chercher à découvrir ce qui s'y trouve de vrai, et ce qui s'y trouve de pure invention. Necker de Saussure et quelques écrivains naturalistes modernes rejettent le fait comme absurde, n'ayant , disent-ils , d'autres fondemens que les *préjugés* et les *traditions populaires*. Mais ce motif de dénégation est lui-même absurde, si le fait n'est pas controuvé; car les *traditions populaires* sont de véritables preuves testimoniales : et toujours elles ont une cause ou origine plus ou moins vraie.... J'ai pensé long-temps qu'on pouvait rapporter ce fait au phénomène du *mirage* des *Oasis* d'Egypte ou a quelque chose de semblable ; mais, il se pourrait très-bien qu'il y eût là le double phénomène du *mirage* et de l'ÉTAT ECSTATIQUE de *nos somnambules*. — Le point important, lorsqu'il s'agit d'un fait peu commun, est d'abord de s'assurer s'il a eu lieu *réellement* : et il faut, pour cela, en chercher l'explication dans les phénomènes connus de la physique qui peuvent y avoir rapport. Il est difficile d'admettre qu'une croyance aussi répandue dans un pays tel que l'Écosse, n'ait pas eu primitivement un *motif vrai* qui en a été la source, et qui a pu, dans la suite, être plus ou moins altéré par la tradition.... Mais les peuplades de ces îles fussent-elles composées d'idiots, encore faudrait-il admettre que l'on n'a pu *inventer* une fable semblable, sans qu'il s'y soit passé quelque chose qui y ait donné lieu ; car *jamais il n'y a de fumée sans feu*, dit le vieux proverbe.

⸻⸻

Les faits que je viens de rapporter ne sont pas les seuls qui se présentent à ma plume en ce moment. J'en pourrais citer un grand nombre encore, tous d'une immense portée pour l'histoire des phénomènes qui nous occupent; mais il faut savoir s'arrêter, une fois qu'on en a dit assez pour opérer la conviction des *gens de bien qui réunissent à la science, et la bonne foi et les égards....* Vouloir convaincre celui qui, dans son délire a dit comme l'impie du Psalmiste : *et dixit in insipientiâ suâ* NON EST DEUS, ce serait folie... autant vouloir blanchir la peau d'un nègre, en la savonnant du matin au soir. Qu'il suffise donc à l'homme probe qui veut seulement remplir son devoir, d'exposer avec naïveté et franchise les faits dont il a été témoin, sans chercher à convaincre par de nouvelles expériences, le sophiste et l'incrédule *de mau-*

raise foi, qui cherche moins sa propre conviction, qu'à flatter ou à satisfaire son amour-propre et son orgueil : *parce que, d'avance, il a fait sa profession de foi négative,* et qu'il voudrait s'y maintenir malgré toute l'évidence contraire. (*Voyez Note* N° XXX).

J'ai cité dans la 2ᵐᵉ Série, les Journaux de médecine qui ont rapporté plusieurs faits de l'espèce. J'en citerai d'autres ici qui s'en sont plus ou moins occupés. Tels sont l'Hermès et tous les Journaux du magnétisme ; le Journal des villes et des campagnes, le Sémaphore, l'Ami de la Religion et du Roi, la Gazette de France, le Courrier Belge, etc., etc., et ma correspondance avec plusieurs savans étrangers non médecins, parmi lesquels on me permettra de citer en passant quelques noms célèbres dans les sciences et les arts ; tels sont ceux de MM. FRANCŒUR, DESBASSYNS DE RICHEMONT, de Paris ; DE BILAND, général au service de Hollande, et LARDY, pasteur en Suisse ; DE BROISSIA, DE RIVIKAR, DE TOQUEVILLE, CHARCOT et autres qui, tous, m'ont cité des faits remarquables sur la sensibilité nerveuse, sur ses aberrations vraies ou apparentes et sur l'influence manifeste du magnétisme animal et de l'électricité, comme moyens curatifs. Je me refuse ici aux détails qui nous mèneraient beaucoup trop loin ; mais il en sera fait mention plus tard, dans les explications que je donnerai au sujet de certains phénomènes, peu connus parmi les phénomènes que je viens d'énoncer ; et qui, par cela même, demandent les détails circonstanciés nécessaires, pour pouvoir les saisir sous leur véritable point de vue, les comprendre et les bien expliquer.

NOTA.

Je pensais pouvoir compléter dans le Ier N° de mes OBSERVA-
TIONS DE MÉDECINE PRATIQUE FAITES AUX BAINS D'AIX-EN-
SAVOIE, la totalité des Notes qui terminent l'histoire d'ESTEL-
LE ; mais cela m'aurait conduit beaucoup trop loin... car le champ
s'est agrandi à mesure que je l'ai travaillé.... et il y a tant à
dire sur une semblable matière ! ! !.... Cependant, pressé par quelques amis qui s'impatientent de mon retard, pressé par l'intérêt
que réveille en eux le PRIX proposé à l'Académie par M. BURDIN ;
pressé également par la nécessité où je suis de donner à ces Notes,
fruit de mon expérience et de mes observations sur les maladies
nerveuses, beaucoup plus de développement que je ne m'y étais
attendu d'abord ; je me suis déterminé à limiter ici le Ier N° de
mon ouvrage, en renvoyant le reste de mes Notes au N° suivant ;
et à publier immédiatement mon histoire d'ESTELLE, quelque
incomplète qu'elle soit encore. Je livre donc au public tout ce qui
en est déjà imprimé ; et je le livre avec confiance, parce que,
tout ce que j'y dis, énonce et annonce, se trouve fondé sur des
faits.... et que mon langage est celui de la vérité.... Cet Ouvrage
rencontrera mille opposans, sans doute, et mille contradicteurs...
mais, fort de la VÉRITÉ, comme je le suis, j'en appelle à l'expérience, et j'ose affirmer de nouveau à quiconque voudra suivre

les faits comme je l'ai fait moi-même ; les étudier sans prévention, quand et à mesure qu'ils se présenteront ; attendre avec la patience nécessaire, pour le développement des phénomènes indiqués, que les circonstances favorables se présentent ; j'ose affirmer, dis-je, qu'il verra non-seulement tout ce que j'ai dit avoir vu moi-même... et aussi bien que moi...; mais bien d'autres choses, sans doute, plus merveilleuses encore... etc. C'est alors qu'il se croira amplement dédommagé des peines et des ennuis qu'il aura éprouvés pour y atteindre.

Mais comme je ne donne ici que la moitié des Notes qui ont rapport à l'histoire de mon ESTELLE, et que sur semblable matière, il ne faut pas laisser la plus petite portion du champ que l'on cultive, inconnue ou ignorée, lorsqu'il est possible, d'y trouver de plus amples documens et de nouvelles richesses, je terminerai ce 1ᵉʳ Nᵒ de mes OBSERVATIONS par un Tableau général ou Répertoire sommaire de ces Notes, qui, en donnant au lecteur une idée de leur ensemble, en sera comme le COMPLÉMENT provisoire, et lui en fera pressentir toute la portée.

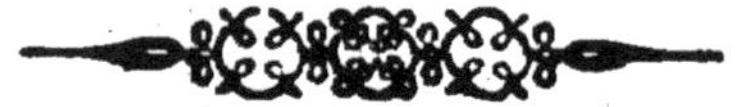

RÉPERTOIRE

RÉPERTOIRE GÉNÉRAL

DES NOTES HISTORICO-MÉDICALES RELATIVES A L'OBSER-
VATION DE LA CURIEUSE NÉVROPATHIE DONT A ÉTÉ
ATTEINTE Mlle ESTELLE L***.

* * *

N° I. CATALOGUE D'ESTELLE, ou série de questions qu'elle avait posées avant sa cure magnétique, et dont elle avait défendu de sortir en permettant de la soumettre au magnétisme.　　　*(Voyez* Texte f° 21 et Notes f° 93 *)*.

N° II. EXTRAIT du Journal de Madame L***, mère de la malade, écrit jour par jour pendant la séance. Du 25 au 31 décembre 1836.　　　*(Voyez* T. 35 et 36 ; N. 93 *)*.

N° III. PHÉNOMÈNES NERVEUX divers, offerts par ESTELLE et par les autres malades de l'espèce durant leurs crises. — Influences différentes que présentent les métaux. — Action galvanique singulière de l'or et des pièces d'horlogerie, etc., etc.　　*(Voyez* T. 37, 38 et 42 ; N. 118 *)*.

N° IV. « ESTELLE, après six mois de séjour à Aix pouvait » à peine, dans son état de veille, poser un pied à terre, » ou faire un pas, sans tomber en syncope ou se sentir dé- » faillir.... » — Nécessité de la position horizontale dans certains cas de Névropathie particuliers aux personnes du sexe.　　　*(Voyez* T. 44, N. 136 *)*.

N° V. PHÉNOMÈNES d'*Imitation*, d'*Echo*, d'*Attraction* et de *Répulsion* dans l'état de somnambulisme ou de sommeil magnétique.　　　*(Voyez* T. 45, N. 142 *)*.

O o

N° VI. DIFFÉRENS ÉTATS des malades lorsqu'ils sont en crise, ou dans l'*état magnétique*, soit spontané soit artificiel. — Etat douloureux. — Etat non douloureux. — Etat passif. — Etat actif. — Etat convulsif. — Etat cataleptique. — Etat tétanique ou de contraction générale ; total ou partiel. — Somnambulisme proprement dit ou crise active, avec extase, visions fantastiques, hallucinations, ravissement, scènes mimiques, terreurs, etc., etc., etc. — Syncope. — Lypothimie. — Léthargie. — Mort... (*Voyez* T. 45, N. 145).

N° VII. LE RÉGIME VÉGÉTAL semble convenir de préférence dans les affections nerveuses. — Différence remarquable dans ESTELLE, au sujet de ses alimens, quand elle les prenait en état de crise, et quand elle les prenait dans son état naturel. (*Voyez* T. 47, N. 147).

N° VIII. RIDICULE jeté dans le public sur mes observations et sur mes recherches. — On dit que *je suis fou* : on imprime que c'est la *soif de l'or* et l'*envie de faire du bruit* qui m'animent, plutôt que l'esprit de charité et le désir de faire avancer la science. (*Voyez* T. 50 N. 150).

N° IX. L'IRRITATION du moral et son exaltation, par suite d'une vive contrariété, aggravent momentanément l'état d'ESTELLE. — Ses fonctions intellectuelles en sont troublées : elle déraisonne. — Elle entre même dans une sorte de rage. — Sa sensibilité devient excessive, ainsi que son impressionnabilité aux couleurs. — La maladie arrive bientôt à son apogée. — ESTELLE fait elle-même l'histoire de sa maladie, dans l'état de somnambulisme etc., etc. (*Voyez* T. 51, N. 158).

N° X. LA BOULE (dont elle a parlé dans ses crises précédentes) éclatte ; et, dès ce moment, son mal va en déclinant d'une manière remarquable. (*Voyez* T. 51, N. 160).

N.º XI. FORMULES MAGNÉTIQUES trouvées par ESTELLE pour *se mettre en crise elle-même*. — Pour en sortir. — Pour prolonger son état de crise et de somnambulisme. — Pour ouvrir ses yeux à volonté. — Pour les refermer. — Pour approfondir *son sommeil* ou l'état magnétique. — Pour l'alléger, etc., etc. — Lettre du D.ʳ SILVAIN AYMARD à ce sujet. (*Voyez* T. 61, N. 163)

N.º XII. SINGULIÈRE INFLUENCE qu'exerce M. le Comte Paul D*** sur ESTELLE et sur M.ᵉ Isaure B*** de Grenoble. (*Voyez* T. 62, N. 176).

N.º XIII. CORRESPONDANCE épistolaire avec quelques amis de la famille d'ESTELLE ; et avec différens médecins à son sujet. (*Voyez* T. 67, N. 180).

N.º XIV. AMAIGRISSEMENT d'ESTELLE.... « Estelle cependant assure avoir beaucoup maigri... Elle veut toujours » que cela n'aille pas bien... Cependant elle a manifestement » grandi, etc., etc., » — Changemens remarquables dans les fonctions de la peau, chez les personnes qui se trouvent dans un état nerveux analogue à celui de mes cataleptiques. (*Voyez* T. 76, N. 219).

N.º XV. TABLEAU des cas de catalepsie bien avérés, et autres analogues observés à AIX et dans différens lieux, par des savans dignes de foi et par d'estimables confrères. (*Voyez* T. 88, N. 135, 223).

N. B. Les Notes comprises dans la série des N.ᵒˢ précédens sont complètes et se trouvent toutes insérées dans le présent N.º de mes OBSERVATIONS de *médecine pratique*. — Les Notes indiquées par la série suivante le seront dans le N.º II de ces mêmes OBSERVATIONS.

2

Nº XVI. DE L'ÉLECTRICITÉ et de son action thérapeutique dans le traitement des maladies nerveuses.—Nullité d'effets de ma machine pendant les tremblemens de terre de décembre 1837, de janvier et de février 1838. — Action puissante de l'électricité sur l'économie vivante. — Analogie d'effets entre la foudre et le fluide nerveux. — Ecarts, sauts et bonds, faits par elle, etc., etc. (*Voyez f° 89 et autres*).

Nº XVII. LA PERTE du souvenir de ce qui s'est passé dans l'état de *crise parfaite*, est un fait constaté par tous ceux qui entourent les personnes atteintes de cet état nerveux, ainsi que par les médecins qui ont donné leurs soins à de tels malades. Cependant, quelques somnambules semblent, par fois, en avoir réminiscence ; j'en ai vu qui avaient trouvé le moyen d'en conserver mémoire *quand ils le voulaient* : j'en ai vu d'autres chez qui le souvenir des faits, passés pendant les *crises les plus complètes*, était revenu spontanément, comme le *souvenir d'un songe lointain*. — Idée qu'on doit se faire de la *force de volonté* sur laquelle les magnétiseurs *non médecins* établissent toute la *force* ou toute la *vertu du magnétisme animal.* (*Voyez f° 124*).

Nº XVIII. AUTEURS qui ont le mieux parlé du somnambulisme spontané, de la Catalepsie et de ses phénomènes, ainsi que du somnambulisme artificiel ou magnétique ; opinions à ce sujet de Petetin, Dumas, Richerand, Virey, Rostan, Andral, etc., etc., etc. (*Voyez f°ˢ xlj et liij*).

Nº XIX. EXTRAIT de mes Rapports présentés au Gouvernement à la fin de la Saison des Eaux ; dans lesquels, en relatant les cures opérées à Aix-en-Savoie, j'ai eu l'occasion de parler des maladies nerveuses et de leur traitement par les Eaux. (*Voyez f° xliij et f°ˢ 124, 157, 228*).

N°s XX et XXI. **LETTRES** d'encouragement qui m'ont été écrites par diverses personnes, pour m'engager à donner de la publicité à mes Observations. — Lettres et Réponses écrites par moi à ce sujet. (*Voyez* f^{os} xliv et xlv).

N° XXII. **LOIS** que semblent suivre les phénomènes nerveux et magnétiques dans l'état normal de l'homme. — Principes *reconnus* par la Commission de l'Académie Royale de Médecine de Paris, dans la conclusion du Rapport fait au nom de ladite Commission par M. le Dr Husson, sous la date du 28 juin 1830 ; et qui peuvent désormais servir de point de départ pour l'étude desdits phénomènes. — Expériences faites sur des sourds-muets, qui semblent mettre sur la voie, pour *croire* qu'une *organisation particulière* aide à la transposition des sens, et fait qu'elle a lieu sur certains points de la périphérie du corps, de préférence à d'autres. (*Voyez la Note* N° XXVII). (*Voyez* f^{os} xlij et lviij).

N° XXIII. **CONCLUSIONS** ou **COROLLAIRES** résultant des *observations*, *expériences* et *études* que j'ai faites sur des personnes cataleptiques, et sur des personnes soumises à l'action du magnétisme animal. — Lois générales qui semblent régir la production des phénomènes nerveux propres à ces différens états. — *Formules magnétiques* trouvées par mes malades, et produisant chez tous des *effets spécifiques* plus ou moins identiques. (*Voyez* f° lx et f°s 173, 175).

N° XXIV. **OPINIONS** émises pas des moralistes et des Ecclésiastiques sur le magnétisme et ses effets. — Exagération pour et contre. — *La vérité se montre toujours au juste milieu* (*Voyez Note* XVIII).

Nº XXV. **PHÉNOMÈNES PHYSIOLOGIQUES** du Magnétisme, de la Catalepsie et du Somnambulisme, classés par *ordres* et par *catégories*, d'après leur analogie entre eux, et d'après leurs rapports avec les diverses fonctions de l'homme vivant. (*Voyez* fº 166).

Nº XXVI. **DES SORCIERS**, des devins, des *auto-da-fé* du moyen âge, et des procès pour *fait de sorcellerie* dans les 15ᵉ, 16ᵉ et 17ᵉ siècles. (*Voyez* fˢ xxxix, xliij et 208).

Nº XXVII. **EXPÉRIENCES** faites sur des sourds-muets de naissance; qui sembleraient conduire *théoriquement* à l'explication de la ᴛʀᴀɴsʟᴀᴛɪᴏɴ ᴅᴇs sᴇɴs : ou du moins, qui tendraient à faire admettre *plus facilement* et avec *moins de répugnance*, que ne le font la plupart des physiologistes modernes *qui n'ont pas été témoins des faits de cette nature*, la possibilité de cette ᴛʀᴀɴsʟᴀᴛɪᴏɴ.

Par *translation* ou *transposition des sens*, j'entends le *transport de la perceptibilité*, au moyen de laquelle se produit une sensation quelconque, de l'organe qui en est le siége ordinaire *lorsque l'être sentant est dans son état normal*, sur d'autres parties ou régions du même être, qui, n'en étant pas les organes ordinaires et naturels, *peuvent* cependant *le devenir*, par ᴇxᴛʀᴀᴏʀᴅɪɴᴀɪʀᴇ, dans certains états maladifs ou anormaux. (*Voyez la Note* Nº XXII).

Nº XXVIII. **CONSULTATIONS** données par des cataleptiques en crise et par des somnambules magnétiques. — Ce qu'on doit en penser; et de quelle utilité ces sortes de malades peuvent être, sous ce rapport, au médecin lui-même et à d'autres malades. — Abus qui peuvent en résulter. (*Voyez* fº 217).

N° XXIX. LÉGENDES EMBLÉMATIQUES , *Rébus, hiéroglyphes, langage particulier* que présentent par fois les somnambules entre eux. — *Génie tutélaire* qu'ils adoptent ou qui les maîtrise. (*Voyez* f° 239).

N° XXX. RÉFLEXIONS sur la manière dont il faut procéder pour faire des expériences *concluantes* et *certaines*, dans les phénomènes qui semblent sortir de l'ordre naturel chez les crisiaques magnétiques, les cataleptiques, et autres états nerveux de cette espèce. (*Voyez* f° 290).

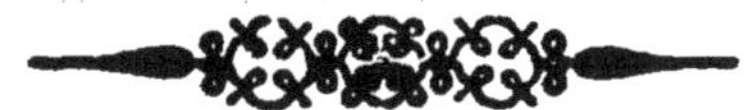

Vu. Est permis d'imprimer.
Anneci , *le* 5 *Octobre* 1839.
Le Juge-Maje DE JUGE.

Vu. CHALLAMEL Cens. Eccl.

AIX-EN-SAVOIE.

ÉTABLISSEMENS DE CHARITÉ

POUR

LES BAIGNEURS MALHEUREUX.

Extrait de l'Annuaire de Savoie pour l'année 1856 (F° 239) par M. l'avocat BELLEMIN, *Secrétaire civil du Sénat de Savoie.*

IL est des choses qui intéressent trop fortement les malheureux qui ont besoin de faire usage des Eaux, pour ne pas porter à leur connaissance les avantages qui existent pour eux à AIX-EN-SAVOIE ; ce sont :

1° Le SERVICE DE BIENFAISANCE DES EAUX pour les gens peu aisés et de la classe ouvrière ;

2° Le SERVICE GRATUIT DES EAUX pour les indigens ;

3° Les SALLES A PRIX FIXE pour les malheureux ;

4° La MAISON HOSPITALIÈRE pour les pauvres étrangers.

Tels sont les heureux résultats de la sage philantropie de notre Gouvernement, et de la pieuse charité de quelques malades venus aux bains, qui ont voulu éterniser leur reconnaissance, en consacrant une partie de leur fortune à aider et secourir les malheureux, en se contentant eux-mêmes, pour tout corrélatif, des vœux et des bénédictions du pauvre qu'ils ont secouru.

1° SERVICE DE BIENFAISANCE.

Ce service consiste dans la remise faite aux malades de toute la portion du droit revenant à la Caisse des Bains ; ainsi, le baigneur qui en jouit, ne paye rien pour l'*usage des Eaux*, mais seulement il paye le salaire dû aux doucheurs, doucheuses et porteurs, s'il en reclame le service. — Il a été établi en faveur des *pauvres honteux* et pour les malheureux ouvriers, indigènes ou étrangers, pères de famille, qui, sans être dans un état complet d'indigence, se trouvent néanmoins tellement gênés dans leurs affaires, qu'ils ne pourraient ni aller aux Eaux, ni y rester le temps convenable, s'il fallait, comme l'homme riche, payer la totalité des droits portés au tarif.

Pour y être admis, il suffit au malade d'en faire la demande à l'Administration, en y joignant un certificat qui constate son état de gêne et la recommandation d'une ou de plusieurs personnes bien connues. Le malade admis à ce service reçoit du Médecin Directeur des Eaux une *carte d'entrée*, au moyen de laquelle le caissier des Bains lui délivre les *billets destinés à ce service* ; cette carte est personnelle.

MM. les médecins étrangers, et les personnes de l'un et de l'autre sexe qui appartiennent à des corporations de charité ou hospitalières, jouissent de la faveur du service de bienfaisance, comme indemnité des soins qu'ils donnent aux pauvres.

2° SERVICE GRATUIT DES EAUX, POUR LES INDIGENS.

Ce service comprend non-seulement la remise des droits du Gouvernement sur la Caisse des Bains, mais encore celle de la totalité du salaire des doucheurs, des doucheuses et des porteurs, quand leur intervention est jugée nécessaire par le médecin du malade. — Tous les indigens des Etats de S. M. ont droit à ce service.

Pour y être admis, le malade doit être porteur d'un certificat de bonnes vie et mœurs, constatant son état notoire d'indigence. Ce certificat, délivré par les autorités civile et religieuse de son domicile , doit être visé à l'Intendance de sa province , et adressé à M. l'Intendant Général de Savoie , qui l'approuve , *vu bon pour le service gratuit des Eaux.* Le malade , en arrivant à Aix , doit consigner , entre les mains du caissier des bains ou de son logeur , une somme de trente francs , reconnue indispensable pour subvenir aux frais de son séjour aux Bains , pendant un traitement ordinaire (de trois semaines à un mois). Ce versement est prescrit par l'autorité , parce que la mendicité étant interdite à Aix , elle a dû n'admettre à l'usage gratuit des Eaux que des pauvres fournissant suffisante garantie sous ce rapport.

Les pauvres étrangers peuvent être admis à la même faveur, lorsqu'ils sont munis de bons certificats , et que l'argent dont ils sont porteurs pour venir aux Bains , se trouve le produit de quêtes ou de dons gratuits , à eux faits par des établissemens ou des associations de charité.

Ces malades reçoivent aussi de M. le Médecin Directeur des Eaux , *une carte d'entrée* spéciale , ainsi que les directions nécessaires pour la marche à suivre dans leur traitement. Cette carte est personnelle , comme celle de l'art. précédent.

3° Salles à prix fixe pour les malheureux.

Ce sont des *établissemens d'asile* , institués avant la fondation de la Maison Hospitalière , pour recueillir à leur arrivée à Aix , les pauvres malades adressés à l'Administration par des comités de bienfaisance , ou des associations de charité.

Ces *asiles du malheur,* établis sous la surveillance de l'autorité dans des maisons sûres de la classe du peuple , entretenus d'une manière propre et décente , reçoivent les malades peu aisés , moyennant 75 c. (ou 15 sous) par jour. A ce prix , ils y trouvent un bon lit sur paille de maïs , tous les soins relatifs aux bains , et trois potages ou bouillons par jour ; le reste demeure à la charge du malade.

Ces *salles communes à prix fixe* peuvent être regardées comme des *succursales* de l'Hospice et sont d'une grande utilité pour les malheureux adressés à l'Administration , et qui ne peuvent trouver gîte dans la Maison Hospitalière en arrivant à Aix. Il faut s'adresser pour cela au secrétariat de ville, au caissier des Bains , ou au Bureau de renseignement.

4° Maison hospitalière pour les pauvres étrangers.

C'est sur la fin de 1828 qu'a eu lieu cette pieuse et charitable Institution. Elle est due à la philantropie de M. William Halemand et à sa reconnaissance pour les Eaux d'Aix, dont il venait d'éprouver les plus salutaires effets à l'occasion des douleurs de rhumatisme qui le fatiguaient depuis de longues années. Pénétré de gratitude envers la Providence qui a créé ces sources admirables , M. Halemand voulut faire quelque chose en faveur des malheureux étrangers auxquels la Providence fournit bien les Eaux qui guérissent, mais non toujours les secours nécessaires pour y arriver, moins encore ceux qui sont indispensables pour en obtenir le succès qu'ils ont droit d'en attendre. — Aix manquait alors d'hôpital. La première idée de M. Halemand fut d'en établir un : et , pour que son Institution ne présentât rien qui pût blesser l'amour-propre des étrangers malheureux, en faveur desquels il voulait fonder cet asile , il adopta l'idée d'une *Maison Hospitalière* dans laquelle , en arrivant à Aix pour y prendre les Eaux , les malheureux fussent reçus en payant une modique rétribution , et fussent bien couchés , bien soignés , bien nourris.

Cela fait , il donna immédiatement une somme de dix mille francs , pour acheter la maison , y faire les réparations les plus urgentes , et la meubler de manière à pouvoir être ouverte aux malheureux dès la saison des Eaux de l'année suivante 1829.

Lorsque cette Institution fut soumise à la sanction Royale , S. M. le Roi Charles-Félix , de glorieuse et pieuse mémoire, voulut y fonder trois lits pour les cent jours de la saison des bains , en faveur des pauvres de ses différentes provinces de Savoie.

Ce premier noyau fait, l'œuvre s'est accrue avec rapidité ; d'illustres Baigneurs s'empressèrent d'y ajouter de nouveaux bienfaits. —Par sa lettre du 3 janvier 1834 , Mme la duchesse de St-Leu a exprimé à M. l'Intendant Général du Duché de Savoie , sa résolution de rattacher à cette nouvelle maison les trois cents journées d'hôpital qu'elle-même avait fondées en 1815 ; comme œuvre expiatoire de la fin tragique de Mme la baronne de Broc, son amie , arrivée sous ses yeux , à la cascade de Grésy , le 19 juin de la même année. En 1835, M. le marquis de Costa a fait une nouvelle donation d'un lit, à sa nomination : et la ville d'Aix , s'empressant de seconder l'œuvre philantropique de M. HALDIMAND, a doté cet utile établissement d'une rente annuelle de 200 livres. — Chaque année , depuis sa fondation , la générosité étrangère s'est plu à fournir de nouvelles aumônes pour l'accroissement de l'Institution , et la mettre peu à peu au niveau des besoins de la ville et du nombre des malheureux pour qui elle fut essentiellement fondée.

Enfin une ordonnance royale du 19 octobre 1833 a placé cette maison sous la protection spéciale du Monarque , et l'a mise sous l'administration directe du Bureau d'Etat pour les Affaires Internes.

Ouvert en 1829 , cet asile du pauvre lui offrit immédiatement dix-sept lits , tant pour adultes que pour enfans des deux sexes. Le prix de pension y est fixé à *vingt sous* par jour, tout compris ; savoir : logement , remèdes , nourriture , éclairage, soins médicaux, usage des Eaux sous toutes les formes , etc. , etc. ; le vin seul est excepté et se paye à part. Cette maison se trouve maintenant dotée de huit cents journées gratuites et plus , dont les trois cents de la fondation-Charles-Félix sont à la nomination de M. l'Intendant-Général de Savoie , chargé de répartir les faveurs de cette pieuse et charitable Institution sur les pauvres malheureux infirmes des diverses provinces et selon les besoins de chacune. Six des lits fondés par Mme de St-Leu sont à sa nomination, ou à celle de ses ayant-droits. Les autres (ainsi que ceux que s'est réservés Mᵐᵉ de St-Leu, si elle n'y a pas pourvu), restent à la nomination de l'autorité administrative. Par conséquent ceux de Mᵐᵉ de St-Leu sont à celle de M. l'Intendant Général du Duché de Savoie, qui remplace par ses fonctions l'ancien Préfet du département, à qui le décret impérial d'institution en avait accordé le droit ; et les autres à l'administration locale. — La maison s'ouvre pour les pauvres étrangers le 1ᵉʳ juin, et se ferme le 30 septembre. Les malades indigènes qui veulent obtenir l'un des lits gratuits à la nomination de M. l'Intendant-Général (fondations du roi et de Mᵐᵉ de St-Leu) doivent en adresser la demande à M. l'Intendant, par l'intermédiaire de M. le syndic de leur commune, avec le certificat délivré par les autorités civile, religieuse, financière et médicale du lieu, constatant leur indigence, leurs bonnes vie et mœurs, et que les Eaux d'Aix peuvent convenir au mal dont ils sont atteints ; ils doivent ensuite attendre son avis pour connaître l'époque à laquelle ils devront se rendre à la Maison Hospitalière.

Les malades indigènes ou étrangers qui désirent obtenir des lits fondés par d'autres particuliers, suivront la même marche, en commençant toujours par s'adresser au fondateur ou à ses ayant-droits.

Ceux qui n'auront pas de lits gratuits doivent, avant d'entrer à l'Hospice, s'adresser à M. le Directeur de la maison, qui examinera leurs pièces justificatives d'admission, et leur délivrera, s'il y a lieu, leur billet d'entrée. — Ils passeront ensuite chez le Caissier de l'Hospice, pour y faire leur dépôt, lequel ne pourra jamais être au-dessous de trente francs ; à leur départ de l'Hospice, décompte leur en sera fait à raison du séjour et des avances qui auraient pu leur être faites par la maison , et l'excédent sera rendu aux personnes qui ont fait le versement, ou à leurs délégués (*).

(*) N. B. Depuis 1839 , l'Etablissement s'étant trouvé dans le besoin de renouveler une partie de son mobilier, M. l'Intendant-Général l'a autorisé à percevoir sur chaque malade admis dans

L'Hôpital est desservi par les sœurs de Saint Joseph de la ville d'Aix, et par des employés de confiance sous leurs ordres, auxquels il est interdit, *sous peine de destitution*, de solliciter et même de recevoir aucune étrenne ni gratification de la part des malades.

Nous nous empressons de porter les notions qui précèdent à la connaissance de MM. les syndics des communes du Duché et à celle des Conseils de Charité qui désirent envoyer des malades à Aix, dans l'intention de les faire admettre à l'un ou à l'autre de ces quatre services, afin de les mettre à même de rendre à leurs administrés les services qui y sont rélatifs et qui se trouvent en leur pouvoir; comme aussi, pour qu'ils ne dirigent pas inconsidérément sur Aix les malades indigens de leur commune, avec des pièces informes qu'il faut ensuite faire régulariser sur les lieux, ce qui entraîne de longs retards, et tous les embarras qui s'en suivent : dont le moindre, peut-être, est de fatiguer gratuitement et sans motif, l'administration des Bains et celle de l'Hospice, *de qui les fonctions sont toutes gratuites*, en leur faisant perdre un temps précieux, dans une saison où elles sont toutes deux fort occupées.

Les immenses avantages, qu'Aix et ses Établissemens de charité présentent aux malheureux du Duché de Savoie et autres, sembleraient devoir engager chaque commune et tous les établissemens de bienfaisance, à porter sur le budjet annuel de leurs dépenses, quelques centimes additionnels pour former les fonds d'une ou de deux cures, dans le cas éventuel où des circonstances imprévues forceraient quelques malheureux de leur ressort, à recourir aux asiles qu'y a fondés la bienfaisance. Si l'on ne faisait pas tous les ans la dépense bilancée, les fonds n'en seraient pas perdus pour autant : car, en les faisant figurer au

L'Hospice, comme une prime d'entrée et en dehors de la pension, la somme de cinq francs.

titre de *Dépenses incertaines*, ces fonds seraient portés en reprise pour l'année suivante, et l'on n'y reviendrait de nouveau, qu'en cas de nouveaux besoins.

C. H. A. Darru père,

Médecin-Directeur de l'Etablissement Royal

des Bains, Inspecteur de

TABLE

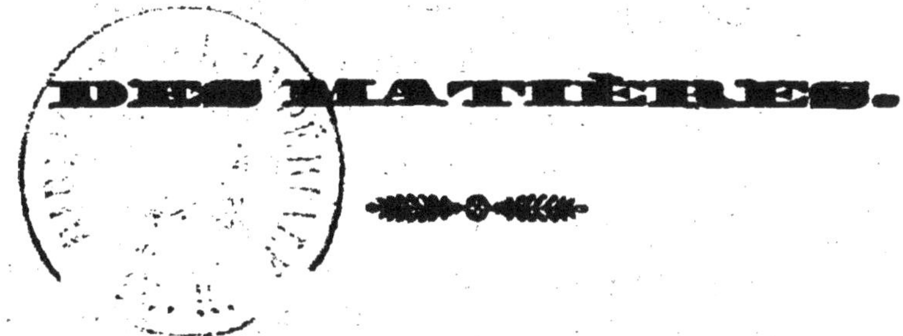

DES MATIÈRES.

www.ingramcontent.com/pod-product-compliance
Ingram Content Group UK Ltd.
Pitfield, Milton Keynes, MK11 3LW, UK
UKHW020722120726
13693UKWH00001B/113